anti-aging

Ihr persönliches 5-Punkte-Sofortprogramm

Die Informationen und Anleitungen in diesem Buch sind von Autorin und Verlag nach bestem Wissen und Gewissen sorgfältig erwogen und geprüft, stellen aber keinen Ersatz für eine medizinische Betreuung jeglicher Art dar. Autorin und Verlag übernehmen keinerlei Haftung für etwaige Personen- oder Sachschäden, die sich aus dem Gebrauch oder Missbrauch der in diesem Buch vorgestellten Tipps und Informationen ergeben.

Die Deutsche Bibliothek – CIP-Einheitsaufnahme
Anti-aging : Ihr persönliches 5-Punkte-Sofortprogramm / Despeghel-Schöne ; Alamouti ; Jean Pütz. [Red.: Stefanie Koch]. – Köln : vgs, 2001
ISNB 3-8025-1458-0

Bildnachweis:
Mauritius – Die Bildagentur: 16, 20, 30, 36, 48, 51, 56, 60, 81, 86, 97, 99, 103, 142, 143, 162, 174, 176, 182
Pictor International: 21, 53, 54, 55, 84, 96, 134
Tony Stone Images: S. 6, 8, 14, 15, 17, 18 (links unten), 22, 23, 26, 27, 40, 42, 43, 52, 59, 70, 82, 87, 90, 92, 94, 95, 102, 113, 122, 144, 157, 166, 167, 168, 180
Stephan Wieland, Düsseldorf/Cornelis Gollhardt, Köln: 57, 58, 62, 66, 68, 72, 73, 75, 77, 78, 79, 83, 93, 100, 101, 108, 110, 111, 114, 115, 117, 119, 121, 123, 125, 126, 128, 129, 133, 136, 137, 138, 139
LaserPoint AG: S. 165
Wir danken der Firma Odlo International AG für die Bereitstellung der Sportbekleidung.

Copyright by Egmont vgs verlagsgesellschaft mbH, Köln 2001

Alle Rechte, insbesondere das Recht der Vervielfältigung und Verbreitung, vorbehalten. Kein Teil des Werks darf in irgendeiner Form (durch Fotokopie, Mikrofilm oder ein anderes Verfahren) ohne schriftliche Genehmigung des Verlages reproduziert oder unter Verwendung elektronischer Systeme verarbeitet, vervielfältigt oder verbreitet werden.

Umschlagfoto: Tony Stone Images
Umschlaggestaltung: Sens, Köln
Redaktion: Stefanie Koch
Lektorat: Markus Reckewitz, Bonn
Produktion: Angelika Rekowski
Innenlayout und Satz: Petra Lohmeier, Düsseldorf
Illustrationen und Grafiken: S. 37 Designbureau Jochen Kremer/Gabi Mahler, Köln, alle übrigen Dirk Fried Karnath, Düsseldorf, www.bluefourd.de
Druck: Appl, Wemding
Printed in Germany
ISBN 3-8025-1458-0

Besuchen Sie uns unter: www.vgs.de

anti-aging

Ihr persönliches 5-Punkte-Sofortprogramm

Dr. Michael Despeghel-Schöne
Dr. Darius Alamouti
Jean Pütz

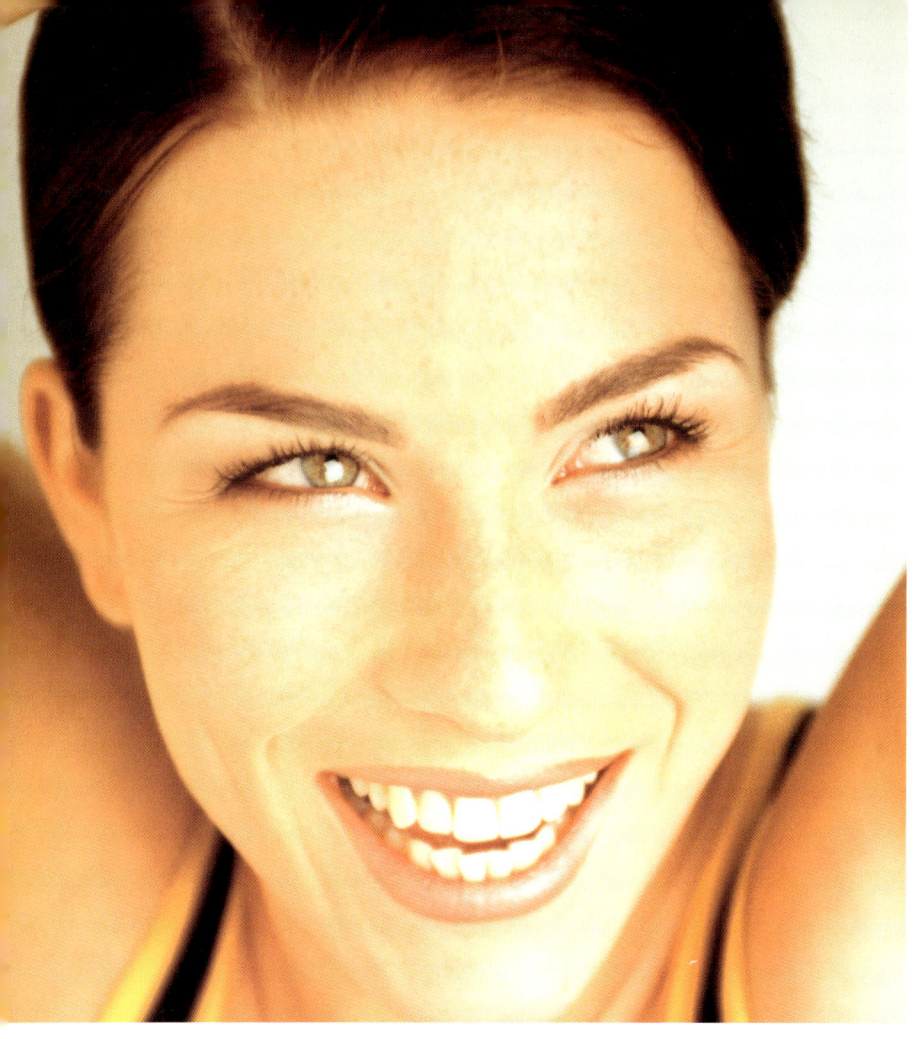

INHALT

8	**DER TRAUM VON DER UNSTERBLICHKEIT**
10	Interview mit Prof. Dr. med. Dr. h.c. Wildor Hollmann
14	**LEBEN HEISST ALTERN**
15	Die vier Phasen unseres Lebens
17	Wie spüren wir das Alter?
18	**DIE FAKTOREN DES ALTERNS**
18	Der Enzymfaktor
18	Der Programmfaktor
19	Der Verschleißfaktor
21	Der statistische Idealfaktor
22	Der Geschlechtsfaktor
23	Der Hormonfaktor
30	Der Stressfaktor
36	**HORMONE - BOTENSTOFFE DER JUGEND**
36	Hormone - ein drahtloses Kommunikationssystem
39	Lebensalter und Hormonspiegel
39	Anti-Aging-Hormone
41	Hormonsubstitution – ein Segen?
44	Interview mit Prof. Dr. Dr. Johannes Huber
48	**DAS IMMUNSYSTEM – BESCHÜTZER DES MENSCHEN**
48	Das Immunsystem setzt auf Teamarbeit
49	Immunität wirkt lebenslang
49	Intakte Darmflora als Aktivposten
50	Ab 50 ist das Immunteam besonders gefordert
50	So halten Sie Ihr Immunsystem fit
57	Antioxidantien – Anti-Aging-Vitamine und -Spurenelemente
62	**ESSEN UND TRINKEN SIE „LEBEN"**
62	Vollwertige Ernährung kontra Pille
63	Hauptnährstoffe als Energiepush
64	Proteine
66	Kohlenhydrate
67	Ballaststoffe
68	Fett
69	Vitamine – Balsam für Körper und Seele
71	Mineralstoffe und Spurenelemente – ohne sie läuft nichts
72	Vitalstoffe – Boten der Jugend
73	10 Vitalstoff-Tipps
74	Dem Übergewicht an den (Fett-)Kragen
76	Vollwertige Ernährung - beim Einkauf fällt die Entscheidung
77	Mediterrane Kostbarkeiten – essen Sie sich jung
80	Schönheit kann man essen
82	Weitere natürliche Schönheitselixiere

INHALT

- 84 **JUGEND UND SCHÖNHEIT FANGEN IM KOPF AN – DENKEN SIE SICH JUNG**
- 84 Wunderwerk der Schöpfung – das Gehirn
- 86 Sport und Ernährung für Fitness im Kopf
- 87 Jung mit Gehirn-Jogging

- 90 **ENTSPANNUNG – EINE STRATEGIE GEGEN DAS ALTERN**
- 90 Das Gehirn – Schaltstation des Organismus
- 91 Was ist Entspannung?
- 92 Entspannungsmethoden – ein Überblick
- 94 Entspannung – effektive Stressbewältigung

- 96 **ALPHA-ENTSPANNUNG**
- 98 Das Alpha-Training

- 102 **AUSDAUERTRAINING – JUNGBRUNNEN FÜR MENSCHEN JEDEN ALTERS**
- 103 Trainieren Sie sich jung und gesund
- 112 Die Ausdauersportarten – ein Überblick
- 113 Ausdauersport im Alltag – eine Empfehlung

- 114 **WALKING UND JOGGING – WAS MAN BRAUCHT!**
- 114 Der Gesundheits-Check
- 114 Das richtige Schuhwerk
- 117 Des Läufers Kleider
- 119 Die Pulsuhr

- 120 **WALKING – WIE ES GEHT**
- 121 Das richtige Dehnen
- 122 Die Walking-Technik
- 124 Das Walking-Training
- 125 Walking-Techniken für Fortgeschrittene

- 126 **JOGGING – WIE ES LÄUFT!**
- 127 Laufen gegen den inneren Schweinehund
- 128 Die richtige Lauftechnik
- 130 Interview mit Dietmar Redle
- 131 Der POW – das Geheimnis des richtigen Tempos
- 132 Training mit Pulsberechnung
- 133 Training mit Laktatanalyse
- 136 Laufen in der Stadt – auf was Sie achten sollten
- 138 Einige ergänzende Kraftübungen – einfach und mit viel Effekt
- 140 Das Cardio-Indoor-Training – die Alternative bei schlechtem Wetter
- 141 Die Regeneration

- 143 **DAS FERNCOACHING**

- 144 **ÄSTHETISCHE CHIRURGIE – WAS IST MÖGLICH, WAS IST NÖTIG?**
- 146 Anti-Aging-Ästhetische Chirurgie – Ja oder Nein?
- 149 Warum altert die Haut?
- 151 Was man gegen alternde Haut tun kann
- 151 Faltenbehandlung – 1001 Möglichkeiten
- 154 Varianten des Facelift
- 156 Fettabsaugung und -entfernung im Halsbereich
- 158 Faltenbehandlung mit Füllmaterialien
- 160 Kampf der Altershaut – Resurfacing-Verfahren
- 169 Oberarmstraffung
- 170 Brustvergrößerung und -verkleinerung
- 174 Bauchdeckenplastik – Kampf dem erschlafften Altersbauch
- 176 Veröden von Krampfadern (Varizen)
- 178 Augenoperation mit dem Laser
- 181 Kostenübernahme durch die Krankenkassen?
- 183 Preise
- 184 Adressen

- 189 Register

EINLEITUNG

LIEBE LESER,

wenn ich mich seit langer Zeit wieder außerhalb der Hobbythek als Autor zurückmelde, dann hat das einen besonderen Grund. Seit etwa 1985 beschäftige ich mich mit dem Thema *Länger leben – lustvoller leben*, und bereits einige Hobbythekbücher tragen diesen Untertitel. Dahinter steht die Aussage, dass ein langes Leben nur dann wirklich lebenswert ist, wenn es nicht in ein dumpfes Dahinsiechen mündet. Aus vielerlei persönlichen Erlebnissen, aber auch untermauert durch die Forschung, ist ein lustvolles Leben auch im höchsten Alter durchaus möglich, vorausgesetzt, die Menschen behalten Perspektiven und vor allen Dingen persönliche Antriebe. Dabei darf nicht vergessen werden, dass das Leben generell auf die „Lust" gesetzt hat. Sie ist die entscheidende Motivation. Wenn es gelingt, diese bis ins hohe Alter zu pflegen, bleibt man jung. All denen, die jetzt die Nase rümpfen, sei gesagt, dass die Lust nicht auf Kosten anderer gehen darf, und man sich stets nur so viel Lust holen sollte, um auch in Zukunft noch den Genuss empfinden zu können. Rauschmittel als Lusterzeuger fallen daher selbstverständlich aus. Dagegen sind alle Glücksmomente, die wir durch Eigenaktivitäten erzeugen, höchst empfehlenswert, sei es durch Erfolgserlebnisse bei der täglichen Arbeit (Eustress), durch sportliche Anstrengungen oder fantasievolle Anregungen unserer Sinne. Dieser Lebensphilosophie verdanke ich persönlich meine Dynamik und Lebensfreude, trotz meines zugegebenermaßen hohen Alters von 65 Jahren.

Die Ausführungen in diesem Buch basieren auf wissenschaftlichen Erkenntnissen und Erfahrungen. Aus diesem Grund habe ich mich mit anerkannten Wissenschaftlern zusammen getan, denen auch die praktische Handhabe nicht fremd ist. Dr. Michael Despeghel ist Fitnessexperte und Gesundheitscoach und arbeitet seit Jahren mit der Deutschen Sporthochschule zusammen. Aus unserer über 15jährigen Zusammenarbeit sind etliche erfolgreiche Sendungen entstanden, aber für mich persönlich ist vielleicht noch viel wichtiger: Er hat mich, den Schreibtischtäter, auf den richtigen Gesundheitstripp gebracht. Wir lernten uns kennen, als ich in einer gesundheitlichen Bedroille war. Eines Tages wurde bei mir ein für mein Alter viel zu hoher, „unspezifischer" Blutdruck diagnostiziert, das heißt, alle Organe arbeiteten perfekt. Man versuchte mich mit Tabletten einzustellen, was aber auf Dauer nicht richtig gelang. Die Ursachen lagen sicherlich an meiner extrem stressigen Arbeit, und möglicherweise auch an Bewegungsmangel.
Da nannte man mir das Institut von Dr. Despeghel. Er empfahl mir nach ausführlichen Tests, die auch in diesem Buch beschrieben sind, ein – wenn möglich – tägliches Kreislauftraining von mindestens 30 Minuten. Joggen ging mir zu sehr in die Gelenke, aber Radfahren, das war genau das Richtige für mich.

Jetzt habe ich das Rentenalter erreicht, fühle mich aber keineswegs wie ein Ruheständler. Im Gegenteil, ich bin voller Tatendrang, wie ein Mensch, der mindestens 15 Jahre jünger ist. Deshalb habe ich Michael Despeghel einiges zu verdanken, und die Zusammenarbeit für dieses Buch beruht auch auf meiner Hochachtung vor seiner fachlichen Qualifikation. Mein generelles Fazit: Je früher man mit einem Anti-Aging-Programm beginnt, um so höher ist der Erfolg. Doch wer denkt in jungen Jahren schon daran, sich auf sein Alter vorzubereiten. Ich halte es daher für durchaus legitim, gelegentlich der Natur etwas nachzuhelfen. Darum haben wir auch den Rat eines exzellenten Hautarzt und Chirurgen eingeholt, Dr. Darius Alamouti, der die Möglichkeiten, Chancen, aber auch die Nebenwirkungen der ästhetischen Chirurgie, wie ich glaube, ganz objektiv darstellt.
Zu danken habe ich aber auch der Journalistin Jutta Beiner-Lehner, die mich persönlich sehr entlastet hat, und unsere in der Hobbythek erarbeiteten, bewährten und in vielen Hobbythekbüchern dargelegten Erkenntnisse so umgesetzt hat, dass sie sich nahtlos in unser Anti-Aging-Buch einordnen ließen. Außerdem hat sie vieles auf den wissenschaftlich neuesten Stand gebracht.

DAS ANTI-AGING-PROGRAMM – SO GEHT'S

Die neuesten Anti-Aging Forschungen kommen alle zu dem selben Ergebnis. Der Kampf gegen das Altern und seine negativen Folgen beruht auf 5 Säulen:

- Gesunde und ausgewogene Ernährung
- Typgerechtes Ausdauertraining
- Ausreichende Zufuhr von Vitaminen und Mineralstoffen
- Entspannung und innere Gelassenheit
- Ausgleich der hormonellen Veränderungen

Unser 5-Punkte-Programm ist genau auf diese Faktoren abgestimmt. Die Frage ist nicht ob Sie älter werden, die Frage ist: wie. Dieses „Wie" können Sie selber in die Hand nehmen, indem Sie sich über einige einfache Grundsätze des Jung- und Gesundbleibens informieren – und diese dann tatsächlich in die Tat umsetzen. Es ist viel einfacher, als Sie vielleicht glauben!

Unser Anti-Aging-Programm ist über einen langen Zeitraum umsetzbar und anwendbar. Denn tatsächliche Effekte für Gesundheit und Wohlbefinden stellen sich nur durch Ausdauer ein. Dabei sind alle Maßnahmen aufeinander abgestimmt, ergänzen und verstärken sich gegenseitig. Nur der ganzheitliche Ansatz kann wirksam sein gegen die Symptome des Alterns.

Wenn Sie sich immer noch fragen, ob Sie von der Problematik persönlich betroffen sind, dann stellen Sie sich einmal die folgenden Fragen. Seien Sie in Ihren Antworten ehrlich zu sich selber:

- Ernähren Sie sich gesund und ausgewogen? Wo sehen Sie Nachbesserungsbedarf?
- Nehmen Sie ausreichend Vitamine und Mineralstoffe zu sich? Haben Sie schon einmal Ihren aktuellen Versorgungsstand medizinisch abchecken lassen?
- Bewegen Sie sich ausreichend? Betreiben Sie einen Ausdauersport?
- Leben Sie in ständigen Stress? Kennen Sie effiziente Entspannungstechniken?
- Haben Sie kürzlich Ihren derzeitigen Hormonhaushalt von einem Arzt checken lassen?

ANTI-AGING-MASSNAHMEN NACH MASS

Wichtig ist, dass Sie aus unserem Programm die Maßnahmen herausfiltern, die zum einen die Lücken in Ihren individuellen Ernährungs- und Lebensgewohnheiten schließen und zum anderen die 5 Faktoren des Alterns auffangen und ausgleichen. Nach einer konsequenten Selbstanalyse, bei der Ihnen unsere Fragebögen helfen werden, wissen Sie selbst am besten, wie Ihr persönliches Anti-Aging-Profil aussieht. Wir zeigen Ihnen dann konkret, praktisch und informativ, wie Sie Ihren eigenen Alterungsprozess beeinflussen können.

- Sollten Sie also zum Beispiel Ihre Ernährung umstellen wollen, dann finden Sie hier neben grundsätzlichen Prinzipien auch wertvolle Vitalstoff-Tipps, die Sie einfach und unkompliziert in Ihre tägliche Routine integrieren können.
- Oder Sie stellen fest, dass Stress ihr ständiger Begleiter ist und Sie verlernt haben, wie man sich produktiv entspannt. Dann finden Sie hier wirksame Entspannungstechniken, unaufwendig und täglich einsetzbar.
- Oder aber – und hier liegt für viele unter Ihnen der Knackpunkt – sie müssen zugeben, dass Sie sich einer regelmäßigen sportlichen Betätigung Lichtjahre entfernt fühlen und schon beim Gedanken an Jogging aus der Puste kommen und Ihre Gelenke spüren? Dann schlagen wir Ihnen ein lockeres Einstiegsprogramm vor, dass es jedem ermöglicht, den sportlichen Einstieg spielend zu schaffen.

Halten Sie sich dabei immer vor Augen: Die falsche Lebensweise lässt uns schneller altern. Aber: Mit dem richtigen Lifestylekonzept in jungen Jahren lassen sich Vitalität und Lebensfreude bis ins hohe Alter erhalten.

Zu den Anti-Aging-Maßnahmen kann auch eine gut durchgeführte Schönheitsoperation gehören. Der Sinn eines solchen Eingriffs geht über die reine Fassadenwirkung weit hinaus. Das Ergebnis kann sich durchaus positiv auf das seelische Befinden der Betroffenen auswirken. Wir stellen Ihnen in diesem Buch einen kritischen Kompass der effizientesten ästhetischen Anti-Aging-Eingriffe vor.

DER DREH- UND ANGELPUNKT: UNSER SOFORTPROGRAMM

Sofortprogramm deshalb, weil alle Maßnahmen sofort umzusetzen sind. Die Informationen unseres Anti-Aging-Programms beruhen zwar auf neuesten Forschungsergebnissen, sind aber nichtsdestotrotz für jeden verständlich und nachvollziehbar dargestellt. Unser Motto heißt also: Jeder kann sofort einsteigen und sein Lebenskonzept umstellen. Es ist nie zu spät. Ob Sie mit 30 oder mit 70 den entscheidenden Entschluss fassen, das Wunderwerk Körper kann sich zu jedem Zeitpunkt umstellen!

Ich wünsche Ihnen viel Erfolg.

Ihr Jean Pütz

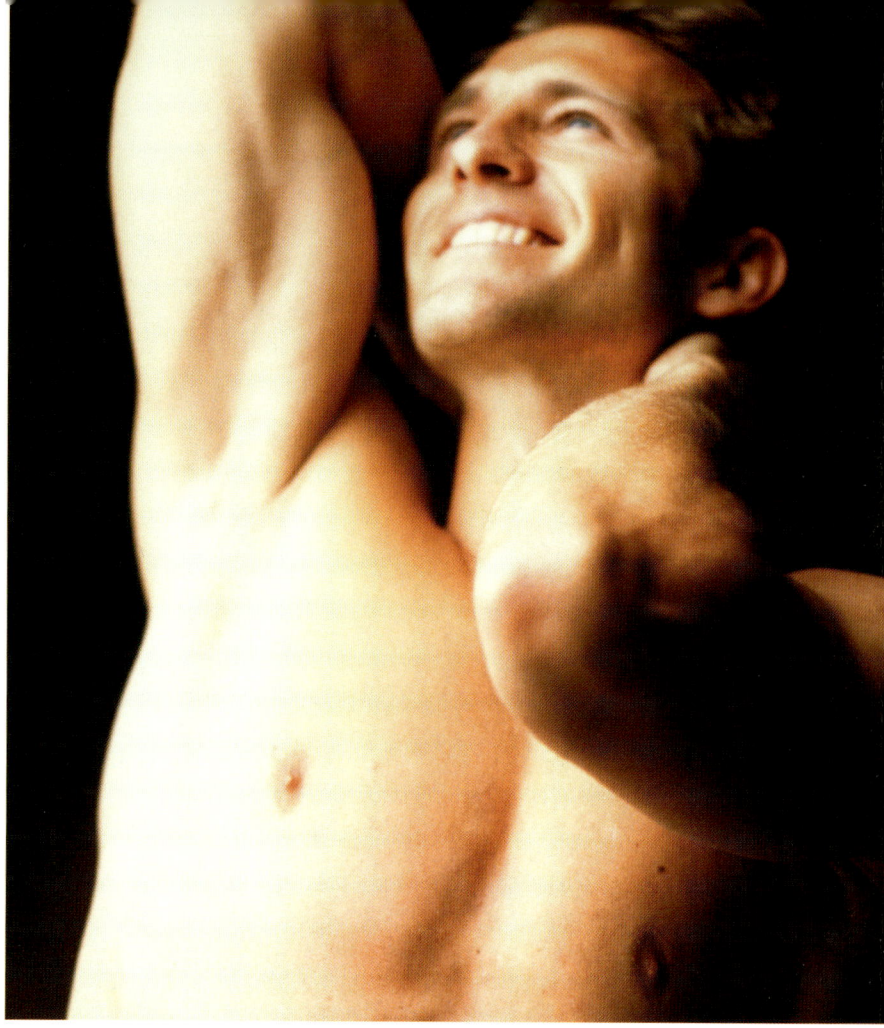

DER TRAUM VON DER UNSTERBLICHKEIT

Der Traum von der Unsterblichkeit beschäftigt die Menschen seit ewigen Zeiten. Wer kennt nicht den sagenhaften, ägyptischen Vogel Phoenix, der sich in einem Nest von Myrrhe selbst verbrennt und aus der Asche verjüngt aufersteht? Die Jugend über die Jahre zu erhalten ist erklärtes Ziel der vergleichsweise jungen Anti-Aging-Forschung. Sie widmet sich allen Facetten des Alterns, um mit den gewonnenen Erkenntnissen sinnvolle Prävention zu betreiben. Dabei geht es nicht darum, so alt zu werden wie Urvater Methusalem, dem die Überlieferung 969 Jahre andichtet. Experten halten ein Alter von 125 Jahren als Maximum für den Homo sapiens. Unsere genetische Ausstattung setzt diese natürliche Grenze. Doch nicht nur die Gene allein bestimmen unser Lebensalter. Ob wir den biologischen Anforderungen des Körpers tagtäglich gerecht werden, wird von Anti-Aging-Fachleuten als wesentlich wichtiger angesehen.

DAS KALENDARISCHE ALTER WIRD ZUR NEBENSACHE

Heutzutage gelten Fitness, Vitalität und gutes Aussehen als Essentials für ein erfülltes Leben. Irgendwann zwischen dem 30. und 40. Geburtstag zeigen sich jedoch erste äußerliche Zeichen der Alterung. Die Spuren der Jahre beginnen, sich in das einst so straffe Gewebe einzugraben. Zunächst ruft dies nur ein gewisses Unbehagen hervor, man übt sich in Verdrängung. Zur gleichen Zeit wachsen häufig die Pölsterchen, das Gesetz der Trägheit wird spürbar. Mit dem Energielevel sinkt die Lebensfreude. Es steigt das Gefühl, endlich einmal etwas für sich und den eigenen Körper tun zu müssen. Und das nicht zu unrecht: Denn Arteriosklerose, Bluthochdruck, Diabetes oder Krebs sind weit verbreitete Realität. Und seit langem sind die Risikofaktoren für diese Krankheiten bekannt. Neben

einer gewissen genetischen Disposition spielen vor allem schlechte Lebensgewohnheiten eine Schlüsselrolle: Rauchen, zu wenig Bewegung, zu üppige und vor allem falsche Ernährung.
Gleichzeitig lässt jedoch der medizinische Fortschritt das Alter in der westlichen Welt steigen. Jedes Neugeborene besitzt inzwischen eine statistische Lebenserwartung von 80 Jahren. Hinzu kommt, dass es demnächst immer mehr betagte Menschen geben wird, „Heerscharen von fitten Senioren", wie das Nachrichtenmagazin „Der Spiegel" schrieb. Demographen haben errechnet, dass 2025 die Mehrheit der Deutschen älter als 50 Jahre sein wird. Das erklärt auch, warum viele Ärzte die Anti-Aging-Medizin als wichtigstes Zukunftsthema im Gesundheitswesen ansehen.
Das Zauberwort von Anti-Aging lautet Eigenverantwortung. Mit dem richtigen Lifestyle hat es jeder Einzelne selbst in der Hand, auch jenseits der 40 seelisch, geistig und körperlich in Top-Form zu sein. Wer körperliches Training und eine gesunde Ernährung in seinen Alltag einbaut, wird sich über neuen Elan in allen Lebenslagen freuen können. Das kalendarische Alter wird zur Nebensache, biologische Top-Form der Normalzustand.

ALTERN ALS KOMPLEX VON MANGELERSCHEINUNGEN

Altern geht, wollte man den heutigen Stand der Forschung auf einen Nenner bringen, u.a. einher mit einem Komplex von Mangelerscheinungen im Organismus. Wichtiger Indikator für die Vitalität des Körpers ist zum Beispiel sein Hormonspiegel. Hormone fungieren als Botenstoffe, ohne die die lebenserhaltende Kommunikation zwischen den Zellen unmöglich wäre. Mit den Jahren lässt die Hormonproduktion nach. Für die Zellen ein untrügliches Zeichen, dass der Mensch gealtert ist. Sie arbeiten immer schleppender. Mediziner denken verstärkt darüber nach, wie sich diese Defizite kompensieren lassen.
In eigener Regie Hormone zu schlucken wäre jedoch der falsche Weg und zudem gefährlich. Nach wie vor sind keine Wundermixturen bekannt, die, täglich geschluckt, den Zahn der Zeit nicht mehr an uns nagen lassen würden. Dieses Buch spricht sich für einen mehrdimensionalen Ansatz aus. Es will hinterfragen, was im Wunderwerk Körper während der Alterung passiert. Die positiven Auswirkungen von körperlicher Bewegung für den alternden Körper werden ebenso Thema sein, wie die Funktionen des Immunsystems, die Vorteile einer ausgewogenen Ernährung und das faszinierende Wirken der Hormone, der Botenstoffe der Jugend. In erster Linie soll es aber darum gehen, ganz konkrete Tipps zu geben: Was kann jeder Einzelne tun, um Körper, Seele und Geist möglichst lange fit zu halten? Dabei sind die Anti-Aging-Maßnahmen aufeinander abgestimmt, ergänzen und verstärken sich gegenseitig. So sorgt beispielsweise ein effizientes körperliches Ausdauertraining nicht nur für körperliche Fitness, sondern ebenso für einen gesunden, erholsamen Schlaf, der wiederum dem Immunsystem zugute kommt.

MEHR ALS FASSADENWIRKUNG

Zu den Anti-Aging-Maßnahmen kann aber auch eine gut durchgeführte Schönheitsoperation gehören, etwa, um auffällige Tränensäcke zu entfernen. Der Sinn eines solchen Eingriffs geht über die reine Fassadenwirkung weit hinaus. Das Ergebnis kann sich überaus positiv auf das seelische Befinden der Betroffenen auswirken. Wer also angeborene oder mit der Zeit aufgetretene Makel an Gesicht oder Körper auf Dauer nicht akzeptieren will, dem steht der Weg zu einem Spezialisten offen. Einen Überblick, was heute möglich ist und wie man sich in wirklich fachkundige Hände begibt, geben wir in diesem Buch.

KÖRPER UND GEIST

Schon die alten Griechen wussten, dass in einem gesunden Körper ein gesunder Geist wohnt. Zufriedenheit und ein langes, erfülltes Leben haben nun einmal vor allem mit der körperlichen Verfassung zu tun. Wenn wir den natürlichen Bedürfnissen unseres Körpers durch eine entsprechende Lebensweise Rechnung tragen, können wir dem Alter ein Schnippchen schlagen.
Es steigert die Lebensfreude, wenn wir beginnen, unserem Körper das zu geben, was er wirklich braucht. Der Organismus verzeiht viele Versäumnisse der Vergangenheit. Was auch Professor Dr. Johannes Huber, Anti-Aging-Pionier aus Wien, weiß: „Die Natur denkt nicht in kleinen Teilen. Sie organisiert ihr Wirken mit einer systemübergreifenden Großzügigkeit."

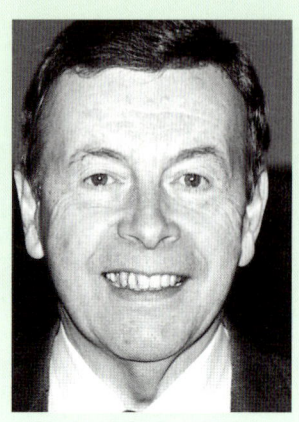

INTERVIEW mit Prof. Dr. med. Dr. h.c. Wildor Hollmann
(ehem.) Präsident des Weltverbandes für Sportmedizin
(ehem.) Präsident des deutschen Sportärztebundes

■ **Die Anti-Aging-Forschung gilt unter Fachleuten als der zukunftsweisende Trend in der Medizin. Nicht zuletzt liegt das auch daran, dass es künftig immer mehr über 50-Jährige geben wird. Glauben Sie, dass sich durch diese Entwicklung die Einstellung zum Alter ändern wird?**
Davon bin ich fest überzeugt. Zum einen aus rein psychosozialen Gründen. Wenn ich mich in einer Gemeinschaft von älteren Menschen befinde, bekommt das höhere Alter automatisch einen positiven Stellenwert. Unter dem Gesichtspunkt würde ich das ohne weiteres mit Ja beantworten.

■ **Wie würden Sie denn Gesundheit definieren?**
Die Weltgesundheitsorganisation (WHO) hat das ja bereits 1946 definiert als physisches, psychisches und soziales Wohlbefinden. Dem kann man im Grunde genommen bis heute nichts hinzufügen. Im Gegenteil: Man muss bewundernd anerkennen, dass aus der Sicht der wissenschaftlichen Kenntnisse von 1946 auch soziale und psychische Gesichtspunkte mit einbezogen wurden.

■ **Der medizinische Fortschritt hat einerseits die Lebenserwartung in unserer Gesellschaft stark erhöht. Andererseits ist es um die Gesundheit vieler Menschen nicht allzu gut bestellt: Herz-Kreislauf-Erkrankungen sind Volksleiden Nr. 1, bereits Schulkinder haben zu hohe Blutfettwerte, jeder zweite Deutsche bringt zu viel Gewicht auf die Waage. Wo liegen die Ursachen?**
Das ist zweifellos auf zwei Ursachen zurückzuführen. Zum einen betrug im Jahre 1900 die mittlere Lebenserwartung für den Mann 47 Jahre, für die Frau 53 Jahre, bezogen auf das deutsche Kaiserreich. Im Jahre 2000, bezogen auf die Altbundesrepublik, war die mittlere Lebenserwartung für den Mann 74, für die Frau 80 Jahre. Das heißt: Wir werden nicht nur älter, sondern wir werden auch in größerer Zahl älter. In dem Moment steigt die Wahrscheinlichkeit von altersbedingten Leistungseinbußen körperlicher und geistiger Natur. Also wird schon aufgrund dieser logischen Überlegung die Zahl an Krankheiten zunehmen.
Der andere Gesichtspunkt betrifft das, was wir zivilisatorische Lebensweise nennen. Das heißt nicht, dass man in eine antizivilisatorische Lebensweise zurückkehren soll, nach Rousseau, „auf die Bäume, ihr Affen". Aber wir nutzen die Vorteile von Technik und Automatisation im beruflichen und privaten

DER TRAUM VON DER UNSTERBLICHKEIT

Dasein zu einer gigantischen Entlastung unseres Körpers. Dabei vergessen wir zu berücksichtigen, welche Nachteile das mit sich bringt. Zumindest gilt das für diejenigen, die in dieser Hinsicht nichts machen. Diese Nachteile bestehen in Folgendem: In Kindheit und Jugend ist eine wichtige Funktion von überschwelligen (über den Schwellenwert hinausgehenden) körperlichen Beanspruchungen die normale Entwicklung von Körper und Geist. Beim erwachsenen Menschen sind die Hauptaufgaben genügender körperlicher Aktivität, einer Vielzahl von Herzkreislauf- und Stoffwechselerkrankungen sowie einigen wenigen Krebserkrankungen vorzubeugen. Beim älteren und alten Menschen stellt körperliche Aktivität die einzige, wissenschaftlich gesicherte Möglichkeit dar, sich funktionell jünger zu erhalten, als man chronologisch, also dem Geburtsschein nach, ist.

Wenn wir heutzutage durch die Inanspruchnahme der technischen Fortschritte in Beruf und in Freizeit die körperliche Beanspruchung auf ein Minimum zurückgedrängt haben, so hat das biologische Konsequenzen. Unverändert gehorchen wir biologischen Gesetzen. Ein auf diese Frage bezogenes Gesetz lautet: Gesundheits- und Leistungszustand eines Organismus werden maßgeblich bestimmt vom Erbgut sowie von Umweltbedingungen. Bleibe ich jetzt beim Thema körperliche Aktivität unterhalb der von der Natur geforderten Schwellenwerte, erlebe ich zwangsläufig negative gesundheitliche Veränderungen. Wir gehen davon aus, dass vom Jahre 1900 bis zum Jahre 1990 der durchschnittliche Kalorienverbrauch eines 40-jährigen Mannes von 3200 Kalorien auf ca. 2400 Kalorien täglich zurückgegangen ist. Das ist eine Einbuße von rund 30 Prozent. Auch das hat zwangsläufig biologische Konsequenzen.

■ **Die Weltgesundheitsorganisation (WHO) hat Bewegungsmangel zum Risikofaktor Nummer Eins erklärt. Warum?**
Das ist ganz einfach: Es gibt keinen anderen Risikofaktor, der auf so breiter Basis wirksam ist wie Bewegungsmangel. Bewegungsmangel beeinträchtigt zunächst den Leistungs- und später dann den Gesundheitszustand von Herz, Kreislauf, Atmung, Stoffwechsel, hormoneller Steuerung, Muskulatur und, wie wir durch unsere Gehirnforschung der letzten 15 Jahre wissen, in hohem Maße auch Funktion und Leistungsfähigkeit des Gehirns im intellektuellen Sinne.

■ **Gibt es neue Erkenntnisse über die Auswirkungen von körperlicher Aktivität auf das Gehirn?**
Das früheste Alterungszeichen bei sehr vielen Menschen stellt eine Einbuße an Kurzzeitgedächtnis dar. Die Betreffenden können mit 60, 65, 70 Jahren eventuell noch in der Schule auswendig gelernte Gedichte aufsagen, aber exakt anzugeben, was sich heute, gestern oder vorgestern abgespielt hat, das macht Probleme.
Eine diesbezügliche Studie wurde mit 70-jährigen Personen durchgeführt, die völlig bewegungsungewohnt waren. Es gab eine Kontrollgruppe, die diesen Lebensstil beibehielt. Eine zweite Gruppe absolvierte regelmäßig ein ein-, zweimal wöchentliches, geistiges Training mit dem Computer. Die dritte Gruppe musste, von einem Diplom-Sportlehrer angeleitet, zweimal wöchentlich 45 Minuten spazieren gehen. Nach einem Jahr hatten sich kognitive Funktionen verschiedenster Art am stärksten bei der Spaziergangsgruppe verbessert, am zweitstärksten bei der Gruppe, die geistig trainiert hatte. Die Kontrollgruppe hingegen hatte sich in dem einen Jahr geringfügig verschlechtert. Wie lässt sich dieses Ergebnis erklären?
Wir haben 1987 weltweit die erste Publikation herausgebracht, dass unterschiedliche körperliche Beanspruchungen, wie Fahrrad-Ergometer-Belastungen mit 25 Watt (Spaziergangstempo) und 100 Watt (mittelschwere Belastung) zu hochsignifikanten Durchblutungssteigerungen in lokalen Hirnabschnitten führten. Dabei werden auch Nervenwachstumsstoffe vermehrt gebildet. So könnte man sich erklären, dass durch Bewegung auch das Kurzzeitgedächtnis eine Leistungssteigerung erfährt, indem einst abgebaute Spikes, Orte des Kurzzeitgedächtnisses, neu aufgebaut werden.

■ **Inwieweit lassen sich körperliche Schäden durch jahrelange, der Gesundheit abträgliche Lebensführung wieder kompensieren?**
Möglich ist ein Hinauszögern von altersbedingten strukturellen, chemischen und physikalischen Veränderungen. Das ist ja schon lange bekannt. Dass man darüber hinaus auch in höherem Alter verlorengegangene organische Leistungsfähigkeit in einem individuell verschiedenen Prozentsatz wiedergewinnen kann, ist ebenfalls bekannt.
Wir haben Personen untersucht, die jahrzehntelang untrainiert waren. Diese Leute haben wir über acht Wochen trainiert, nämlich dreimal wöchentlich eine Stunde. Nach acht Wochen hatten die Betreffenden organische Leistungswerte, die den Durchschnittswerten von je 20 Jahre jüngeren, untrainierten Personen entsprachen. Wir haben damals den Slogan geprägt: durch ein geeignetes körperliches Training gelingt es, 20 Jahre lang 40 Jahre alt zu bleiben.

DER TRAUM VON DER UNSTERBLICHKEIT

■ **Sie selbst sind ein sehr überzeugendes Beispiel für Vitalität und Gesundheit im Alter. Was halten Sie für die wichtigsten Voraussetzungen, um die Lebensqualität ein Leben lang aufrecht zu erhalten?**

Das sind teilweise unerfüllbare, teilweise aber sehr gut erfüllbare Bedingungen. Die unerfüllbare lautet: möglichst wenig Ärger, möglichst wenig depressive Momente erleben. Darauf hat man nicht immer Einfluss, weil es sich ja oft um Schicksalsfragen handelt.

Wenn um mich herum die Freunde reihenweise sterben, dann kann ich mich depressiven Eindrücken nicht verwehren. Wenn aber rundherum alles unausrottbar scheint, dann entfällt diese negative Komponente.

Weiter ist es wichtig, sein normales Körpergewicht konstant zu halten. Günstig ist es, einen Bodymas-Index von 25 nicht zu überschreiten. Das habe ich bis auf den heutigen Tag geschafft. Auch ausreichender Schlaf ist von Bedeutung. Man sollte mit dem Empfinden des Ausgeschlafenseins den Tag beginnen.

Für ausreichende körperliche Aktivität, heute sage ich gar nicht mehr Sport, sollte immer gesorgt werden. So kann man täglich Treppen laufen, ein mittleres Tempo wählend, oder ein Fahrradergometer benutzen oder z.B. dreimal wöchentlich je eine Stunde spazieren gehen. Ein täglich 5-minütiges Krafttrainingsprogramm lässt den Halte- und Bewegungsapparat des Körpers leistungsfähig erhalten.

Insgesamt messe ich der psychischen Einstellung gegenüber altersbedingten Veränderungen eine kaum überbietbar große Bedeutung zu. Man sollte versuchen, alles im Leben positiv zu sehen.

Das hat einen erheblichen Einfluss auf hormonelle Reaktionen und das Immunsystem. Die Vernetzung von Psyche und Physis ist ja in einer Weise der Natur gelungen, wie wir es gerade erst beginnen, wissenschaftlich zu erfassen. Da stehen wir im Grunde erst ganz am Anfang.

LEBEN HEISST ALTERN

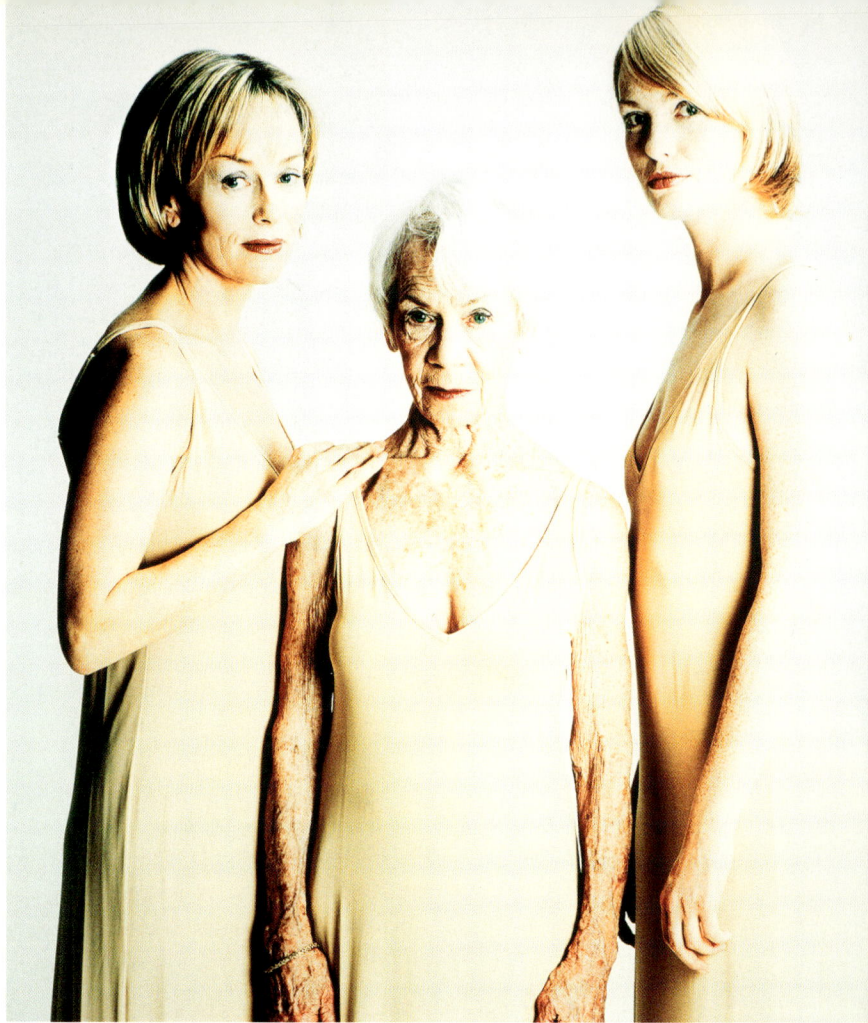

Forscher rechnen für das Jahr 2050 mit 120-Jährigen in Serie. Eine kühne These – vielleicht. Tatsache ist jedoch, dass wir in der Geschichte der Menschheit ein Novum zu verzeichnen haben. Über Jahrtausende hinweg wurden die Menschen nicht älter als ca. 50 Jahre – wenn sie weiblich waren. Das männliche Geschlecht erreichte gerade mal ein maximales Alter von 45 Jahren. Selbst zu Beginn des 20. Jahrhunderts lag die mittlere Lebenserwartung bei nur 47 Jahren.

Wir werden heute mit einem Durchschnittsalter von ca. 75 Jahren also bereits älter als alle Generationen vor uns. Der Codierung der vor kurzem entschlüsselten Gene zufolge müssten wir jedoch eigentlich 120 Jahre alt werden können. Was sind also die Gründe, warum heute nur die wenigsten von uns den genetischen Vorgaben entsprechend so alt werden?

Vereinfacht gesagt liegt es an folgenden Faktoren: Technisierung und Automation haben unseren Lebensstil radikal verändert. Immer häufiger ist die tägliche Arbeit sowohl im Beruf als auch in der Freizeit von Passivität bestimmt.

Infolgedessen sank beispielsweise der tägliche Energieverbrauch bei 40-jährigen Männern vom 19. Jahrhundert bis heute um 700 bis 900 Kcal. Falsche Ernährung, übermäßiger Genuss von Alkohol und Nikotin sowie vor allen Dingen die fehlende körperliche Bewegung tragen dazu bei, dass wir unsere theoretisch mögliche Lebensspanne nicht erreichen. Für viele Menschen geht es durch diesen falschen Lebensstil bereits mit 30 Jahren bergab. Professor Lunenfeld, Präsident der International Society for the Study of the aging Man und Papst der Altersmedizin, hat vier Phasen des Alterns und auf was wir während dieser Phasen achten sollten, beschrieben.

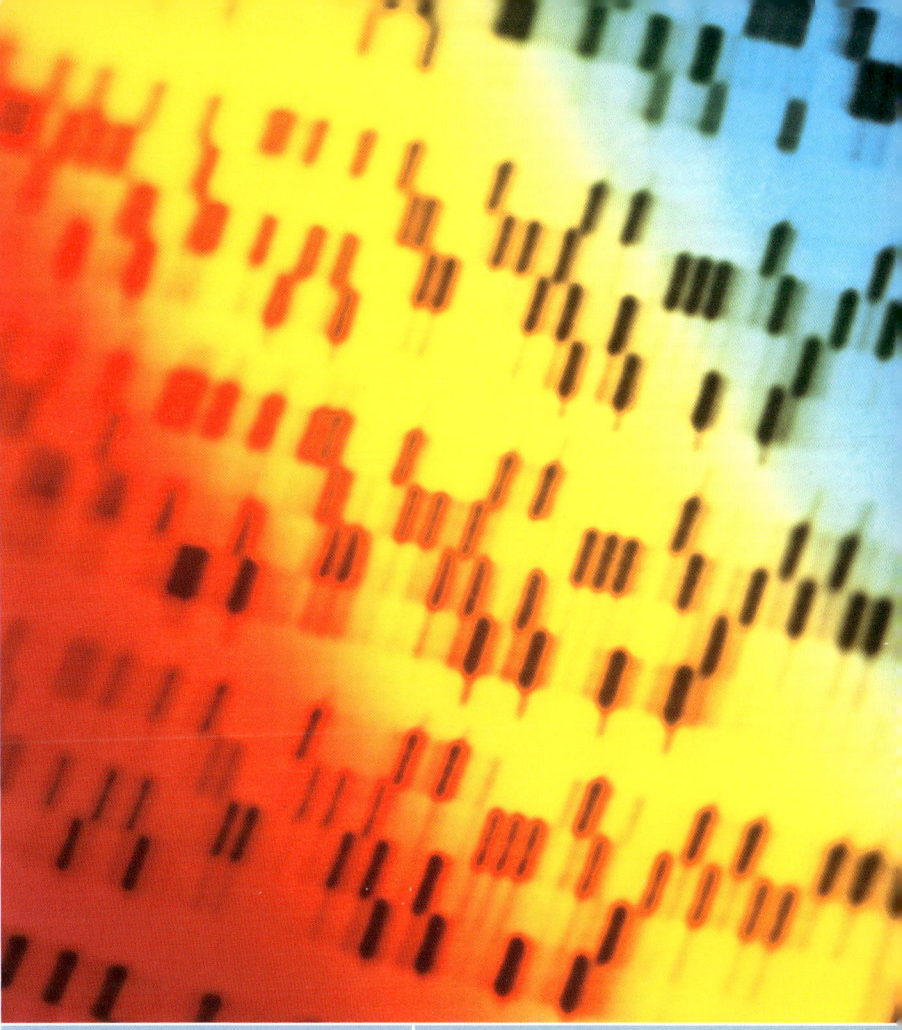

DIE VIER PHASEN UNSERES LEBENS

1. AUFBAUPHASE

Bis zum 20. Lebensjahr baut sich der Organismus kontinuierlich auf. Das heißt, mit 20 Jahren verfügt man über volle Power. Erst ab dem 20. Lebensjahr verliert die Erbsubstanz des Menschen, die DNA, pro Jahr ca. 1 Prozent ihrer Reproduktionsfähigkeit. Die Zellteilung und viele weitere biochemische Vorgänge verändern sich. Der Tod des Menschen dürfte nach den Berechnungen dieser Prozesse jedoch erst mit 120 Jahren eintreten.

2. PRÄVENTIONSPHASE

Ab dem 20. Lebensjahr sollte man durch eine gesunde Lebensweise (Bewegung – Ernährung – Entspannung) versuchen, die Funktionen des Organismus aufrecht zu erhalten. Der moderne Lebensstil hat jedoch bei vielen Menschen zu einer rapiden Verminderung ihrer Leistungsfähigkeit geführt. Erschreckenderweise beginnt dies bereits im Kindesalter: Statt Milch gibt es Coke, statt Fußball oder Schnitzeljagd stundenlanges Sitzen vor Computer und Fernsehen.

3. STRATEGIEPHASE

Die Leistungsfähigkeit zu erhalten, wird ab dem 40. Lebensjahr immer aufwendiger. Erfolgreich geht dies nur mit einem „personal health management", denn wir allein sind dafür verantwortlich, wie es um unsere Gesundheit bestellt ist. Wir befinden uns in der Strategiephase, d.h. wir entwickeln eine präventive Strategie gegen Alterserscheinungen. Dazu zählen: Aufhören zu rauchen, eine vernünftige Ernährung, ausreichende Bewegung und genug Schlaf.

4. ALTERUNGSPHASE

Nicht nur die Lebensspanne, sondern besonders die Gesundheitsspanne gilt es in der Alterungsphase ab 50 Jahren zu verlängern. Die Erhaltung der Lebensqualität hat in dieser Phase eindeutig Priorität. Wir wollen doch auch noch mit 90 Jahren die Schnürsenkel alleine zubinden können und nicht bereits ab dem 65. Lebensjahr in einem Pflegeheim auf den Tag X warten.

Welche Energiepotenziale also in Ihnen stecken und wie Sie diese bis ins hohe Alter erhalten und abrufen können, sollte für Sie nicht länger Nebensache sein. Dem Altern vorzubeugen wird Ihnen jedoch nur gelingen, wenn Sie die Prozesse, die in Ihrem Körper ablaufen, auch verstehen und wenn Sie wissen, welche Faktoren Sie krank machen und frühzeitig altern lassen. Nur so wird es Ihnen gelingen, Ihre gesundheitlichen Risiken zu minimieren, Ihre persönlichen Strategien für einen gesunden Lebensabend zu entwickeln und diese auch erfolgreich umzusetzen. Nur so werden Sie 20 Jahre lang 40 bleiben!

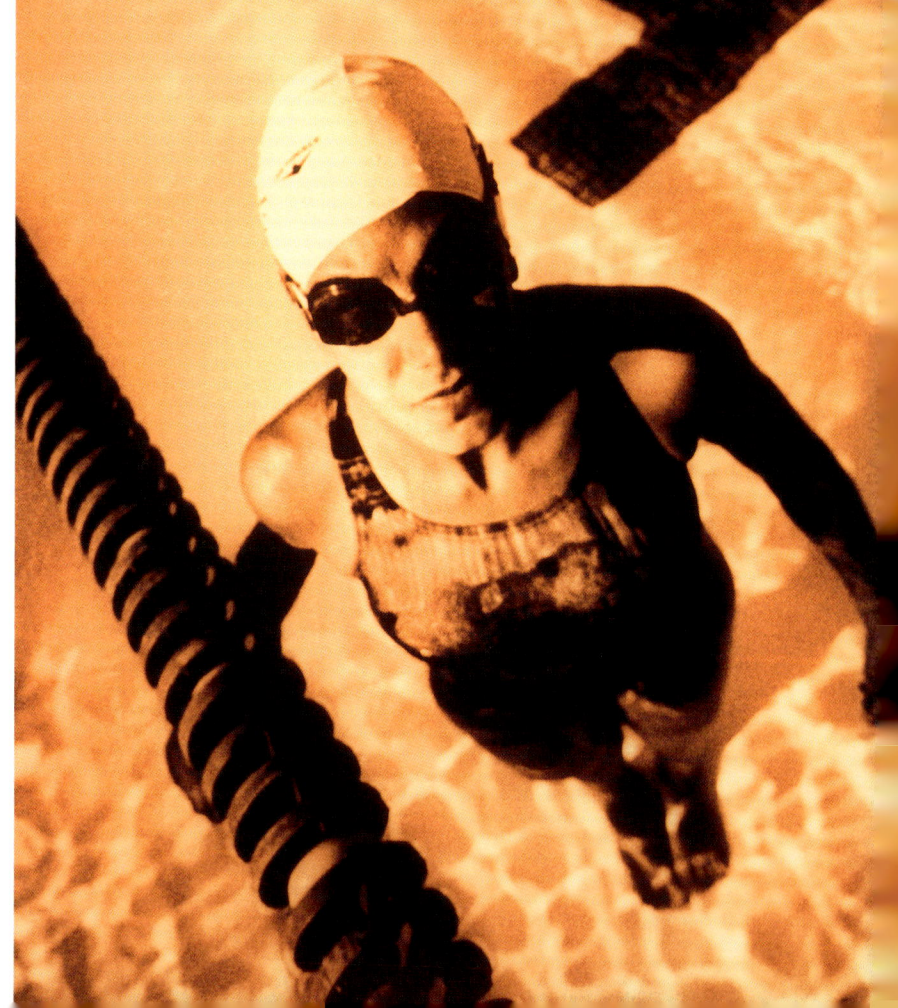

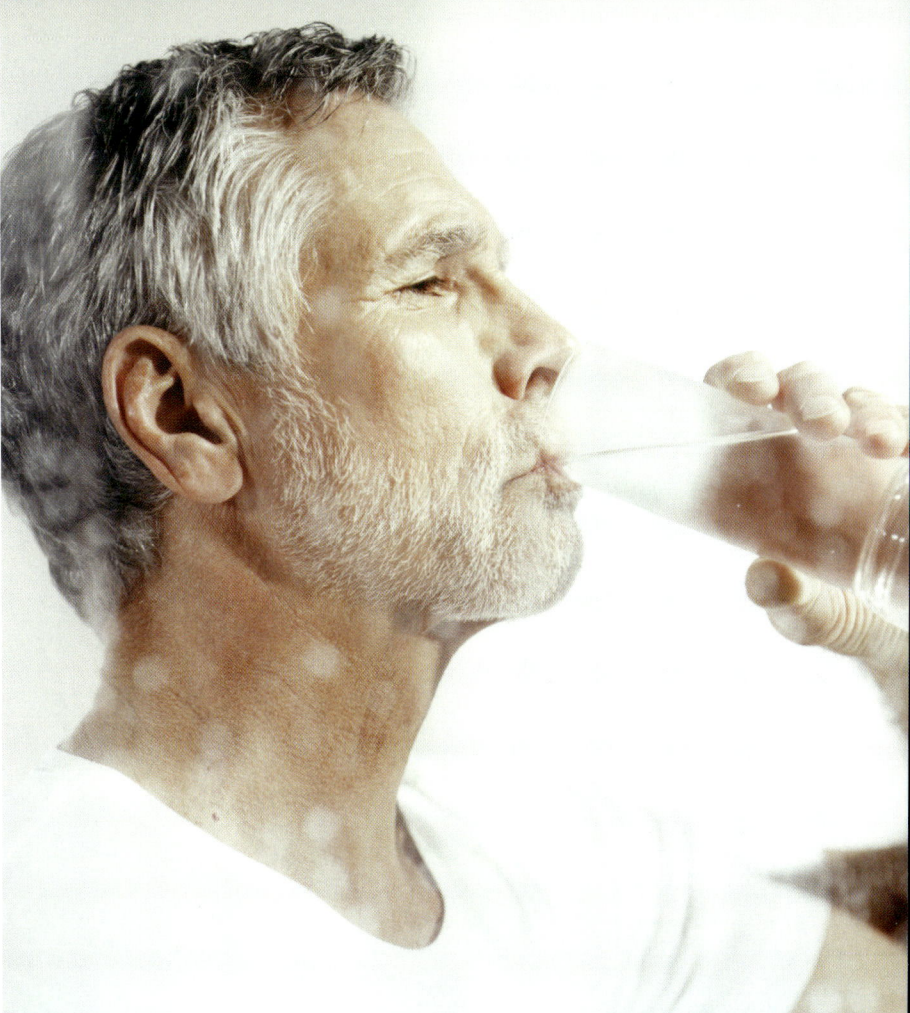

WIE SPÜREN WIR DAS ALTER?

DAS HERZ

Ab dem 20. Lebensjahr verlieren wir jährlich 1 Prozent unserer Leistungsfähigkeit. Ein 75-jähriger Mensch weist nur noch 50 Prozent der Herzleistung eines 25-jährigen auf. Risikofaktoren wie Bluthochdruck, zu hoher Cholesterinspiegel, Bewegungsmangel und Rauchen schwächen das Herz zusätzlich.

DAS IMMUNSYSTEM

Das Schutzsystem des Menschen verliert ab dem 40. Lebensjahr deutlich an Leistungsfähigkeit. Die Fresszellen verlieren einen Teil ihrer Aggressivität. Krebs bekommt so zunehmend eine Chance.

DIE GELENKE

Die Gelenkschmiere wird flüssiger, der Schmierfilm lässt nach. Die Folge: Vermehrte und beschleunigte Abnutzung des Gelenkknorpels und vorzeitiger Gelenkverschleiß.

DIE MUSKELN

Die wichtige Stützmanschette des Menschen verliert ebenfalls ab dem 30. Lebensjahr deutlich an Kraft. Bis zum 50. Lebensjahr ist die Hälfte der Muskulatur verschwunden, stattdessen finden wir Fettpolster vor, die das Skelettsystem natürlich nicht stützen können – Rückenschmerzen sind zu über 80 % durch mangelhafte leistungsunfähige Muskulatur zu erklären.

DIE HAUT

Ursächlich für die Entstehung der ersten Falten ist der Verlust an elastischen und kollagenen Stützfasern. Darüber hinaus trocknen die Talgdrüsen aus, die Haut somit auch.

DIE ORGANE

Leber, Bauchspeicheldrüse, Nieren und Herzmuskel verlieren an Leistungsfähigkeit.

DIE FAKTOREN DES ALTERNS

DER ENZYMFAKTOR

Leben heißt natürlich von Beginn an auch Altern. Wodurch jedoch Zellen, Organe und Organismen ihre Funktionen zunehmend einbüßen, um schließlich zu sterben, ist der Wissenschaft nach wie vor ein Rätsel. 350 Milliarden mal pro Tag finden in unserem Körper Zellteilungen statt. Viele Prozesse würden sonst gar nicht ablaufen können. Fettgewebe, Schleimhäute, Blutkörperchen und auch unsere Haut erneuern sich regelmäßig über die Zellteilung. Doch diese Zellteilung funktioniert leider nicht ewig, und ihre Frequenz nimmt mit dem Älterwerden ständig ab. Der Mensch schrumpft, wird gebrechlich, verliert an Kraft und Ausdauer, die Leistungsfähigkeit geht rapide zurück. Der Geist wird matt, das Immunsystem beginnt zu schwächeln. Wie bei einer Autobatterie versiegen nach und nach die Energiereserven, bis unser Organismus schließlich seinen Dienst gänzlich versagt.

DER PROGRAMMFAKTOR

Im Zusammenhang mit der Vermutung, dass das Leben 120 Jahre dauern kann (American Acadamy of Anti-Aging-Medicine), ist vor allem die Programmtheorie zu nennen. Derzufolge ist die menschliche Lebensdauer auf 120 Jahre beschränkt, weil bei jeder Zellteilung von den Schutzhüllen der Telomere (Chromosomenenden) ein Stück verloren geht. Irgendwann ist der kritische Punkt erreicht und die Zelle stirbt, weil eine weitere Teilung

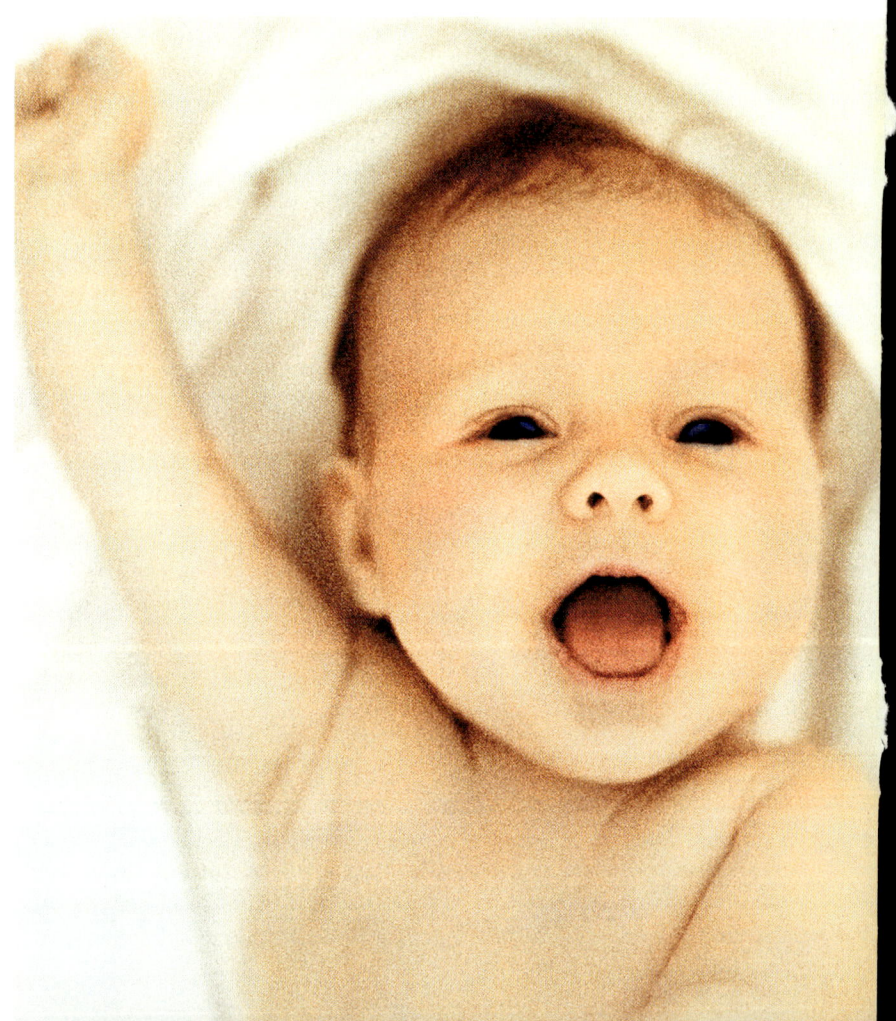

nicht mehr möglich ist. Nur zwei Zellarten widerstehen diesem unwillkürlichen Zelltod: Ei- und Samenzellen sowie Tumorzellen, die sich teilen können, ohne zu altern.

Neueren Forschungen zufolge gibt es jedoch neben der Verschleiß- und Programmtheorie noch eine weitere Erklärung für das Altern: Viele Wissenschaftler sind mittlerweile der Meinung, dass der Mensch primär deshalb altert, weil seine Hormonproduktion abnimmt. Dieser Gedanke ist neu und sehr interessant. Glaubte man früher, im Alter würden die Hormone versagen, nimmt man heute an, dass wir altern, weil die Hormonproduktion zurückgeht.

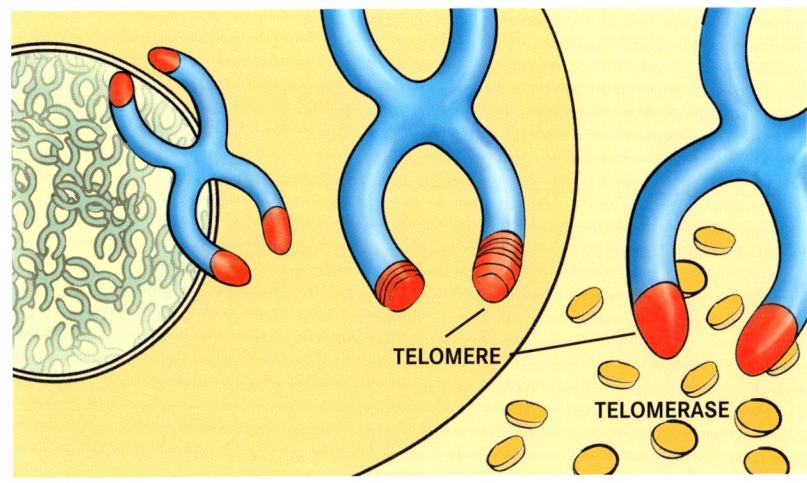

Im Jahr 1998 stellten Forscher an der University of Texas unter der Leitung von Carmen P. Morales fest, dass das von ihnen bereits 1984 entdeckte Enzym Telomerase eine entscheidende Rolle bei der Zellteilung spielt, in dem es dem Abtrag der Telomere entgegen wirkt. Doch mit jeder Zellteilung geht ein Teil des Superlebensenzyms Telomerase verloren. Spätestens nach 75 Zellteilungen ist der gesamte Vorrat an Telomerase erschöpft. Der Zelle fehlt der Brennstoff für weitere Teilungen, sie stirbt ab.

Die texanischen Wissenschaftler waren es, die nach jahrelanger Forschung im Fachblatt „Nature Medicine" mitteilten, dass durch die künstliche Zugabe von Telomerase der Zelltod zu verhindern ist - zumindest im Labor. Die Zellen erhalten quasi einen Tuning-Kick und haben somit die Kraft für über 300 Zellteilungen.
Die Ärztin Carmen P. Morades vom Medical Center Southwest der University of Texas nennt dieses Phänomen den „Methusalemeffekt". Im Reagenzglas ist es also schon gelungen, durch Telomerasezufuhr den programmierten Zelltod hinauszuzögern. Amerikanische Fachzeitschriften sehen bereits den „Anfang vom Ende des Alterns". Im Augenblick ist dies aber noch Zukunftsmusik, und so müssen wir uns weiterhin mit den Geheimnissen des Alterns beschäftigen.

DER VERSCHLEISSFAKTOR

Dieser Theorie zufolge altern die Zellen infolge des Kampfes mit den so genannten „freien Radikale", wild gewordenen Sauerstoffatomen, die die Zellen und die Erbsubstanz angreifen. Diese hoch aggressiven freien Radikalen werden unter anderem auch für die Krebsentstehung verantwortlich gemacht.
Sie entstehen während der Energieerzeugung in unserem Körper, bil-

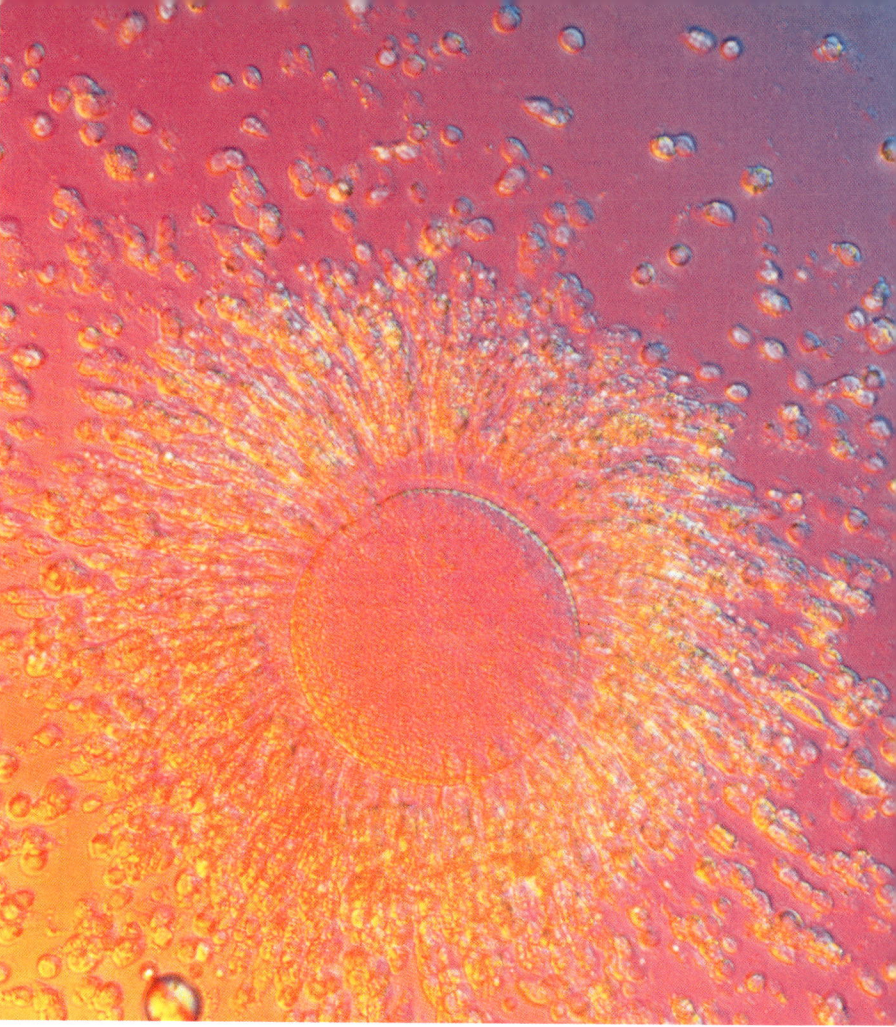

den sich also während des normalen Stoffwechsels – jeden Tag. So genannte Antioxidantien, lebenswichtige Vitamine und Mineralstoffe, können diese wilden Gesellen zwar ein Stück weit bändigen und unschädlich machen, aber offensichtlich reicht dies nicht aus, um unsere Zellen und die DNA vollständig zu schützen. Mit jedem Angriff der freien Radikale altern wir weiter.

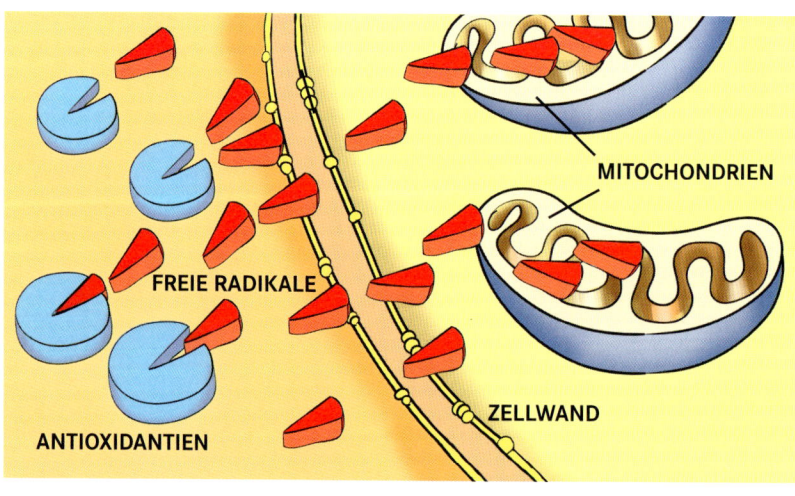

DER STATISTISCHE IDEALFAKTOR

Jenseits der statistischen Lebenserwartung gab und gibt es jedoch immer wieder Frauen und Männer mit einem überdurchschnittlichen Alter. So wurde nach bekannten Schätzungen der älteste Mann 140 Jahre alt. Es handelte sich um den Syrer Hussein Shaoli, der von 1778 bis 1918 lebte. Die derzeit noch älteste lebende Frau ist die 118 Jahre alte Amerikanerin Sarah Krauss.

Der Harvard-Absolvent Thomas Pehls machte es sich zur Aufgabe, dem Mythos der Hundertjährigen auf den Grund zu gehen, als er 1992 die sogenannte England Centenarian Study an 100-Jährigen durchführte. Die Untersuchungsgruppe zeichnete sich dadurch aus, dass sie ihr betagtes Alter erreicht hatte, ohne jemals von Krankheiten wie Krebs, Herz-Kreislauf-Erkrankungen oder Diabetes betroffen gewesen zu sein. Sie starben meistens plötzlich im Schlaf oder am Frühstückstisch. Die untersuchte Klientel hatte darüber hinaus durchaus noch weitere Gemeinsamkeiten. So fiel auf, dass die Probanden ihr Leben lang körperlich fit gewesen waren und stets ihren Geist angestrengt hatten. Ihr Körpergewicht war durchgehend normal gewesen, Alkohol hatten sie nur selten zu sich genommen, geraucht hatten sie niemals. Alle Studienteilnehmer waren zeitlebens dominante Persönlichkeiten gewesen. Sie waren auch Meister im Umgang mit Stress, steckten Rückschläge gut weg und waren, was besonders wichtig scheint, eingefleischte Optimisten mit Humor und Zuversicht.

Zieht man weitere Statistiken zu Rate, ergibt sich ein „Idealtypus", der folgende Bedingungen erfüllen sollte, um „steinalt" zu werden: Die betreffende Person sollte weiblich und unfruchtbar sein und einen hohen Harnsäurespiegel aufweisen. Sie sollte nur geringem Stress ausgesetzt sein und eher zu geistiger als zu körperlicher Aktivität neigen. Sie sollte von Geburt an wenig und fettfrei essen und Eltern haben, die selber sehr alt geworden sind, aber zum Zeitpunkt der Geburt noch sehr jung waren.

Sie sollte in ihrer Jugend acht Stunden schlafen, gerne Olivenöl, Fisch und Knoblauch essen, kalorienreiche Nahrung meiden und mindestens einmal täglich kräftig lachen.

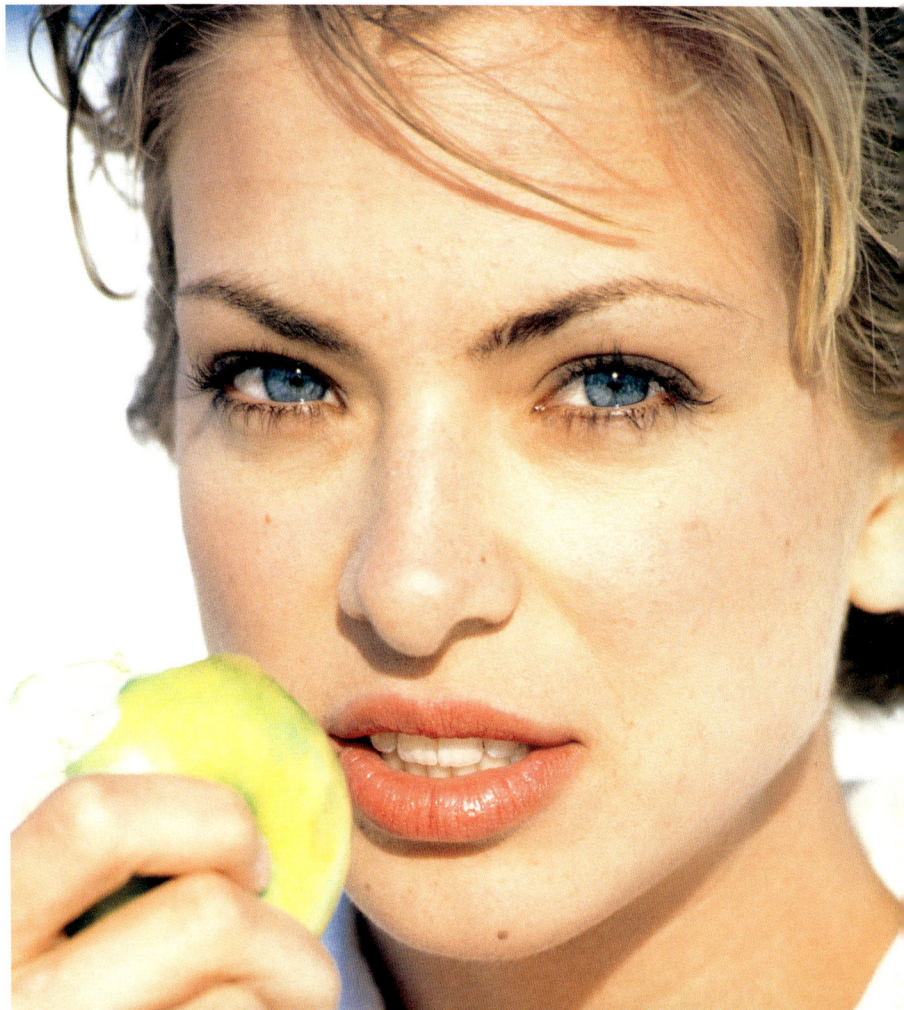

Außerdem sollte sie einen Hund sowie ein mittleres Einkommen haben. Ihre Intelligenz sollte nicht sehr hoch sein. Im Kindesalter sollte sie aber die üblichen Infektions- und Kinderkrankheiten gehabt haben, denen sie aber im Erwachsenenalter aus dem Wege gehen sollte. Hoch im Kurs sollten Körper- und Zahnpflege stehen. Ihr Melatoninspiegel (körpereigenes Hormon, regelt den Schlaf) müsste bis ins hohe Alter normal sein. Unfällen geht sie aus dem Weg – durch den Verzicht auf lange Reisen –, im Auto ist sie immer angeschnallt. Sonntags sollte sie regelmäßig in die Kirche gehen. Wer solcherlei Bedingungen erfüllt, mag vielleicht uralt werden, doch die wenigsten Menschen, schon gar nicht Männer, wären in der Lage, alle diese Bedingungen zu erfüllen.

DER GESCHLECHTSFAKTOR

In den Industrienationen USA, Deutschland und Japan sterben Männer Statistiken zufolge bis zu 8 Jahre früher als Frauen. Darüber hinaus sind sie im höheren Lebensalter anfälliger für Erkrankungen. Woran liegt das? Die meisten Männer sterben am Herzinfarkt oder Gehirnschlag. Ursache hierfür ist die Arteriosklerose. Verschließt ein Blutgerinnsel an einer sklerotischen Gefäßverengung ein wichtiges Blutgefäß zu einem großen Teil oder sogar gänzlich, können Herz oder Gehirn überhaupt nicht oder nicht mehr genügend mit dem lebensnotwendigen Sauerstoff versorgt werden. Wird der Betreffende nicht sofort ärztlich behandelt, führt dieses Geschehen meist zum Tod.

Die Hauptrisikofaktoren sind:
- Bewegungsmangel
- Übergewicht
- Zucker (Diabetes)
- zu hoher Cholesterinspiegel

Diese Risikofaktoren finden sich bei Männern wesentlich häufiger als bei Frauen. Außerdem hat der Mann den genetischen Nachteil, dass die männlichen Hormone ein vorzeitiges Sterben durchaus provozieren können.

Darüber hinaus ist das Risikoverhalten des Mannes seiner Gesundheit wenig zuträglich. Männer zeichnen sich nämlich durch einen eher sorglosen Umgang mit ihrer Gesundheit aus! Arztbesuche sind verpönt (ein Mann kennt keinen Schmerz), Vorsorgeuntersuchungen werden nicht in Anspruch genommen. Forscher

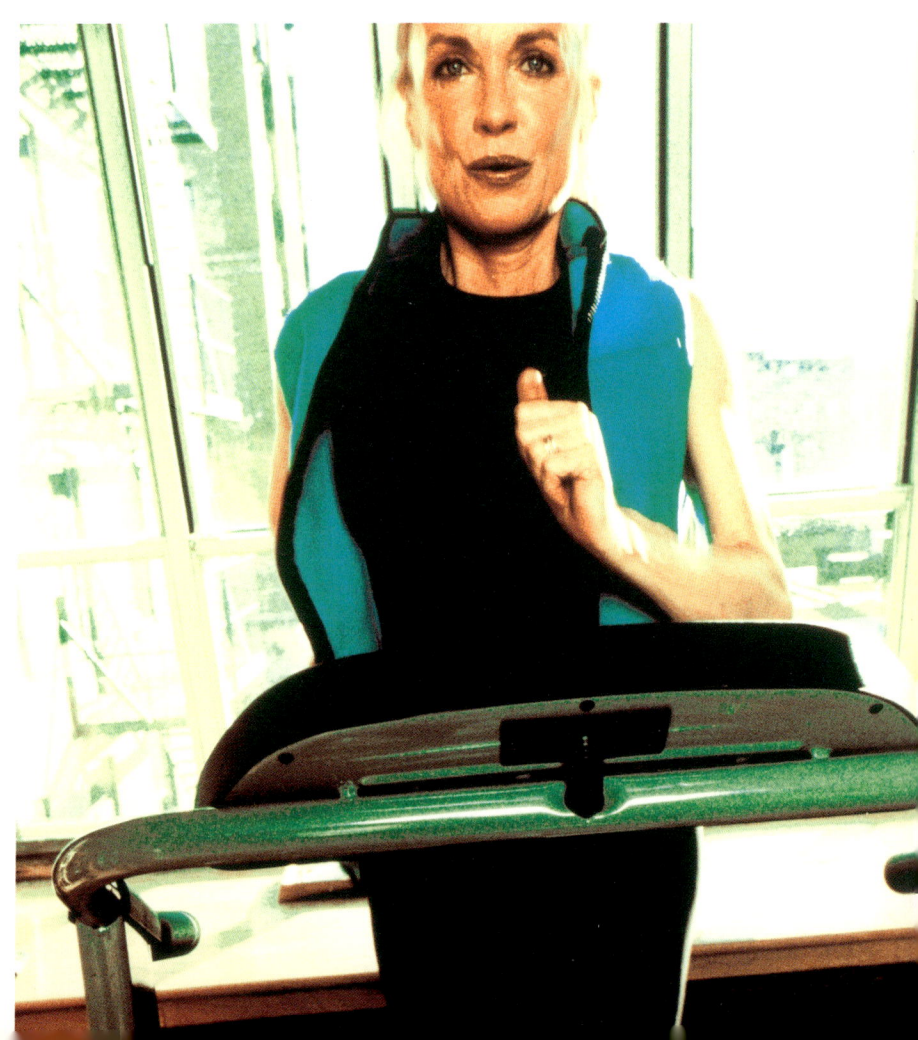

erklären dies mit dem männlich sozialen Rollenverhalten. Zeichen von Schwäche, vor allem in Bezug auf die Gesundheit, sind mit diesem Rollenbild nicht zu vereinbaren. Außerdem ernähren sich Männer wesentlich ungesünder, achten weniger auf ihr Gewicht und wenn sie Sport treiben, dann meist wettkampforientiert. Die Folge ist, dass der Mann nicht nur bei den Herz-Kreislauf-Erkrankungen gegenüber Frauen statistisch vorne liegt, sondern auch bei fast allen Krebsstatistiken. Um älter zu werden und mehr Lebensqualität genießen zu können, müssen Männer also grundsätzlich umdenken. Sie müssen lernen – wie es ihnen die Frauen ja erfolgreich vorleben –, mehr auf die Antennen ihres Körpers zu hören. Heute planen die meisten Männer ihren 14-tägigen Jahresurlaub nach wie vor sorgsamer als ihre Gesundheitsvorsorge. Hier gilt es, im Bewusstsein der Männer und in ihrem Verhalten etwas zu ändern. Die Jagd nach dem ewigen Jungbrunnen geht also weiter.

DER HORMONFAKTOR

DIE WECHSELJAHRE DER FRAU

Die Wechseljahre der Frau kündigen sich durch eher harmlose körperliche Symptome an: Das klassische Zeichen etwa sind Hitzewallungen, die urplötzlich vor allem an Brust, Gesicht und Händen auftreten. Sie dauern zwischen einer halben und drei Minuten und verschwinden ebenso schnell, wie sie auftauchen. Diese Vorboten des Klimakteriums machen sich in der Regel Mitte der 40er das erste Mal bemerkbar. Wer jedoch seelisch angespannt und gestresst ist, leidet häufiger unter ihnen. Herzrasen und Schlaflosigkeit können, müssen aber nicht damit einhergehen. Es ist vor allem eine veränderte Durchblutung im Körper, die zu diesen Erscheinungen führt. Wie in der Pubertät befindet sich der Körper in einem hormonell verursachten Zustand der Aufruhr. Wellness und Lebensqualität bleiben für manche Frau in diesen Jahren auf der Strecke.
Der Vorrat an Eibläschen (Follikeln) in den Eierstöcken geht zur Neige, es wird immer weniger Östrogen gebildet. Die letzte Monatsblutung erfolgt im Schnitt mit 55 Jahren. Der Körper stellt im Klimakterium

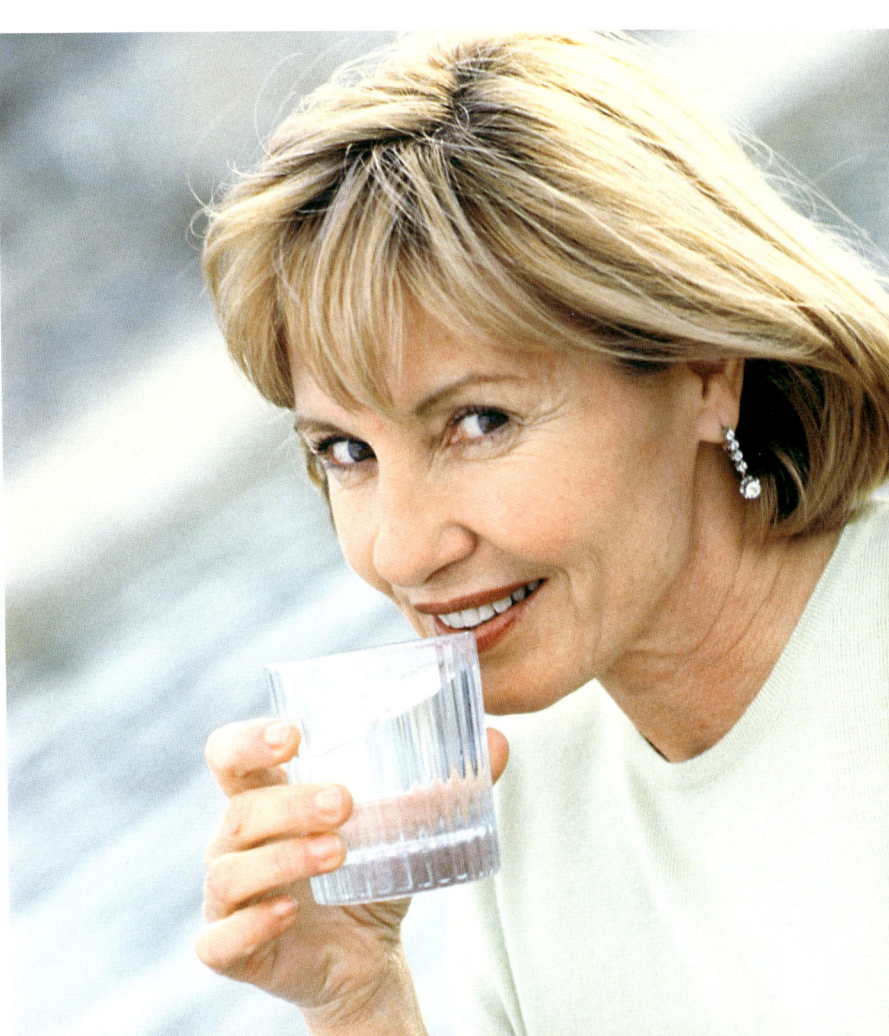

seine Fähigkeit zur Fortpflanzung ein. Nach rund vier Jahrzehnten Fruchtbarkeit eigentlich nicht unbedingt ein Grund zum Trübsal blasen. Dennoch reagieren viele Frauen mit Depressionen auf diese Veränderung. Dahinter steckt häufig die Angst, körperlich nicht mehr attraktiv und begehrenswert zu sein, vom sexuellen Wesen zum Neutrum zu mutieren, was bei vielen Frauen zu einem Verlust an sexuellem Verlangen führt. Und mit dieser Geisteshaltung kann sich die sexuelle Ausstrahlung tatsächlich zum Negativen verändern – ein Teufelskreis.

Die meisten Gynäkologen vertreten heutzutage glücklicherweise die Ansicht, dass das nicht zwingend der Fall sein muss. Die Amerikanerin Dr. Christiane Northrup etwa, Gynäkologin aus Maine, weiß aus Erfahrung: „Es ist ein weit verbreiteter Irrtum, dass sexuelles Verlangen und sexuelle Aktivität während der Wechseljahre deutlich nachlassen." Auch bei der Frau seien das Erleben sexueller Lust und die Fortpflanzungsfähigkeit zwei verschiedene Funktionen. Einmal mehr spielt die innere Haltung eine Schlüsselrolle.

TYPISCHE SYMPTOME DER WECHSELJAHRE BEI DER FRAU
- Hitzewallungen
- Schlafstörungen
- Kopfschmerzen
- Herzrasen
- Depression
- Dünnere und trockenere Scheidenhaut durch Östrogenmangel
- Libidoverlust
- Osteoporose

Eine gesunde Lebensweise ist gerade in dieser Lebensphase hervorragend geeignet, Körper, Geist und Seele die Power zu geben, die sie benötigen. Auf diese Weise lässt sich die beschriebene Krisensituation entweder mildern oder sogar meistern. Wer bis dahin Körper, Geist und Seele vernachlässigt hat, sollte die Krise als Chance nutzen. Viele Frauen beginnen gerade in den Wechseljahren, mehr für sich zu tun.

Darüber hinaus kann eine Hormonersatztherapie mit Östrogenen nach Absprache mit dem behandelnden Frauenarzt die körperlichen Symptome lindern. Frau sollte nicht vergessen, dass noch ein Drittel des Lebens vor ihr liegt. Auch diese Zeit kann in jeder Hinsicht erfüllend sein. Carpe diem!

DER MENOPAUSEN-SELBSTTEST: BIN ICH IN DEN WECHSELJAHREN?

	Nie	Selten	Manchmal	Häufig	Sehr oft
Ich bin erschöpft, mir fehlt die Kraft.					
Ich bin ängstlich und nervös.					
Ich bin depressiv, habe schlechte Stimmung.					
Ich bin leicht reizbar und zornig oder schlecht gelaunt.					
Ich verliere an Konzentrationsfähigkeit und Erinnerungsvermögen.					
Ich habe Beziehungsprobleme mit meinem Partner.					
Libido lässt nach					
Ich habe trockene Scheidenhaut.					
Meine Haut, speziell an Gesicht und Händen, ist sehr trocken.					

	Nie	Selten	Manchmal	Häufig	Sehr oft
Ich habe Rückenschmerzen, Gelenkschmerzen.					
Ich schwitze stark (tagsüber und nachts).					
Ich trinke extrem viel.					
Ich fühle mich unter Dauerstress.					
Ich bin körperlich nicht fit.					
Wie alt fühlen Sie sich?	30er	40er	50er	60er	70er
Gesamt angekreuzte Kästchen pro Spalte:					

Multiplizieren Sie die Anzahl der pro Spalte angekreuzten Kästchen mit folgender Ziffer:

Zwischensummen:	X 0 =	X 1 =	X 2 =	X 3 =	X 4 =

Addieren Sie die Zwischensummen aller Spalten. Wenn Sie bereits folgende Krankheiten hatten, addieren Sie noch je Erkrankung vier Punkte zur Gesamtsumme:
- ❐ Brustzysten oder –operation
- ❐ Eierstockerkrankungen
- ❐ Gebärmutter- oder Gebärmutterhalsveränderungen
- ❐ Chronische Harnwegsinfektionen

Die Auswertung:

0- 10 Punkte — Sie können sich freuen. Es ist höchst unwahrscheinlich, dass Sie bereits in den Wechseljahren sind.

11-20 Punkte — Es ist möglich, dass es sich bei Ihnen um erste Zeichen der Wechseljahre handelt.

21-30 Punkte — Es sieht so aus, als ob Sie bereits im Klimakterium sind.

31-40 Punkte — Sie sind mitten in den Wechseljahren. Konsultieren Sie bei Problemen Ihren Arzt.

Über 45 Punkte — Sie sind bereits im fortgeschrittenen Klimakterium. Konsultieren Sie bei Problemen Ihren Arzt.

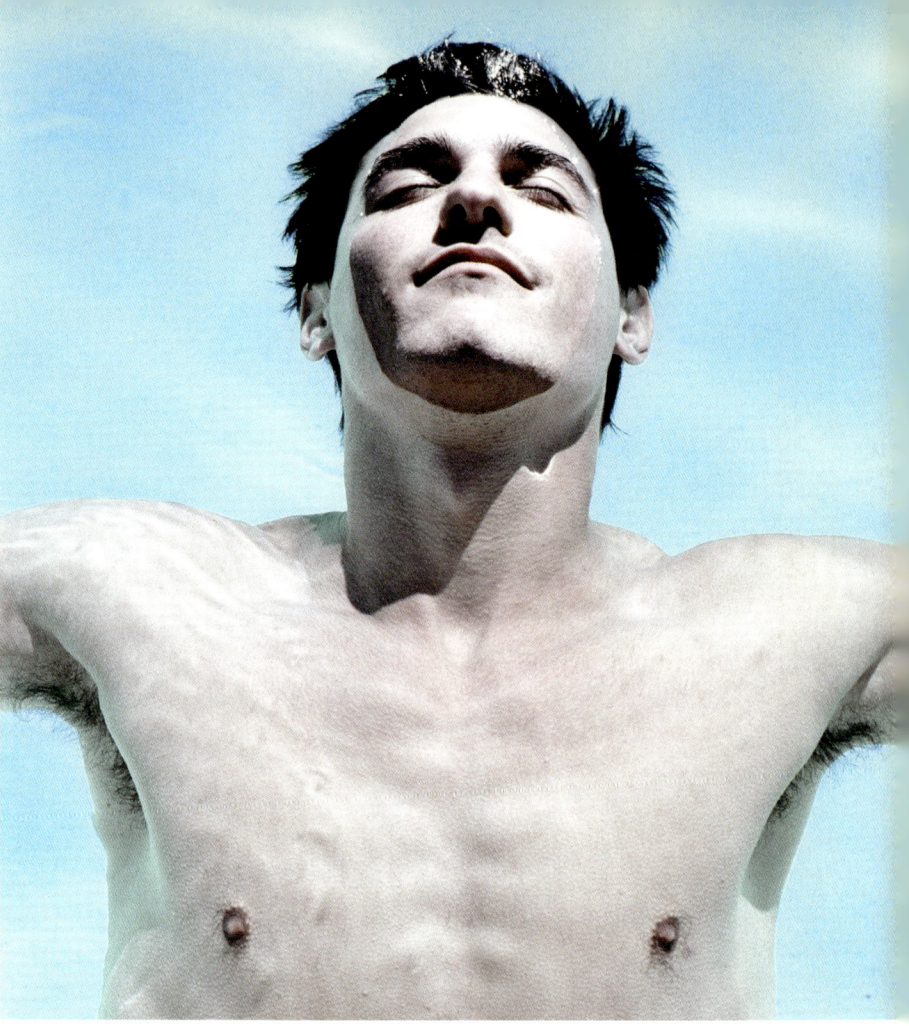

DIE WECHSELJAHRE DES MANNES

Auch der Mann kommt in die „Wechseljahre". Seine Haut wird dünner, Falten entstehen. Das Fettgewebe verlagert sich apfelförmig um den Körperstamm. Ab 45 beginnen dann Hitzewallungen, depressive Verstimmungen, nachlassende Libido und Potenz. Die Osteoporose macht sich ebenfalls bemerkbar! Die Leistungshormone Testosteron, DHEA (Dehydroepiandosteron) und das Wachstumshormon HCH nehmen ab - oft versiegt die Kraft.

Die meisten Männer glauben bis heute, dass das Klimakterium reine Frauensache sei. Bis vor wenigen Jahren haben selbst die meisten Ärzte die Wechseljahre des Mannes angezweifelt. Doch es gibt sie tatsächlich, die männlichen Wechseljahre. Zunehmend wird in Fachkreisen und in der Öffentlichkeit dementsprechend auch der so genannte Männerarzt diskutiert, dessen Aufgabe darin besteht, die Symptome der männlichen Wechseljahre zu behandeln.

Ab dem 40. Lebensjahr klagen Männer nämlich zunehmend über den Verlust von Kraft, Elan, Leistungsfähigkeit, Konzentration und Potenz. Die wenigsten hingegen ringen sich dazu durch, dies zuzugeben. Denn erst wenn der Leidensdruck überwiegt, stellen sich Männer in der Regel ihren Problemen.

Den ersten Hinweis auf eine Veränderung bemerkt der Mann meistens beim Sex. Mit 40 nimmt die Lust oft rapide ab. Dachte der 20-jährige Mann noch alle 30 Minuten, mit 30 Jahren noch alle 2 Stunden an Sex, so denkt der 40-jährige Mann oft tagelang überhaupt nicht mehr an

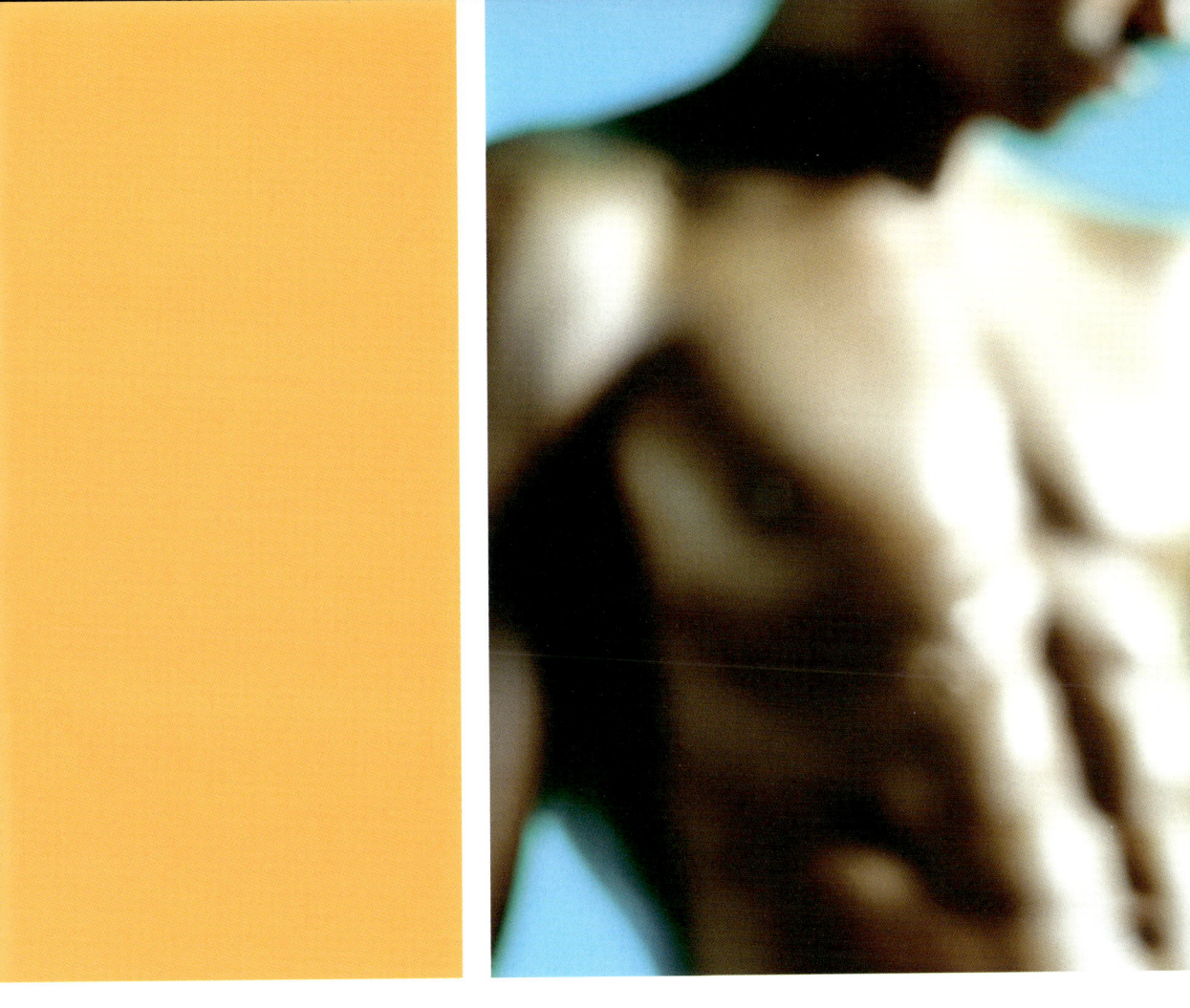

Sex. Die Partnerin spürt den schleichenden Lustverlust natürlich auch und so werden dann im Bett Diskussionen geführt, statt sich der schönsten Nebensache der Welt zu widmen. Der zunehmende Druck bewirkt manchmal sogar, dass im Bett gar nichts mehr geht. Frustration macht sich breit. Gefolgt von der mangelnden Lust entwickelt sich beim Mann nicht selten das organische Problem der erektilen Dysfunktion, „der beste Freund will nicht mehr stehen".

Die oft bereits mit Anfang 30 einsetzenden Wechseljahre des Mannes haben tatsächlich sehr häufig zur Folge, dass die Fähigkeit, die Erektion zu steuern und zu halten, nachlässt bzw. völlig zurückgeht. Diese Erektionsstörungen stellen meist das größte Problem des männlichen Klimakteriums dar. Dies tritt vor allem nach Stress, langen Autofahrten und anstrengendem Büroalltag auf.

Neben der reduzierten Libido können jedoch noch weitere Symptome eines sinkenden Hormonspiegels auftreten:

- Immunabwehr lässt nach
- permanente Erschöpfung
- Muskelkraft lässt nach
- Haare fallen aus
- Niedergeschlagenheit
- Lustlosigkeit
- Osteoporose
- Fettansatz
- Konzentrationsstörungen
- Gedächtnisleistung nimmt ab
- Schlafstörungen
- trockene Haut und Schleimhäute

Viele Betroffene führen diese deutlichen Symptome jedoch nicht auf eine behandelbare Veränderung des Hormonhaushalts zurück, sondern schieben sie einfach auf zu viel Stress, zu wenig Schlaf, mangelnde Tagesform oder ähnliches. Was jedoch tatsächlich hinter diesen Symptomen stecken kann, beschrieb bereits im 18. Jahrhundert der englische Arzt John Hooper als die Wechseljahre des Mannes. Damals wurde dieser Zustand noch als eine Krankheit begriffen, deren Behandlung aber als nicht sonderlich schwierig galt: Eine neue Sexpartnerin diente als probates Heilmittel dieser Krankheit, was auch half – allerdings nur für sehr kurze Zeit. Heute ist den Wissenschaftlern und Medizinern bekannt, dass für die oben beschriebenen Symptome hauptsächlich der Rückgang der Hormonproduktion verantwortlich ist.

SELBSTTEST: BIN ICH IN DEN WECHSELJAHREN?

	Nie	Selten	Manchmal	Häufig	Sehr oft
Ich bin erschöpft, mir fehlt die Kraft.					
Ich bin ängstlich und nervös.					
Ich bin depressiv, habe schlechte Stimmung.					
Ich bin leicht reizbar und zornig oder schlecht gelaunt.					
Ich verliere an Konzentrationsfähigkeit und Erinnerungsvermögen.					
Ich habe Beziehungsprobleme mit meiner Partnerin.					
Libido und sexuelle Kraft lassen nach.					
Ich habe Erektions- bzw. Potenzprobleme.					
Meine Haut, speziell an Gesicht und Händen, ist sehr trocken.					
Ich habe Rückenschmerzen, Gelenkschmerzen.					
Ich schwitze stark (tagsüber und nachts).					
Ich trinke extrem viel.					
Ich fühle mich unter Dauerstress.					
Ich bin körperlich nicht fit.					
Wie alt fühlen Sie sich?	30er	40er	50er	60er	70er
Gesamt angekreuzte Kästchen pro Spalte:					

Zwischensummen:	**Multiplizieren Sie die Anzahl der pro Spalte angekreuzten Kästchen mit folgender Ziffer:**				
	x 0 =	x 1 =	x 2 =	x 3 =	x 4 =

Addieren Sie die Zwischensummen aller Spalten. Wenn Sie bereits folgende Krankheiten hatten, addieren Sie noch für jede Erkrankung vier Punkte zur Gesamtsumme:
- ❏ Prostataentzündung oder -operation
- ❏ Mumps
- ❏ Hodenerkrankungen
- ❏ chronische Harnwegsinfektionen

Auswertung:

0-10 Punkte Sie können sich freuen. Es ist äußerst unwahrscheinlich, dass Sie bereits in den männlichen Wechseljahren sind.

11-20 Punkte Es ist möglich, dass bei Ihnen die Wechseljahre bereits eingesetzt haben.

21-30 Punkte Es sieht so aus, als ob Sie wahrscheinlich bereits im Klimakterium sind.

31-40 Punkte Sie sind mitten in den männlichen Wechseljahren. Konsultieren Sie bei Problemen Ihren Arzt.

Über 41 Punkte Sie sind bereits im fortgeschrittenen Klimakterium.

Letzte Sicherheit über Ihren Hormonstatus und die Ursache Ihrer Befindlichkeitsstörungen kann Ihnen jedoch nur eine umfassende Hormonbestimmung durch einen auf diesem Gebiet der Endokrinologie routinierten Arzt geben.

DER STRESSFAKTOR

Körperliches und seelisches Wohlbefinden, da sind sich die Forscher einig, ist Balsam für die Seele. Innere Zufriedenheit entspannt. Entspannung macht schöner, gelöst und frei.
Viele Menschen nehmen Stress als unabdingbar hin, verlieren Tag für Tag Lebensfreude und letztlich auch Schönheit und Gesundheit. Denn Sorgen machen alt. Versuchen Sie Entspannungsmethoden zu erlernen. Das Ergebnis ist für viele eine Sensation. Entspannte und ausgeglichene Menschen finden den Weg zum wirklichen Erfolg – und der macht bekanntlich sexy!
Die heutige Zeit, vor allem die Berufswelt, ist gekennzeichnet durch Hektik, Ruhelosigkeit, übersteigerten Leistungsanspruch und Konkurrenzdenken. Dies führt zu Dauerbelastungen und Stress, was vorzeitig verschleißen lässt und krankmachen kann. Einschränkungen in der Selbstverwirklichung und Selbstentfaltung im Beruf und im persönlichen Leben sind die Folgen einer solchen Selbstentfremdung. Von vielen Menschen wird der Stress mit seinen vielfältigen Auswirkungen fast als unabänderlich hingenommen und erlitten. Da unsere Zeit betont kopflastig ist, verlieren die Menschen allmählich den Kontakt zu ihrem Körper und damit zu sich selbst. Der Körper wird häufig erst dann wahrgenommen, wenn er nicht mehr „funktioniert". Er verkommt zur Maschine, die ständig Höchstleistungen erbringen soll. Leben heißt jedoch nicht,

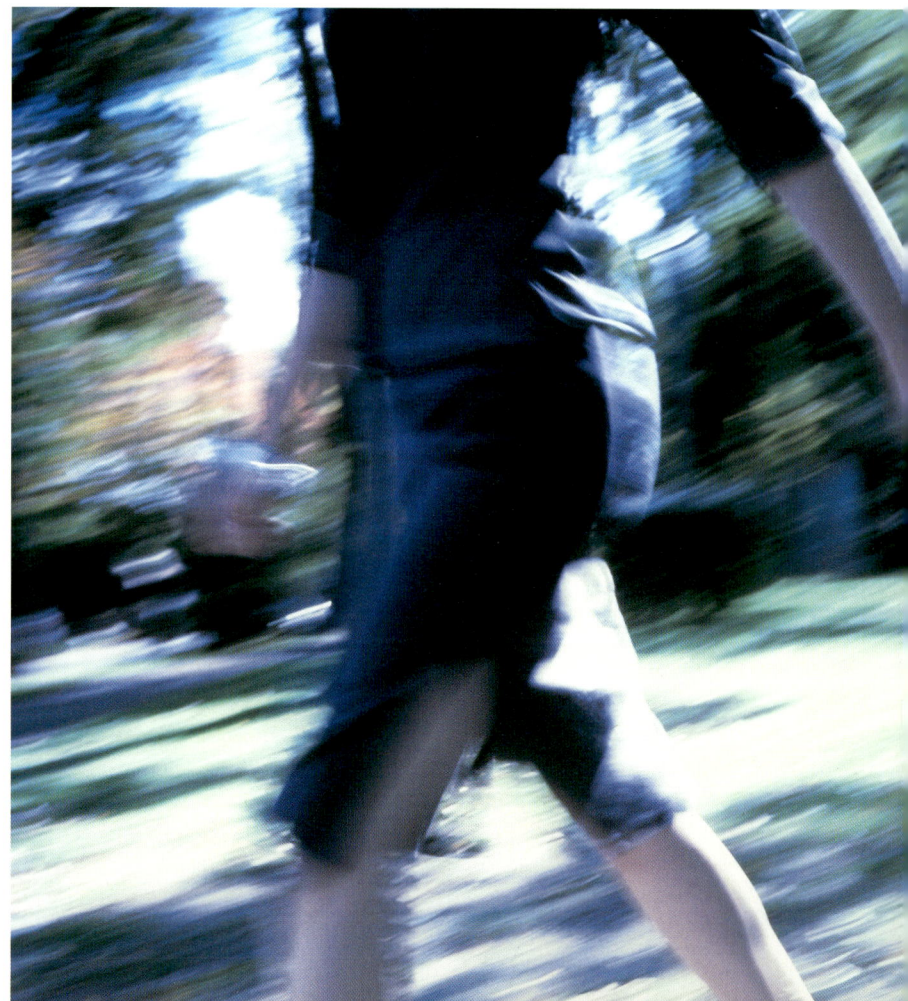

möglichst reibungslos in einem System zu funktionieren, das Leistung und Konkurrenz überbewertet.
Auch bei der Entstehung von Rückenschmerzen, der „Volkskrankheit Nr. 1", kann neben physischer auch psychische Überbelastung schmerzauslösend sein. Dieser Anspannungszustand wird meist zu spät erkannt. Die Folge sind muskuläre Verspannungen, die zu Schmerzen führen, welche eine zusätzliche Belastung darstellen und wiederum muskuläre Verspannungen erzeugen. Wird der in der Woche anfallende Stress nicht abgebaut, verbleiben psychische und körperliche Restspannungen im Körper, die bis in ein Wochenende hinein reichen können.
Ca. 40 Prozent der Menschen klagen über deutlichen Stress infolge von Zeitknappheit, sich überschneidenden Aufgaben und Terminproblemen. Um dies zu reduzieren oder gar zu verhindern, ist eine realistische Zeit- und Vorhabensplanung nötig. Eine Lösungsmöglichkeit bietet ein Zeitplan, den man abends für den nächsten Tag anfertigt. Auf ihm werden alle wichtigen Termine, Uhrzeiten und Vorhaben für den nächsten Tag vermerkt. Auf der unteren Hälfte können weitere Tätigkeiten notiert werden, die man erledigen kann, falls noch Zeit übrig ist. So kann der Kopf abends abschalten und man kann neue Kräfte für den nächsten Tag sammeln. (Probate Tipps zum Thema persönliches Zeitmanagement gibt Lothar J. Seiwert in zahlreichen und im Buchhandel erhältlichen Publikationen.)

Stress verändert unser Leben, Stress macht krank. Gemeint ist hierbei nicht die tägliche Belastung, der wir gerne nachkommen und die wir im Griff haben. Nein, es ist jener Stress, der uns unter Druck setzt, es sind jene Belastungen, die wir glauben, nicht mehr bewältigen zu können, denen wir aber auch nicht entfliehen können.
Stress belastet uns, lässt Situationen ausweglos erscheinen, lässt uns nicht einschlafen oder nachts schweißbedeckt aufwachen. Stress hat uns fest im Griff, vergällt uns die Lebensfreude, lässt uns resignieren und ist dafür verantwortlich, wenn wir schneller altern.

WAS UNS AM MEISTEN STRESST

- 61% der Deutschen fühlen sich im Beruf chronisch überfordert
- 50% nervt die Hetze von Termin zu Termin
- 30% reibt der Spagat zwischen Beruf und Familie auf
- 20% leiden unter Ärger mit dem Vorgesetzten
- 13% leiden unter Krisen mit dem Partner
- 7% sind gestresst, weil es mit dem Sex nicht klappt

(Quelle: Statistisches Bundesamt, Wiesbaden)

LEBEN HEISST ALTERN

SELBSTTEST: WIE HOCH IST IHR STRESSPOTENZIAL?

Physische Stresssymptome	Ja	Nein	Gelegentlich
Kopfschmerzen			
Zähneknirschen			
enger oder trockener Hals			
Schwindelgefühl			
Ohrensausen			
Brustkorbschmerzen			
Kurzatmigkeit			
Atembeschwerden			
Asthmaanfälle			
hoher Blutdruck			
Muskelverspannungen			
Muskelzuckungen			
Gastritis			
Übelkeit			
Verstopfungen oder Durchfall			
chronische Müdigkeit			
Schlafstörungen			
Körperabwehrschwäche mit häufigen Erkrankungen			
Rücken- und Wirbelsäulenbeschwerden			
Verlust der Libido			
Bei Männern: Vorzeitiger bzw. verzögerter Samenerguss, Impotenz			

Psychische Stresssymptome	Ja	Nein	Gelegentlich
Angstgefühle			
Irritationen			
Gefühl einer dauernden Bedrohung			
Depressionen			
Verlangsamtes Denken			
Rasende Gedanken			
Gefühl der Hilflosigkeit			
Gefühl der Hoffnungslosigkeit			
Gefühl der Wertlosigkeit			
Gefühl, kein klares Ziel zu haben			
Gefühl der Unsicherheit			
Traurigkeit			
Apathie			
Überempfindlichkeit			
Zorn und Wut			
Erhöhter Alkohol-/Nikotinkonsum			
Zunehmende soziale Isolation (Freunde/Arbeitskollegen)			

Je öfter Sie in den oben aufgeführten Tabellen bei „Ja" Ihr Kreuz gemacht haben, desto wahrscheinlicher ist es, dass Sie ein Stressproblem haben. Zählen Sie einmal das Ergebnis wie folgt durch:

2 Punkte für Ja, 1 Punkt für Gelegentlich, 0 Punkte für Nein.

Ergebnis:

Mehr als 15 Punkte: Sie haben massiven Stress. Wenn Sie nicht schon in ärztlicher Behandlung sind, sollten Sie sich schleunigst dorthin begeben. Mit einer Eigentherapie werden Sie nicht mehr weit kommen.

4–15 Punkte: Sie haben ein erhöhtes Stressproblem. Sie sollten es nicht nur mit den hier aufgeführten Entspannungstechniken und Tipps zum Stressabbau probieren, sondern auch einen Arzt konsultieren.

2-3 Punkte: Sie leben mit einem durchschnittlichen Stressfaktor. Die unten aufgeführten Entspannungstechniken (s. S. 96f.) werden Ihnen vermutlich beim Stressabbau helfen. Bei schweren physischen Symptomen sollten Sie gleichwohl einen Arzt konsultieren.

0-3 Punkte: Sie haben keinen bzw. leichten Stress. Unsere Entspannungstechniken (s. S. 92) werden Ihnen vermutlich beim Stressabbau helfen.

STRESSFAKTOREN

1. Tod des Partners	100
2. Scheidung	60
3. Midlifecrisis	60
4. Trennung vom Partner	60
5. Gefängnisstrafe oder Strafe auf Bewährung	60
6. Tod eines Familienmitgliedes (nicht Partner)	60
7. Schwere Verletzung oder Krankheit	45
8. Hochzeit	45
9. Entlassung oder Kündigung	45
10. Versöhnung mit dem Partner	40
11. Pension	40
12. Krankheit eines Familienmitgliedes	40
13. Arbeit mit mehr als 40 Wochenstunden	35
14. Schwangerschaft des Partners	35
15. Schwierigkeiten im Sexualleben	35
16. Neues Familienmitglied	35
17. Rollenwechsel im Beruf	35
18. Änderung im finanziellen Status	30

19. Tod eines (r) nahen Freundes (in)	30
20. Differenzen mit dem Partner (Anschauung)	30
21. Hypothek, Kredit, Darlehen	25
22. Verfrühte Fälligkeit von Kredit oder Darlehen	25
23. Weniger als 8 Stunden Schlaf pro Nacht	25
24. Änderung in der Verantwortung im Beruf	25
25. Ärger mit den Kindern (Stiefkindern)	25
26. Außergewöhnliche persönliche Leistungen	25
27. Partner beginnt oder beendet Berufstätigkeit	25
28. Beginn oder Ende der Schulzeit	20
29. Änderung der privaten Lebensumstände (neue Putzfrau; Gäste, die bei Ihnen wohnen)	20
30. Änderung der Lebensgewohnheiten (Diät, Fitnesstraining, Rauchen abgewöhnen etc.)	20
31. Chronische Allergien	20
32. Ärger mit dem Vorgesetzten	20
33. Änderung der Arbeitsgewohnheiten oder -konditionen	15
34. Umzug in eine neue Wohnung	15
35. Wechsel der Schule	15
36. Änderung der religiösen Aktivitäten	15
37. Änderung der sozialen Aktivitäten, z.B. Verlust einer ehrenamtlichen Tätigkeit	15
38. Gehaltskürzung	10
39. Änderung der Häufigkeit von Familientreffen	10
40. Urlaub	10
41. Geringe Verstöße gegen das Gesetz (z.B. falsch parken)	5
Gesamtsumme:	

Ergebnis:

250 und mehr Punkte:
Massive Stressbelastung

Bis 150 Punkte:
Mittlere Stressbelastung

0-80 Punkte:
Niedrige Stressbelastung

HORMONE
BOTENSTOFFE DER JUGEND

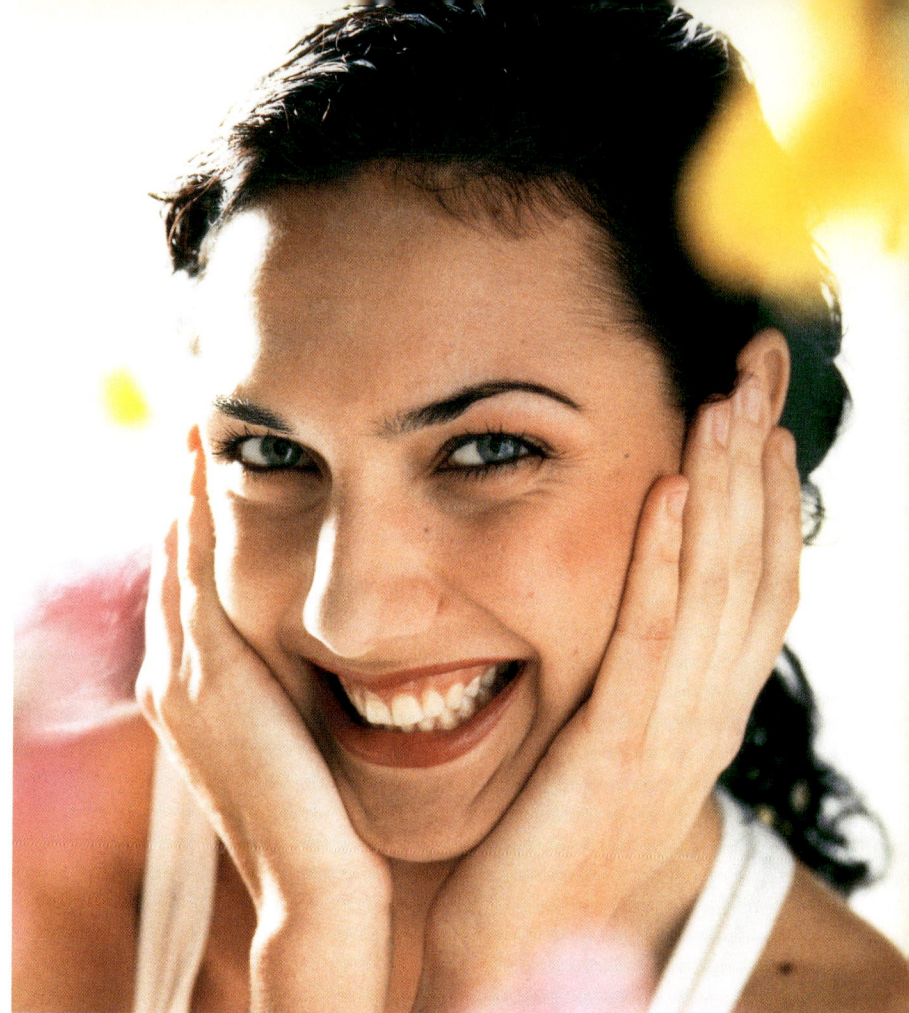

Alle Zellen und Organe in unserem Körper haben die Gabe, miteinander zu kommunizieren. Dieser Austausch von biochemischen Informationen reguliert unsere Gesundheit. Laufen diese Prozesse über die Lebensmitte hinaus ohne Störungen ab, wirkt dies einer vorzeitigen Alterung entgegen. Hormone stehen im Zentrum dieses Geschehens.

Ein ausgeglichener Hormonspiegel ist zwar noch kein Garant, aber eine wichtige Voraussetzung für ein ausgeglichenes Leben. Die körperlichen Turbulenzen der Wechseljahre, gegen die auch Männer nicht gefeit sind, verdeutlichen den großen Einfluss der Hormone aufs Wohlbefinden.

Die körpereigene Produktion der meisten Hormone geht mit dem Alter allmählich zurück. Viele Männer z.B. klagen über Haarausfall, der klassischerweise auf eine hormonelle Irritation zurückzuführen ist – eine übermäßige Sensibilität der Haarwurzel auf die aktive Form des Testosterons. Vielen Frauen ist mit zunehmendem Alter eine vermehrte Bindegewebsschwäche oder Wassereinlagerungen nur allzu oft bekannt – häufig eine Folge des Gelbkörperhormonmangels.

Doch was sind denn nun eigentlich Hormone?

HORMONE – EIN DRAHTLOSES KOMMUNIKATIONSSYSTEM

Der menschliche Organismus ist, um reibungslos zu funktionieren, auf seine beiden Kommunikationssysteme angewiesen: die Nerven und die Hormone. Die Nerven lassen

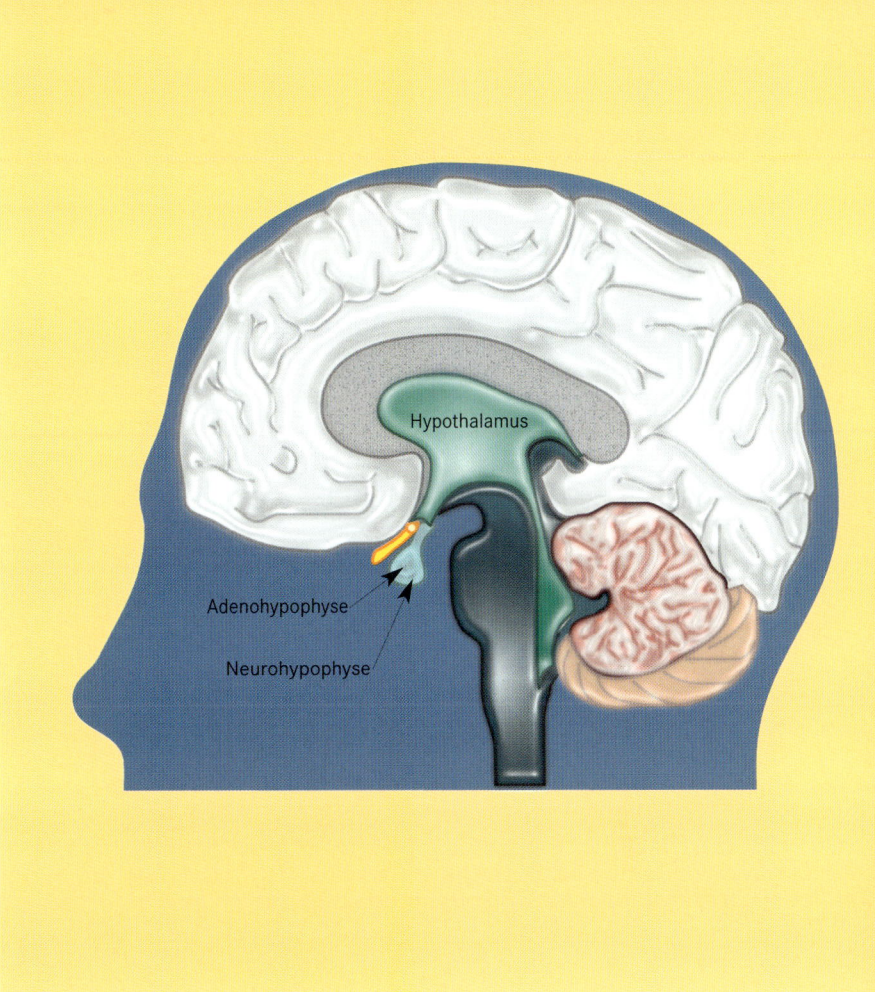

sich dabei mit einem „verkabelten", die Hormone hingegen mit einem „drahtlosen" System vergleichen. Als chemische Botenstoffe übermitteln Hormone ihre Informationen über die Blutbahn. Ziel sind jene Körperorgane, die auf die jeweiligen Hormone ansprechen. Zueinander finden sie wiederum durch das Schloss-Schlüssel-Prinzip. Die Hormone „docken" an spezifische Oberflächenstrukturen ihrer Zielorgane an. Hormone und die sie produzierenden Drüsen stimmen die Tätigkeiten aller Organe unseres Körpers aufeinander ab. Ein Kontroll- und Regulationssystem verbindet sie miteinander.

Wie der Mensch als Ganzes unterliegt auch die Herstellung von Hormonen einem Biorhythmus. Zu bestimmten Zeiten des Tages erreicht die Hormonsynthese ein Maximum. So wird beispielsweise das Wachstumshormon Somatotropin in hohem Maße während des Schlafs in den Stunden vor Mitternacht gebildet.

SUPERDRÜSE HYPOPHYSE

Hypothalamus und Hypophyse (Hirnanhangdrüse) sind die übergeordneten Steuerungsdrüsen der Hormonsynthese im Gehirn. Die einzige Aufgabe der vom Hypothalamus gebildeten so genannten Releasing-Hormone ist es, die Hormonausschüttung der Hypophyse herbeizuführen. Die Hypophyse setzt sich zusammen aus der Adenohypophyse und der Neurohypophyse.

Als echte Superdrüse galt die Hypophyse schon im Altertum. Sie wird sogar als sechstes Sinnesorgan angesehen. Hier verknüpfen sich körperliche Prozesse mit unserem Gehirn. So wird auch das berühmte „Kribbeln im Bauch" auf hormonellem Wege erzeugt.

Erst durch hormonelle Botschaften der Hypophyse reagieren die anderen Drüsen des Körpers ihrerseits mit Hormonausschüttung. Sie beeinflusst etwa Bauchspeicheldrüse, Schilddrüse, Nebennierenrinde, Thymusdrüse und schließlich die Keimdrüsen, die die Geschlechtshormone bilden. Gleichzeitig vermittelt sie aber auch ein Stopp-Signal, wenn die Hormonsynthese beendet ist.

ÜBERBLICK ÜBER WICHTIGE HORMONE UND IHRE FUNKTIONEN

Bildungsort	Hormon	Funktion
Hypothalamus	Abgabefördernde und abgabehemmende Hormone	Regulation der Adenohypophyse
Adenohypophyse	ACTH FSH Wachstumshormon LH Prolactin TSH	Kontrolle Nebennierenrinde Regulation Keimdrüsen Wachstumsanregung Regulation Keimdrüsen Anregung Milchbildung Kontrolle Schilddrüse
Neurohypophyse	Vasopressin Oxytocin	Kontrolle Wasserhaushalt Uteruskontraktion, Milchfluss
Schilddrüse	Thyroxin	Kontrolle Stoffwechselumsatz
Nebenschilddrüse	Parathormon	Regulation Calciumhaushalt
Darm	Darmhormone	Verdauung
Bauchspeicheldrüse	Insulin Glucagon	Glucosestoffwechsel
Nebennieren	Cortisol DHEA Adrenalin	Dauerstress, Entzündungshemmung Schutz vor Energievergeudung Stressreaktion
Eierstöcke	Östradiol Progesteron	Ausbildung weiblicher Geschlechtsmerkmale
Hoden	Testosteron	Ausbildung männlicher Geschlechtsmerkmale

HORMONE

LEBENSALTER UND HORMONSPIEGEL

Neue Lebensabschnitte gehen, biologisch betrachtet, immer einher mit veränderten Hormonspiegeln. Diese Änderungen hinterlassen auch optisch ihre Spuren. Die verhasste Akne in der Pubertät ist zum Beispiel ein typisches Zeichen hormoneller Veränderungen ebenso wie die Pigmentflecken älterer Leute. Gerade auch in der Schwangerschaft läuft die Hormonsynthese auf Hochtouren. Viele Frauen empfinden beispielsweise in diesen Monaten einen Energielevel zum Bäume ausreißen, ihr Haar ist so füllig, wie es kein Shampoo jemals hätte leisten können. All das ist einem gigantischen Hormonflash zu verdanken. Daher haben Anti-Aging-Wissenschaftler die körperlichen Ereignisse in dieser Zeit besonders ins Visier genommen, weil sie sich für die Zukunft neue Erkenntnisse aus der Analyse dieser Prozesse erhoffen.

Doch auch das natürliche Sinken zahlreicher Hormonspiegel, wenn wir älter werden, bleibt nicht ohne Folgen für die Lebensqualität, was für Frauen und Männer gleichermaßen gilt:

FOLGEN SINKENDER HORMONSPIEGEL IM ALTER

- Die Gedächtnisleistung geht zurück
- Schlafstörungen nehmen zu
- Die Libido lässt nach
- Die Knochen werden brüchiger
- Die Haut wird trockener und matter
- Die Haare werden dünner oder fallen aus
- Die Blutgefäße werden anfälliger für Schäden
- Die Herzleistung nimmt ab

Die Anti-Aging-Medizin ist bemüht, dieses Absinken zu kompensieren. Neben einer Hormonersatz-Therapie, über die in der Wissenschaft derzeit noch viel gestritten wird, gibt es außerdem noch einige natürliche Möglichkeiten, die Bildung vieler Hormone anzuregen und so ein zu großes Defizit abzuwenden. Denn für Wellness und Gesundheit ist die hormonelle Balance von großer Bedeutung, d.h. wie bei einem Orchester müssen alle Instrumente, die Hormone, fein aufeinander abgestimmt zusammen spielen. Nur so wird die körperliche Harmonie gewährleistet. Typische Alterungssymptome beginnen oft, wenn es hier zu einem Ungleichgewicht kommt.

In der folgenden Beschreibung wollen wir uns auf diejenigen Hormone beschränken, die im Mittelpunkt des Interesses der Anti-Aging-Forschung stehen.

ANTI-AGING-HORMONE

ÖSTROGENE

Als weibliche Geschlechtshormone werden sie überwiegend im reifenden Follikel des Eierstocks gebildet sowie in der Plazenta während einer Schwangerschaft. In geringerem Umfang findet die Synthese von Östrogenen in der Nebenniere und den Hoden statt. Ein 35-jähriger Mann produziert immerhin rund ein Drittel der Östrogenmenge einer gleichaltrigen Frau. Hauptvertreter der Östrogene sind Östron, Östradiol und Östriol.

Östrogene stimulieren die Knochenreifung, lockern das Körpergewebe durch verstärkte Wassereinlagerung. Sie bestimmen die Ausbildung weiblicher Geschlechtsmerkmale. Und es liegt an der gefäßerweiternden Wirkung der Östrogene, dass Frauen vor den Wechseljahren, die mit einem krassen Östrogenabfall einhergehen, fast nie einen Herzinfarkt erleiden. Da Östrogen die Durchblutung fördert, soll es auch im Gehirn gedächtnissteigernde Substanzen freisetzen.

ANDROGENE

Zu den wichtigsten Vertretern der Androgene, der männlichen Geschlechtshormone, zählt das Testosteron. Es wird vor allem in so genannten Zwischenzellen des Hoden gebildet, aber auch in

Nebenniere und Eierstock. Der Testosteronspiegel des Mannes sinkt in den Wechseljahren nicht so abrupt wie der Östrogengehalt bei der Frau. Fettansatz im Bauchbereich, Muskelabbau, Depressionen und Erektionsprobleme können Symptome für einen altersbedingten Mangel an Testosteron sein. Auch der weibliche Körper synthetisiert Androgene, nämlich etwa ein Zwölftel der männlichen Produktion. Androgene beeinflussen neben der Ausbildung männlicher Geschlechtsmerkmale den Eiweißstoffwechsel des Körpers. Sie stärken das Skelett. Eine bereits bestehende Osteoporose kann durch eine Hormongabe, mit der man die Knochensubstanz stabilisiert, behandelt werden. Wahrscheinlich ist die Verschlechterung des Hör- und Sehvermögens im Alter ebenfalls auf ein Absinken der Geschlechtshormone zurückzuführen.

DEHYDROEPIANDROSTERON (DHEA)

Als Gegenspieler des Stresshormons Kortison schützt dieses Hormon den Körper vor sinnloser Energievergeudung. Sein Wirkungsort sind die Mitochondrien, die Kraftwerke der Zellen. Hier legt es eine wichtige Reaktionskette, die zur Energiegewinnung der Zelle beiträgt, lahm. Außerdem verhindert DHEA die Bildung großer Fettzellen und fördert den Abbau von Fettsäuren. Dies ist ein wichtiger Grund, warum der alternde Körper mit einem niedrigen DHEA-Spiegel eher zu Fettdepots neigt.

Mit den Jahren geht die DHEA-Bildung in Nebennieren, Eierstöcken und Gehirnzellen zurück. Bereits mit der Pubertät beginnt der schleichende Produktionsrückgang des Dehydroepiandrosterons. Besitzen 30- bis 40-Jährige noch durchschnittlich 4 Mikrogramm DHEA pro Milliliter Blut, so liegt der Gehalt im Alter oft niedriger als 1 Mikrogramm. Die Menge des Antipoden Kortisons bleibt hingegen konstant, so dass ein ungünstiges Missverhältnis entsteht.

Aus DHEA kann der Organismus zudem Androgene und Östrogene herstellen.

Diverse Internetanbieter von DHEA sind über Suchmaschinen (z.B. www.google.de) ausfindig zu machen. Geben Sie als Suchwort einfach DHEA ein und Sie erhalten eine ausführliche Adressliste, aus der es

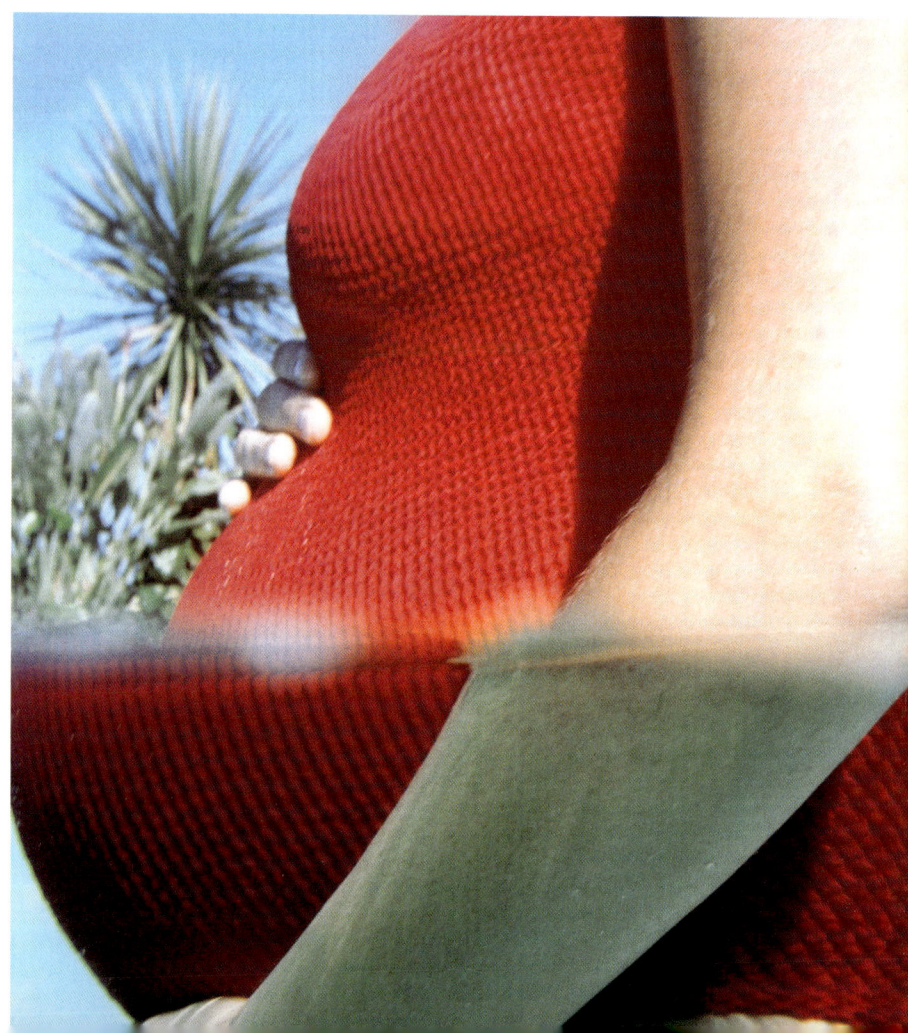

nun die seriösen Anbieter herauszufiltern gilt. Falls Sie sich für eine Einnahme entscheiden, sollten Sie regelmäßig Steroid- und Cholesterinwerte, Glucosetoleranz und bei Männern den Zustand der Prostata überprüfen lassen (Dr. med. John Nestle, Professor für Endokrinologie und Stoffwechsel an der Virginia Commonwealth University).

MELATONIN

Früher bezeichnete man dieses Hormon, das in der Zirbeldrüse im Gehirn entsteht, als Keuschheitshormon. Auf Eierstöcke und Hoden wirkt es aktivitätshemmend. Seine Gegenspieler im Körper sind Serotonin und Adrenalin. Als Hormon des Winterschlafes und der Nacht verlangsamt es biochemische Reaktionen im Körper und schaltet ihn so auf „Energiesparkurs" um. Durch ein Absenken der Körpertemperatur um ein paar Zehntel Grad, der so genannten Hibernisation, drosselt es die körperliche Leistungsfähigkeit, was die Lebensdauer erhöhen soll. Auf diese Weise können im gesamten Organismus Regenerationsleistungen vollbracht werden. Stresshormone und Blutdruck werden zurückgefahren, was sich schützend auf den Herzmuskel auswirkt. Melatonin fördert auch die Immunabwehr, indem es Einfluss nimmt auf die Aktivität der T-Lymphozyten. Als Nachtarbeiter ist Melatonin ein sehr effizienter Radikalfänger. Da es die Zellteilung verlangsamt, steht es auch in dem Ruf, der Krebsprophylaxe zu dienen. Männer, die unter einem Prostata-Karzinom leiden, haben häufig auffällig niedrige Melatonin-Spiegel.
Der Körper bildet bei verringerter Sonneneinstrahlung und mit Einsetzen der abendlichen Dunkelheit automatisch mehr Melatonin, was uns auf natürliche Weise schläfrig macht.

WACHSTUMSHORMON SOMATOTROPIN (STH, HGH)

Auch die Produktion dieses von der Hypophyse synthetisierten Hormons unterliegt einem Tag-Nacht-Rhythmus. Am stärksten wird es während des Schlafs in den Stunden vor Mitternacht gebildet. Mediziner halten es für eines der wichtigsten menschlichen Hormone. Ein großer Teil der Hypophysezellen ist ausschließlich mit der Synthese des Somatotropins beschäftigt. Es trägt auch den Beinamen „Dirigent der Embryonalzeit": Aufbau von Organen, Einbau von Aminosäuren und Eiweiß in die Zelle, auch zu Reparaturzwecken, zählen zu seinen Aufgaben. Bodybuilder nutzen es zur Vergrößerung der Muskelmasse.
Sinkt mit den Jahren der Wachstumshormonspiegel im Körper, hat dies Folgen für das Muskelgewebe. Die Muskulatur verliert an Spannkraft und wird schwächer. Wie das DHEA hilft das Somatotropin beim Fettabbau.
Seit kurzem weiß man, dass sich Somatotropin auch auf den Herzmuskel günstig auswirkt. Bei Patienten mit Herzmuskelschwäche zeigten sich positive Effekte nach Somatotropin-Gabe. Darüber hinaus erhält es die Spannkraft der Haut und spielt für die feste Verankerung der Zähne eine wichtige Rolle. Bei ständiger Müdigkeit oder depressiver Verstimmung kann der Grund in einem Somatotropin-Mangel liegen. Der Wachstumshormonspiegel beginnt bereits ab dem 20. Lebensjahr zu sinken. Ein 60-Jähriger weist in der Regel nur noch 25 Prozent Somatotropin im Vergleich zu einem 20-Jährigen auf.

HORMONSUBSTITUTION – EIN SEGEN?

Zugegeben, es ist eine überaus verlockende Vorstellung: Ein kleiner Cocktail aus Anti-Aging-Hormonen, morgens nach dem Aufstehen genippt, vielleicht ein weiterer am Abend, und die Uhr des Lebens läuft rückwärts. Falten werden weggebügelt, Haare voller, Knochen fester, schwabbelige Hautpartien straffer, Lust und Laune steigen. Nach kurzer Zeit ist man bereits um 10 oder gar 15 Jahre verjüngt und kann wieder wie früher mit vollem Elan ins Büro eilen und den normalen, allzu oft ungesunden Lebensstil fortsetzen. Jetzt braucht man sich ja keine Gedanken mehr zu machen. Doch stopp! Seriöse Anti-Aging-Experten sind davon überzeugt, dass es so nicht funktioniert. Auch wenn die Amerikaner an unbegrenzte Möglichkeiten der Hormonsubstitution glauben, wissenschaftliche Beweise, gerade was die Langzeit-

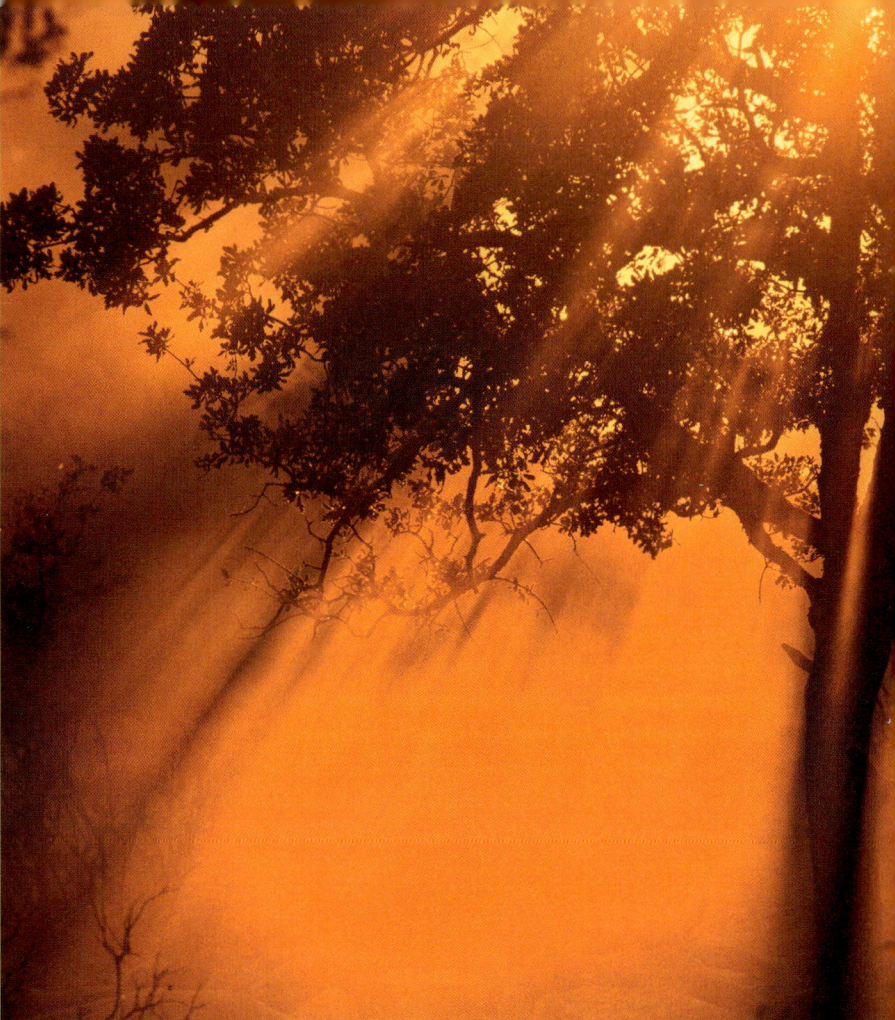

wirkungen betrifft, stehen noch aus. In den USA kann man etliche Hormone, etwa Melatonin, bereits in jedem Drugstore erwerben. Amerikanische Pharmafirmen bieten im Internet für viel Geld eine ganze Hormonpalette zum freien Kauf an. Die lange Liste der Positiv-Wirkungen klingt wunderbar und suggeriert: Der Jungbrunnen ist käuflich. Stimmt leider nicht.

WUNDERMITTEL NICHT IN SICHT
Wer seinen Lebensstil nicht auf die biologischen Anforderungen des Körpers abstimmt, hat nach wie vor wenig Aussicht auf Erfolg im Kampf gegen das Alter. Sicherlich kann sich das Befinden zum Besseren wenden, wenn ein defizitäres Hormon durch medikamentöse Gabe ausgeglichen wird. Dies kann aber nur nach ärztlicher Untersuchung und Beratung geschehen. Seit langem werden beispielsweise in der Gynäkologie Frauen in den Wechseljahren sehr erfolgreich mit Östrogenen behandelt.

Doch nur wenn die Konzentration des betreffenden Hormons im Blut genau ermittelt wird, kann die richtige Dosis verschrieben werden. Hormone können schon in kleinsten Mengen große Wirkung zeigen. Kommt es bei einer eigenmächtigen Einnahme zu einer Überdosierung, was nicht selten der Fall ist, kann dies fatale Folgen haben. So steht das Melatonin im Verdacht, bei falscher Dosierung Krebs zu begünstigen. Bei DHEA könnten Fettstoffwechselstörungen oder Vermännlichungserscheinungen bei Frauen die unliebsame Folge sein. Östrogen führt bei Überdosierung beim Mann zu Brustveränderungen und gilt als ungünstig für die Hoden. Und das Wachstumshormon lässt im schlechtesten Fall vermutlich nicht nur die Muckis, sondern auch Krebszellen wachsen. In jedem Fall sind hier also Fachleute gefragt. Ein Wundermittel, das betont auch der Endokrinologe Professor Reiner Hehrmann, Spezialist für Hormon- und Altersmedizin im Diakonissenkrankenhaus Stuttgart, sei nicht in Sicht. Wer nicht möglichst viele Risikofaktoren, wie Rauchen oder Übergewicht, beseitigt, hat ohnehin wenig Chancen auf eine erfolgreiche Hormontherapie. Andererseits kann die richtige Hormongabe, kombiniert mit einem positiven Lifestyle, zu Jugend, Vitalität und vor allem Lebensfreude bis ins hohe Alter hinein beitragen.

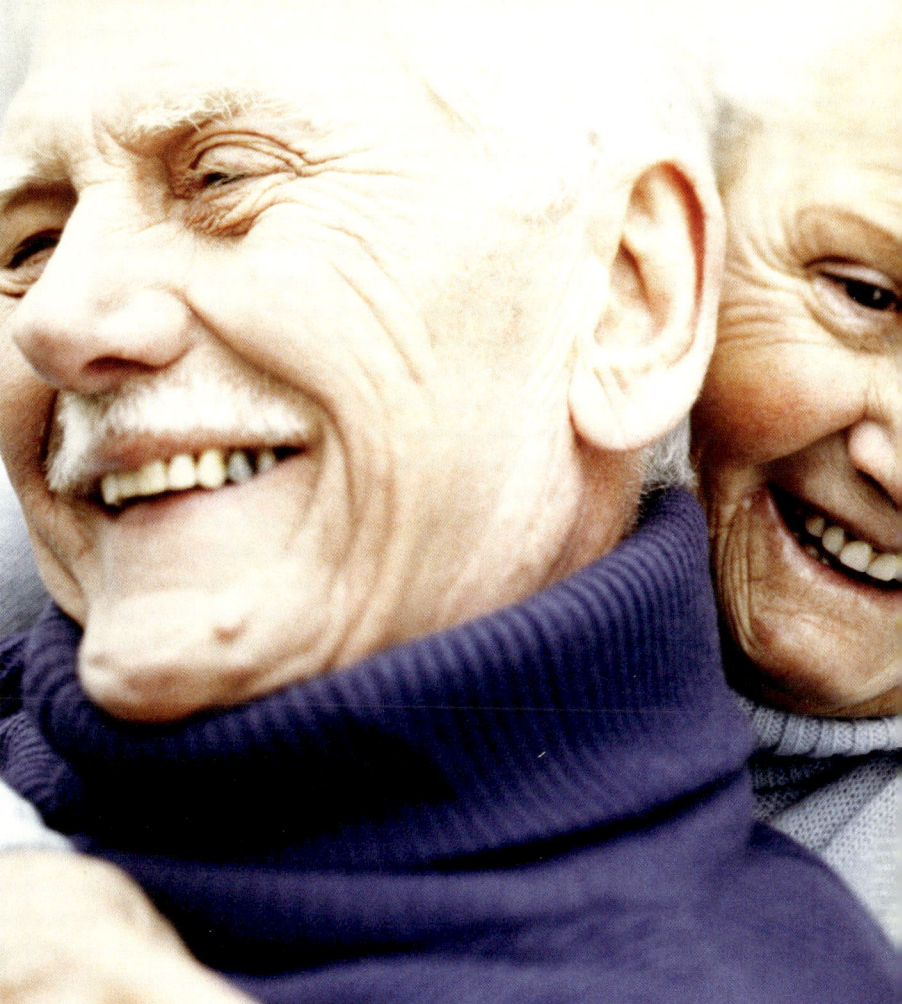

Die gute Nachricht: Alterung lässt sich zu 80 Prozent durch den richtigen Lebensstil beeinflussen. Nur 20 Prozent sind in den Genen festgeschrieben.

DINNER-CANCELLING

In der Alterungsforschung genießt eine einfache Strategie hohes Ansehen: „restriction of calories", eine Beschränkung der Kalorienzufuhr. Professor Huber, Leiter der Abteilung Gynäkologische Endokrinologie an der Universitätsklinik für Frauenheilkunde in Wien, macht eine uralte chinesische Weisheit zum Motor des Anti-Aging: „Das Abendessen überlasse deinen Feinden." Wird der Körper auf diese Weise von energieaufwendigen Verdauungs- und Stoffwechselprozessen entlastet, so bringt das eine Fülle an sehr erwünschten Anti-Aging-Effekten:

- Krebszellen, wie sie in jedem Körper vereinzelt existieren, werden leichter vernichtet.
- Neugebildete Proteine erhalten die perfekte Form und den letzten Schliff.
- Wachstumshormone werden in höherem Maße freigesetzt, während eine kalorienreiche Abendmahlzeit die Bildung verhindert.
- Ein leerer Magen regt das Gehirn verstärkt an, mehr Melatonin zu bilden (Alkohol und Nikotin drosseln die Melatonin-Synthese).

Kein Anti-Aging-Fan müsse sich nun aber zwanghaft das Abendessen verkneifen, betont Huber. Gerade am Abend erfüllt eine mit Freunden oder Familie eingenommene Mahlzeit wichtige soziale Funktionen. Professor Huber empfiehlt daher lediglich zwei Abende in der Woche auszuwählen, durch die der Körper vom „Dinner-Cancelling" profitieren kann. Die Vorbeugung gegen Übergewicht ist eine weitere willkommene Nebenwirkung des „Dinner-Cancelling". Kräutertee mit Honig, vor dem Schlafengehen getrunken, verhindert das unerträgliche Magenknurren. Da Hunger vor allem durch Zuckermangel im Gehirn ausgelöst wird, kann auch ein Stück Schokolade das verhindern.

Ein Tipp: Falls Ihnen Dinner-Cancelling sehr schwer fällt, überspringen Sie einfach 2x pro Woche das Mittagessen.

Fasten entspricht der menschlichen Natur sehr viel mehr als ein Leben im Überfluss. Wer dieses Wissen in seinen Alltag umsetzt, hat bereits viel für seine Gesundheit und sein ganz persönliches Anti-Aging getan.

INTERVIEW mit Prof. Dr. Dr. Johannes Huber, Leiter der Abteilung Gynäkologische Endokrinologie der Universitätsklinik für Frauenheilkunde in Wien

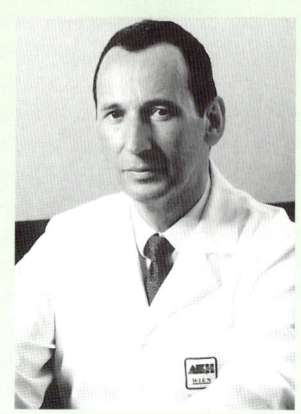

■ **Herr Prof. Huber, warum altern wir?**
Wenn wir das genau wüssten, dann hätten wir längst das Mittel dagegen. Der Alterungsprozess ist genetisch determiniert. Er verhindert, dass sich eine Spezies zu ungezähmt auf dieser Erde ausbreitet. Er hängt sicherlich mit unserer Kraft zur Fortpflanzung zusammen. Wenn wir diese Kraft verlieren, dann verliert die Evolution ihr Interesse an uns. Dann altern wir.

■ **Sie gelten unter Medizinern in Europa als Pionier in der Anti-Aging-Forschung. Was haben Sie herausgefunden?**
Als Gynäkologe konnte ich wiederholt feststellen, wie schnell Frauen in den Wechseljahren altern. Mit einer gezielten Hormonersatz-Therapie lässt sich in den einzelnen Organen dieser Alterungsprozess verlangsamen. Das brachte uns darauf, wie wir uns mit der Alterungstherapie zu beschäftigen haben.

■ **Welche Hormonspiegel sinken mit dem Alter?**
Sehr viele, im Grunde fast alle. Das erste Hormon, das defizitär wird, ist das Progesteron, das für das Gehirn von großer Bedeutung ist. Es sinkt das Östrogen ab. Es sinkt das Testosteron etwas später ab. Es sinkt das DHEA ab, nicht aber das Kortisol und dadurch entsteht eine Dysbalance zwischen diesen beiden Gegenspieler-Hormonen. Es verändert sich das Wachstumshormon, es verändert sich das Melatonin. Es verändert die Schilddrüse ihre Aktivität. Der Alterungsprozess ist also mit einer massiven Abnahme der hormonellen Aktivität verbunden.

■ **Wann kann in Ihren Augen eine Hormontherapie sinnvoll sein?**
Wir stehen auf dem Standpunkt, dass in dem Augenblick, in dem ein Hormon defizitär wird und Probleme verursacht, eine Hormonersatz-Therapie sinnvoll ist. „Just for fun" Hormone zu geben ist der falsche Ansatz.

■ **Viele Kollegen halten den Einsatz von Hormonen, wie z.B. Wachstumshormonen, mit dem Ziel des Anti-Aging, für verfrüht. Das Fehlen von Langzeitstudien wird bemängelt. Was denken Sie darüber?**
Natürlich kann man auf dem Standpunkt stehen, wenn z.B. die Haut einer Frau plötzlich sehr rasch altert, dass man ihr den Rat gibt, in sieben Jahren wiederzukommen, wenn es umfangreichere Untersuchungen gibt. Nur wird man dann, wenn man mit Menschen arbeitet, sicherlich Unzufriedenheiten hervorrufen.

Man kann sich auf einen zweiten Standpunkt stellen: Wenn man die Natur simuliert und damit nicht schadet, kann bei entsprechender Aufklärung auch so schon behandelt werden. Wir dürfen ja nicht vergessen, dass die Hormonbehandlung nichts anderes ist als die Wiederherstellung der natürlichen Situation, in der ein Mensch sich befindet. Wenn das Progesteron, das 30 Jahre im Körper der Frau war, plötzlich defizitär ist, dann muss man nicht unbedingt fragen, wo liegen die Untersuchungen, die es rechtfertigen, das Progesteron wieder zu geben. Die gleiche Frage stellt sich ja auch nicht bei der Schilddrüse und beim Insulin. Dort wird auch selbstverständlich substituiert, wenn es notwendig wird.

■ **Wie ist das beim Wachstumshormon? Das steht nun in dem Verruf, möglicherweise Krebs zu verursachen, wenn es falsch dosiert gegeben wird.**
Das Wachstumshormon kann im Alter sinken. Wenn das Probleme verursacht, ist es ratsam, das auszugleichen. Dabei muss sichergestellt werden, dass es wirklich ein Defizit ist. Das Wachstumshormon wird bei der Frau anders ausgeschieden als beim Mann. Auch die Wirkungen dieses Hormons sind andere, je nachdem wie es freigesetzt wird. Darauf muss Rücksicht genommen werden. Eine leichte Therapie ist das nicht.

■ **Im Internet blüht der Markt für verschiedenste Anti-Aging-Hormone zur Bestellung via Mausklick. Was halten Sie davon?**
Das Internet hat unsere Gesellschaft verändert. Sie können sich noch viele andere Dinge aus dem Internet holen. Das ist keine Frage der Medizin, sondern der modernen Kommunikation.

■ **Sie würden aber doch wohl Ihren Patienten eher davon abraten, per Internet Hormone zu bestellen, ohne einen Spezialisten zu konsultieren?**
Das wichtigste in der Anti-Aging-Medizin ist das ärztliche Gespräch. Das kann und soll niemand ersetzen.

■ **Es gibt ja nun noch andere Säulen, die das Anti-Aging ausmachen: Ernährung, Bewegung, Vitalstoffe. Wie würden Sie diese einzelnen Komponenten in ihrer Bedeutung für das Anti-Aging gewichten?**
Wir sagen seit Jahren, das ist nachlesbar, dass es zwei Säulen gibt. Auf der einen Seite die Medizin, auf der anderen Seite der Lifestyle.
Man kann nicht Anti-Aging-Medizin betreiben und 30 Zigaretten am Tag rauchen oder übergewichtig sein. Also sind das ganz wichtige Säulen, die in unserer Philosophie gleichberechtigt sind. Wir stellen einen Aspekt ganz besonders in den Vordergrund, nämlich „restriction of calories" oder „Dinner-Cancelling."
Die Kombination verschiedener Medikamente bekommt erst mit dem „Dinner-Cancelling" seine wahre Dimension. Sowohl das Melatonin als auch das Wachstumshormon – das alles wirkt erst wirklich gut, wenn man das „Dinner-Cancelling" beachtet.

■ **Lässt sich die Produktion der Anti-Aging-Hormone noch auf andere natürliche Weise ankurbeln als durch das „Dinner-Cancelling"-Konzept?**
Es gibt auch Pflanzenstoffe, die diese Wirkung haben, wie sie z.B. in Soja oder Broccoli vorkommen.

■ **Was weiß man über den Zusammenhang von Sport und Hormonsynthese?**
Man kann die Androgen-Synthese durch Bewegung induzieren, d.h. die männlichen Hormone werden mehr. In Maß und Ziel ist Sport sicher ein Lebenselixier.

■ **Das DHEA soll auch einen nervenschützenden Effekt besitzen. Lässt sich mit Hilfe dieses Hormons möglicherweise Altersdemenz vorbeugen? Gibt es da Erkenntnisse?**
Es gibt einige Erkenntnisse des Hormonforschers Professor Baulieu aus Paris, der das DHEA als Neurosteroid, also als Hirnhormon, bezeichnet hat. Deshalb glaube ich, dass auf diesem Gebiet noch einiges auf uns zukommen wird.

■ **Ein Absinken der Körpertemperatur um wenige zehntel Grad soll auch einen altersvorbeugenden Effekt haben, wie es etwa das Melatonin bewirkt. Wie ist denn hier der aktuelle Wissensstand?**
Hibernisation heißt hier das Schlagwort. Gerade in Deutschland gibt es einige sehr gute Wissenschaftler, die sich damit beschäftigen. Es macht tatsächlich den Eindruck, dass eine Verlangsamung des Stoffwechsels ein Hinauszögern der Alterung bewirkt.

■ **Melatonin ist auch im Gespräch, vorbeugend gegen Herzinfarkt zu wirken.**
Melatonin senkt den nächtlichen Blutdruck. Die nächtliche Hypertonie wird dadurch vermindert. Das ist erwiesen. Daher kann man unter diesem Aspekt auch von einer präventiven Wirkung des Melatonin auf das Herz sprechen.

■ **Wie sieht Ihre Vision für die Anti-Aging-Medizin in, sagen wir, zehn Jahren aus?**
Die Medizin bemüht sich gerade, die Gen-Programme, die während der Schwangerschaft, zur Bildung des Embryos, seiner Leber, seiner Niere ablaufen, auszuspionieren und sie beim erwachsenen Menschen wieder anzuwenden. Und das wird wahrscheinlich der große Durchbruch in der Anti-Aging-Medizin.

■ **Welches ganz persönliche Anti-Aging-Programm praktizieren Sie?**
Ein ausgeglichenes und zufriedenes Leben.

■ **Wie alt möchten Sie gerne werden, Herr Professor Huber?**
So alt, dass ich mit gutem Gewissen noch Kreuzworträtsel auflösen und interessante Zeitungen lesen kann.

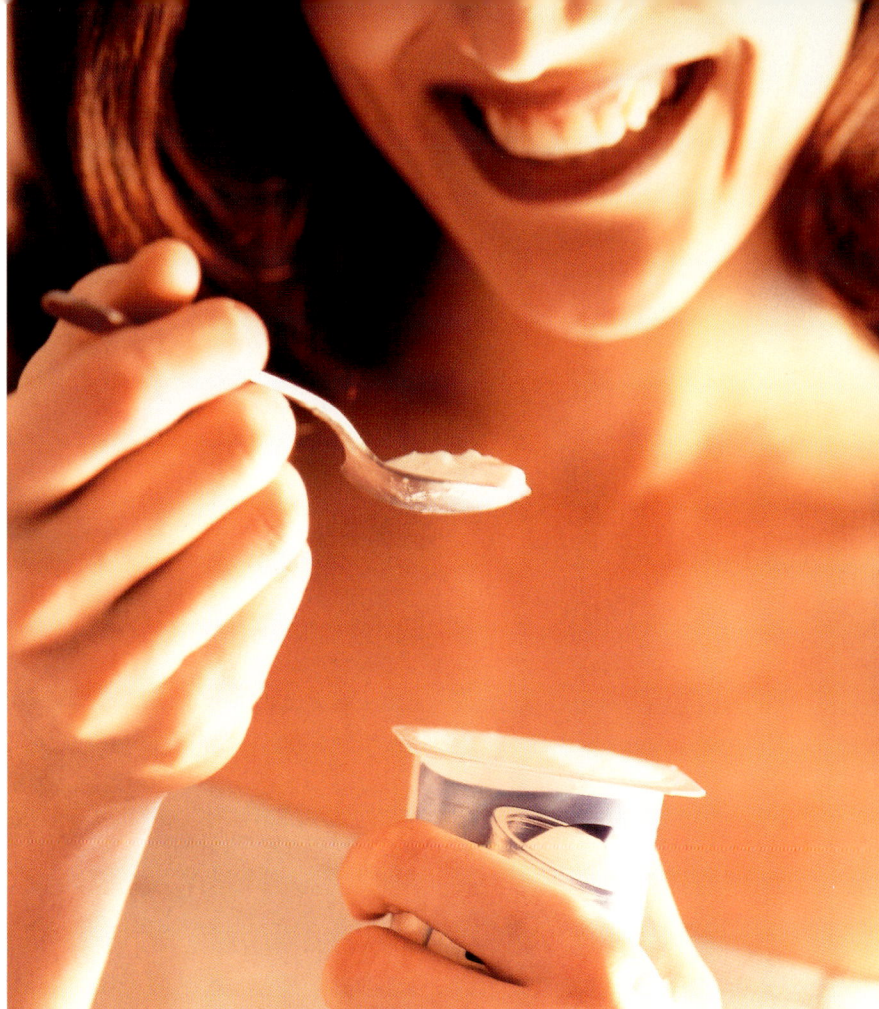

DAS IMMUNSYSTEM
BESCHÜTZER DES MENSCHEN

Das Immunsystem des menschlichen Körpers ist ein wahres Meisterwerk. Jede Sekunde unseres Daseins wollen die Abwehrzellen unsere Gesundheit hüten. Jeder noch so winzige Eindringling wird von einem gesunden Immunsystem sofort schachmatt gesetzt. Es ist zwar ganz natürlich, dass es um uns herum von fremden Mikroorganismen nur so wimmelt. Könnten wir unsere Hautoberfläche stark vergrößert betrachten, fiele uns dieses muntere Getümmel sofort ins Auge: Viren, Bakterien und Pilze. Diese Fremdlinge könnten in unserem Körper jedoch heftigen Schaden anrichten, wenn es nicht die „Türsteher" unseres Abwehrsystems gäbe, die erkennen ob Zellen oder Moleküle eine „Mitgliedskarte" für den Club, unseren Organismus, haben. Bei dieser Mitgliedskarte handelt es sich um ein spezifisches Muster auf der Zelloberfläche, das die „Türsteher" und ihre Kollegen als körpereigen zu identifizieren in der Lage sind.

DAS IMMUNSYSTEM SETZT AUF TEAMARBEIT

Was passiert aber, wenn der Zugang verwehrt bleiben soll, wenn ein unerwünschter Eindringling der Tür verwiesen werden soll? Dann läuft das Immunsystem zu wirklicher Höchstform auf und holt zum Gegenschlag aus.
Und es setzt dabei auf perfekt koordinierte Teamarbeit. Als erste Barrieren für ungeladene Besucher in Form von Viren, Bakterien oder Pilzen sind Haut und Schleimhaut wichtig. Im Knochenmark wiederum werden die Abwehrzellen, auch weiße Blutkörperchen oder Leukozyten genannt, gebildet. Schulungszentren für die Teammitglieder

befinden sich in Thymusdrüse, Milz, Mandeln und in einigen Darmabschnitten. Hier werden die Abwehrzellen auf ihre spezifischen Aufgaben vorbereitet. Die Lymphknoten schließlich besitzen die Fähigkeit, Krankheitserreger zu stoppen.
Gut trainierte Bodyguards unseres Abwehrsystems flottieren zu Millionen in unserem Blut und in den Lymphen: Diese Antikörper oder auch Immunglobuline erkennen sofort, ob ihnen Freund oder Feind auf ihren Bahnen begegnen. Mit spezifischen Oberflächenstrukturen identifizieren die Antikörper das komplementäre Muster beispielsweise auf einer krankmachenden Bakterie. Der Gegner wird als Antigen bezeichnet. Die so genannte Antigen-Antikörper-Reaktion legt diesen Erreger lahm.
Mikroorganismen werden zunächst von einer Armada von Fresszellen, den Phagozyten, unliebsam empfangen. Phagozyten können entweder Killerzellen sein. In diesem Fall versuchen sie, ihren Gegner einfach aufzufressen. Ein anderer Typ von Phagozyten sind die sogenannten Makrophagen. Diese verleiben sich zunächst den unerwünschten Besucher ein, um ihn dann in seine Einzelteile zu zerlegen. Die Makrophagen präsentieren die Antigene an ihrer Oberfläche. So kann die chemische Struktur von den Antikörpern identifiziert werden.
Die ebenfalls zu den weißen Blutkörperchen zählenden T4-Helferzellen betreten die Bühne, wenn die Fresszellen die Arbeit allein nicht schaffen: Wenn die Krankheit ausbricht, wird der Körper von Erregern überschwemmt. Die T4-Helferzellen identifizieren die Erregertypen und geben eine hormonähnliche Signalsubstanz ab, das Interleukin. Diese Substanz bewirkt zweierlei: Erstens lässt sie weitere T-Zellen entstehen, zweitens produziert sie eine andere Gruppe von Immunzellen: die B-Zellen, ebenfalls Leukozyten.
Ein wichtiger T-Zellentyp in diesem Geschehen sind auch die T8-Zellen, auch cytotoxische Zellen genannt. Sie beherbergen einen toxischen (giftigen) Stoff, der der identifizierten eingedrungenen Mikrobe den Rest gibt. Sie ist nun unwirksam gemacht.

IMMUNITÄT WIRKT LEBENSLANG

Ein B-Zellentyp versteht sich darauf, durch die ihm vermittelte Information über das Antigen ganz spezifische Antikörper zu produzieren. Die bereits erwähnte Antigen-Antikörper-Reaktion ist wesentlicher Teil der Vernichtungsdefensive unseres Immunsystems. Die Produktion von Antikörpern kommt erst dann zum Erliegen, wenn der Mensch die Erkrankung ausgestanden hat oder sogar noch später.
Beeindruckend ist das langfristige Gedächtnis unseres Immunsystems. Egal an welchen Erregern, etwa Masern, Mumps oder Diphterie, der Organismus bereits erkrankt war – für das Abwehrsystem ist das kein Schnee von gestern. Mittels der Information, die die T4-Helferzellen von den Phagozyten erhalten haben, wird das Krankheitsgedächtnis ausgelöst. Einige der Makrophagen bleiben im Blut präsent für den Fall, dass der besiegte Keim den Körper erneut attackiert. So wird wertvolle Zeit gespart, die Abwehrreaktion geht auf diesem Weg viel schneller vonstatten. Der Krankheitsverlauf tritt wesentlich schwächer auf oder bleibt sogar aus. Man spricht in diesem Fall von Immunität, die lebenslang wirkt.

INTAKTE DARMFLORA ALS AKTIVPOSTEN

Ein weiteres wichtiges Trainingsfeld für das gesamte Immungeschehen befindet sich im Darm. Hier sind mehr als 80 Prozent der Immunzellen lokalisiert. Kommen sie in Kontakt mit körperfremden oder gar infektiösen Molekülen, lösen sie eine geballte Abwehrreaktion aus. Antikörper, Interleukine und spezielle Gedächtniszellen verfolgen in konzertierter Aktion ein einziges Ziel: eine Vermehrung der Keime einzudämmen.
Neben der Haut und Schleimhaut stellt der Darm somit eine weitere Schutzbarriere zwischen Außenwelt und Körperinnerem dar. Der Darm und sein spezielles Immunsystem setzen sich permanent mit Keimen auseinander, die mit der Nahrung in den Körper gelangen. Natürlicherweise sind im Darm einige Bakterien angesiedelt, mit denen die Immunzellen einen Friedenspakt geschlossen haben. Diese erwünschten Darmbakterien besetzen als intakte Darmflora idealerweise diesen Lebensraum, so dass ihre krankmachenden Geschwister hier keinen Platz mehr vorfinden. Die probiotischen Bakterien erreichen vermehrt den Darm, siedeln sich an und sorgen mit ihrem Stoffwechselendprodukt, der Milchsäure, zusätzlich für einen sauren pH-Wert. Dieses saure Milieu bedeutet für etliche unliebsame Bakterien das Ende. Für eine gesunde Darmflora Sorge zu tragen, gilt als eine wichtige Voraussetzung für ein florierendes Immunsystem.

AB 50 IST DAS IMMUNTEAM BESONDERS GEFORDERT

Im Alter spielt die Leistungsfähigkeit des Immunsystems eine Schlüsselrolle. Nur ein funktionierendes Immunsystem kann einen wirksamen Anti-Aging-Beitrag leisten. Die Abwehrkräfte eines Kleinkindes müssen erst reifen. Dies erklärt, warum Erkältungen oder andere Erkrankungen in dieser Zeit so häufig auftreten. Kleine Schnoddernasen sind zwar lästig, haben aber gleichwohl ihr Gutes: Die Infekte helfen dem Kind dabei, ein schlagkräftiges Immunsystem aufzubauen. Darum sollten bei leichten Erkrankungen auch nicht sofort Antibiotika eingesetzt werden. Der wünschenswerte Aufbau der körpereigenen Abwehr würde sonst unterdrückt, das Kind umso anfälliger für Infekte. Zwischen der Pubertät und dem 50. Geburtstag befindet sich unser Immunsystem normalerweise in Höchstform. Danach wird es für den Körper immer mühsamer, sein Abwehrpensum zum Beispiel gegen die zunehmenden defekten Körperzellen zu leisten. Ausgerechnet jetzt, wo für das Immunteam immer mehr Arbeit anfällt, lässt die Fitness des Immunsystems nach. Die Abwehrprozesse verlaufen schleppender als noch in jungen Jahren. Die Thymusdrüse, die wichtige Abwehraufgaben hat, beginnt zu schrumpfen. Krankheitskeime haben nun leichteres Spiel, sich auszubreiten. Stärker belastet wird das Immunsystem im Alter auch durch Umweltgifte. Jenseits der Dreißiger lagern sich immer mehr dieser schädigenden Stoffe im Gewebe ab. Das alles ist jedoch kein Grund, Trübsal zu blasen. Unser Anti-Aging-Programm hilft auch der Körperabwehr auf die Sprünge. Denn unser Immunsystem lässt sich glücklicherweise ebenso trainieren wie unsere Bauchmuskeln.

SO HALTEN SIE IHR IMMUNSYSTEM FIT

Wie intakt unser Immunsystem ist, hängt stark von unserer Art zu leben ab. Das ist bereits in der Jugend so. Viele schlechte Gewohnheiten sind wahre Immunkiller. Dazu zählen vor allem Rauchen, Stress, zu wenig Schlaf, Bewegungsmangel, nährstoffarme Ernährung und übermäßiger Alkoholkonsum. Mit einem gesunden Lebensstil lässt sich eine Menge für unser Immunsystem tun. Ohne ihn ist jedes Anti-Aging-Programm zum Scheitern verurteilt. Wer in seinem Alltag folgende Verhaltensregeln beachtet, wird schon bald seine Immunabwehr in Höchstform erleben:

NICHT RAUCHEN

Durch das Inhalieren einer Zigarette strömen unvorstellbare Mengen von freien Radikalen (s.S. 56) in die Lunge. Sie schädigen dort das Gewebe und bedeuten weitere Überstunden für unsere Abwehrzellen. Als wahrscheinlich gilt auch, dass Nikotin eine unterdrückende Wirkung auf die Fresszellen der Lunge hat. Durch Rauchen werden auch die Flimmerhärchen der Schleimhäute im Nasen-Rachen-Raum zerstört, was deren Abwehrleistung erheblich schwächt. Dem Glimmstängel sollte jeder, der an einer gesunden Lebensführung und Anti-Aging interessiert ist, schnellstmöglich entsagen. Rauchen macht alt!

ZEIT FÜR ENTSPANNUNG

Stress ist vielleicht das meist artikulierte Wort unserer Tage. „Ich bin im Stress", zählt längst zur Universalentschuldigung für vielerlei soziale Versäumnisse, bei manchem gar zum guten Ton. Unser Immunsystem aber findet das überhaupt nicht gut und rächt sich langfristig. Dabei unterscheiden Wissenschaftler zwischen negativem und positivem Stress. Als positiven Stress empfinden wir all jene Aufgaben, die uns vielleicht anstrengen, die wir aber beherrschen und gerne verrichten, zu denen wir also eine bejahende Einstellung besitzen. Negativ wird der Stress dann, wenn uns Situationen unter Druck setzen, wenn wir nicht mehr abschalten können. Negativer Stress schadet unserer Gesundheit, z.B. durch hohen Blutdruck. Reiner Müßiggang jedoch wäre unserer Fitness auf

Dauer ebenso abträglich wie ständiger Negativstress. Es kommt auf einen sinnvollen Wechsel zwischen Phasen der Anspannung, etwa bei Problemen im Job, und Phasen der Entspannung an.

Bei länger andauerndem, negativen Stress, nimmt die Zahl der Abwehrzellen eklatant ab. Das gilt vor allem für die T-Zellen. Ursache hierfür ist wahrscheinlich die Einwirkung der Stresshormone, die in anstrengenden Zeiten in hoher Konzentration im Körper nachzuweisen sind. Dem Ergebnis einer Studie der University of Pittsburgh, Pennsylvania (USA), zufolge ist die Immunantwort bei Menschen, die launisch, nervös und schnell gestresst sind, eindeutig reduziert. Die Probanden wurden nach einem Persönlichkeitstest mehrmals gegen Hepatitis B geimpft. Dreißig Minuten nach der dritten Impfung sollten sie vor laufender Kamera eine kurze Rede halten. Davor und danach wurde ihnen jeweils Blut abgenommen. Das Ergebnis zeigte, dass die Art und Weise, wie Stress bewältigt wird, die Immunantwort beeinflusst.

DEN EIGENEN KÖRPER ALS VERBÜNDETEN ANSEHEN

Viele Menschen haben Probleme damit, nach getaner Arbeit oder auch einfach zwischendurch die „Seele baumeln zu lassen". Es fällt ihnen schwer, auf Entspannung umzuschalten. Der beliebte abendliche Fernsehmarathon sorgt stattdessen nur für eine weitere Reizüberflutung. Wer mag sich da noch über Schlafstörungen wundern, die den nächsten Tag noch stressiger werden lassen. Für das Immunsystem ist fehlende oder mangelhafte Nachtruhe ein schwerer Schlag. Wichtig für eine gezielte Entspannung und damit für ein effektives Anti-Aging-Programm ist es, seinen Körper als Verbündeten anzusehen, nicht als lästigen Quertreiber, den es zu bezwingen gilt. Er besitzt seine eigene Weisheit, auf die zu hören uns den eigenen Lebensrhythmus finden lässt. Bei Müdigkeit etwa macht es wenig Sinn, die fünfte Tasse Kaffee herunterzuspülen. Warum nicht lieber das Fenster öffnen und ein paar tiefe Atemzüge machen? Vielleicht ist sogar ein Nickerchen drin? Zehn Minuten können schon viel bewirken. Die Kopflastigkeit unserer Zeit leistet einem übermäßig gestressten Leben Vorschub. Ständige Anspannung wie sie bei Dauerstress vorliegt, ist der Gesundheitskiller par excellence. Müßiggänger auf Zeit sorgen dafür,

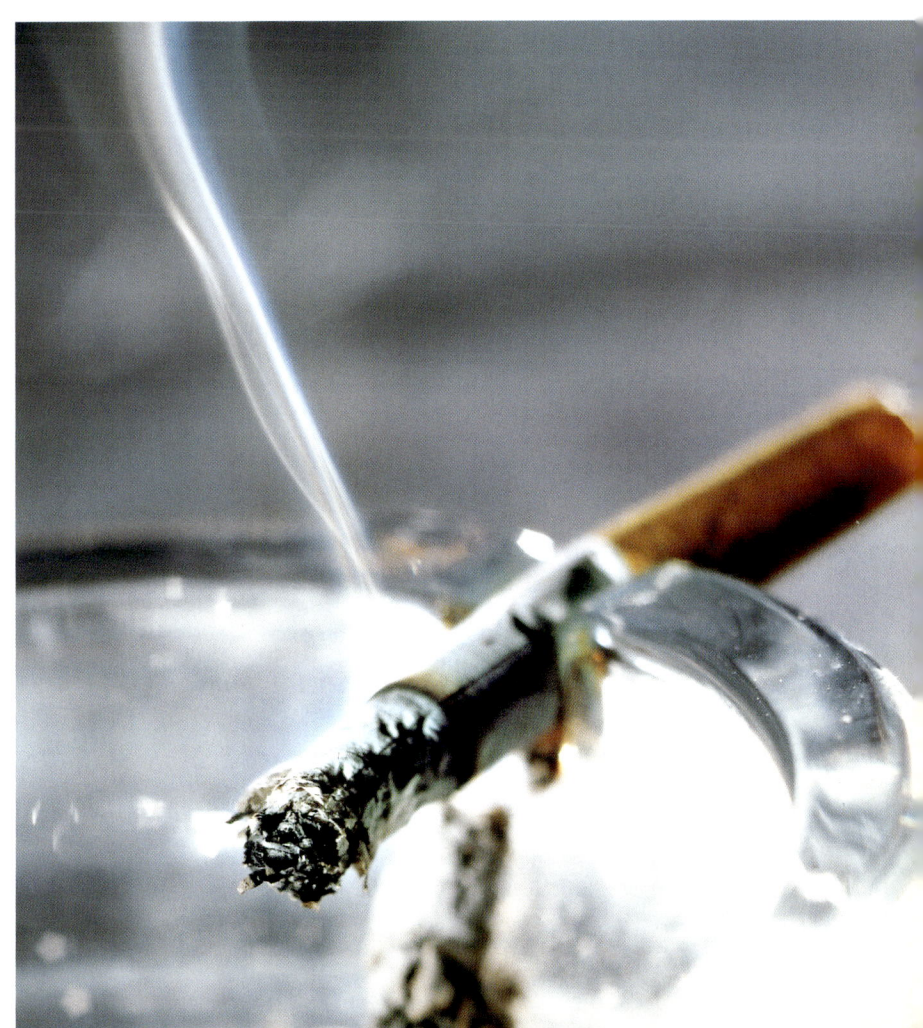

dass der Organismus zu neuer Form auflaufen kann. Es gibt vielfältige Methoden abzuschalten. Sie reichen von Musikhören im Lieblingssessel über Waldspaziergänge und Entspannungsseminare bis hin zum Singen in der Badewanne (s.S. 90). Ein gutes Körpergefühl stellt eine der wichtigsten Voraussetzungen für ein gelungenes Anti-Aging-Programm dar.

AUSREICHENDER NACHTSCHLAF

Nicht umsonst sehen die meisten Leute über Dreißig nach ein paar Nächten mit Schlafdefizit reichlich alt aus. Noch schlimmer ist: Sie fühlen sich auch so. Wäre unser Immunsystem sichtbar, sähe es ähnlich zerschlagen aus. Denn unsere Abwehrkräfte brauchen zum Regenerieren ungestörten und erholsamen Schlaf. In dieser Zeit legen sie gewissermaßen Nachtschicht ein und arbeiten auf Hochtouren: Aus Eiweißkomponenten werden neue Abwehrzellen gebildet. Regenerationsprozesse verschaffen dem Immunsystem also neuen Elan. Beim Wach- und Schlafrhythmus kommt es jedoch entscheidend auf die richtige Balance an. Eine Langzeitstudie bewies bereits in den fünfziger Jahren, dass zu wenig Schlaf ebenso wie zu viel Schlaf mit einer höheren Sterblichkeitsrate einhergeht. Diese war in sämtlichen Altersstufen bei jenen Personen am höchsten, die weniger als vier oder mehr als neun Stunden schliefen. Das Schlafbedürfnis fällt individuell sehr unterschiedlich aus. Napoleon sollen (angeblich) drei Stunden Schlummer genügt haben. Bei uns Durchschnittsmenschen liegt das Schlafbedürfnis zwischen sechs und

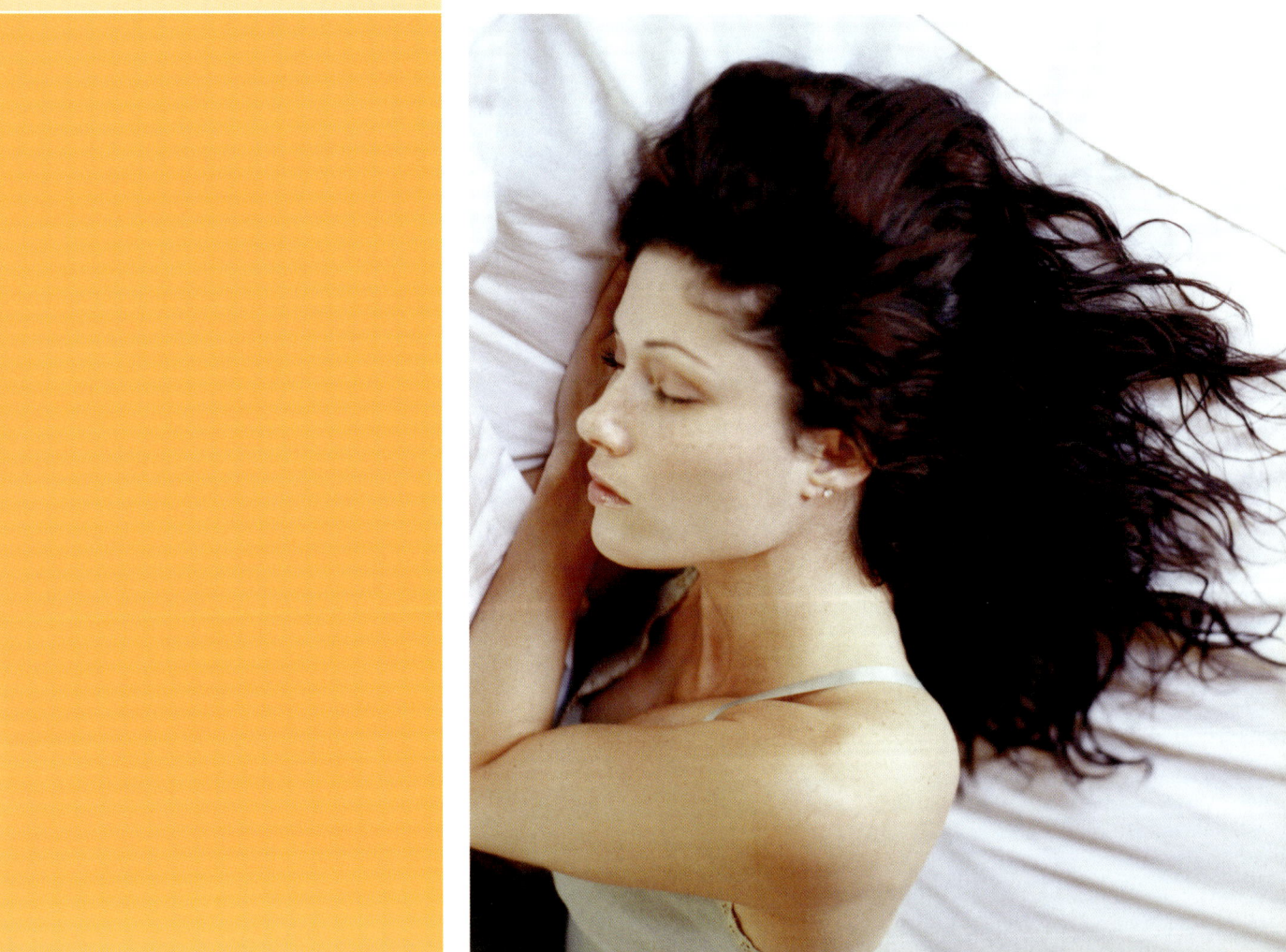

DAS IMMUNSYSTEM 53

acht Stunden. Die meisten wissen ziemlich genau, wo ihr Limit liegt, um am nächsten Morgen ausgeruht und erfrischt durchzustarten. Schlafprobleme können häufig durch einfache Maßnahmen gelöst werden. Nicht nur ein alkoholfreier Absacker (Kräutertee, warme Milch mit Honig) liefert die nötige Bettschwere. Manchmal sind es einfache Rituale, die uns endlich zur Ruhe bringen: In den letzten beiden Stunden vorm Zubettgehen sollte man beispielsweise umschalten und lieber einer sanften Musik lauschen, als sich in den Spätnachrichten mit den Schrecken der Welt zu konfrontieren. Die warten auch noch in der Morgenzeitung auf uns.

Auch mit körperlicher Bewegung am Tage erzielen wir übrigens einen tieferen Schlaf des Nachts. Das liegt unter anderem daran, dass beim Sport Stresshormone abgebaut werden. Ein gezieltes Ausdauertraining gilt deshalb als die Erfolgsformel im Anti-Aging schlechthin (s.S. 102).

REGELMÄSSIGE BEWEGUNG
Sportliche Betätigung hat für den Körper ein ganzes Spektrum an positiven Effekten. Sie kann demnach als Herzstück aller Anti-Aging-Maßnahmen angesehen werden. Churchills Lebensweisheit „no sports" ist von der Wissenschaft, die sich mit der Verzögerung von Alterung befasst, längst ad absurdum geführt worden. Das Immunsystem dankt es demjenigen, der diese Erkenntnis in seinem Alltag beherzigt. Die hierfür veranschlagte Zeit stellt eine sinnvolle Investition ins persönliche Anti-Aging-Programm dar. So kann man bei regelmäßiger

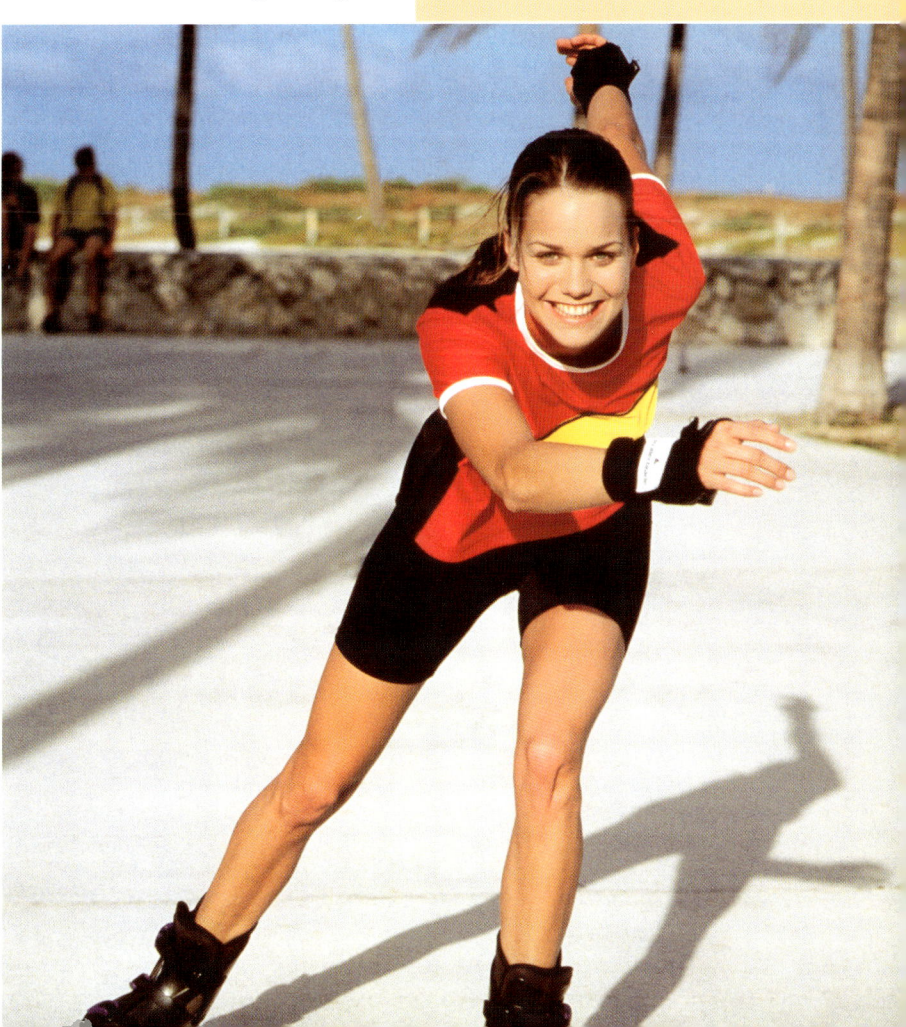

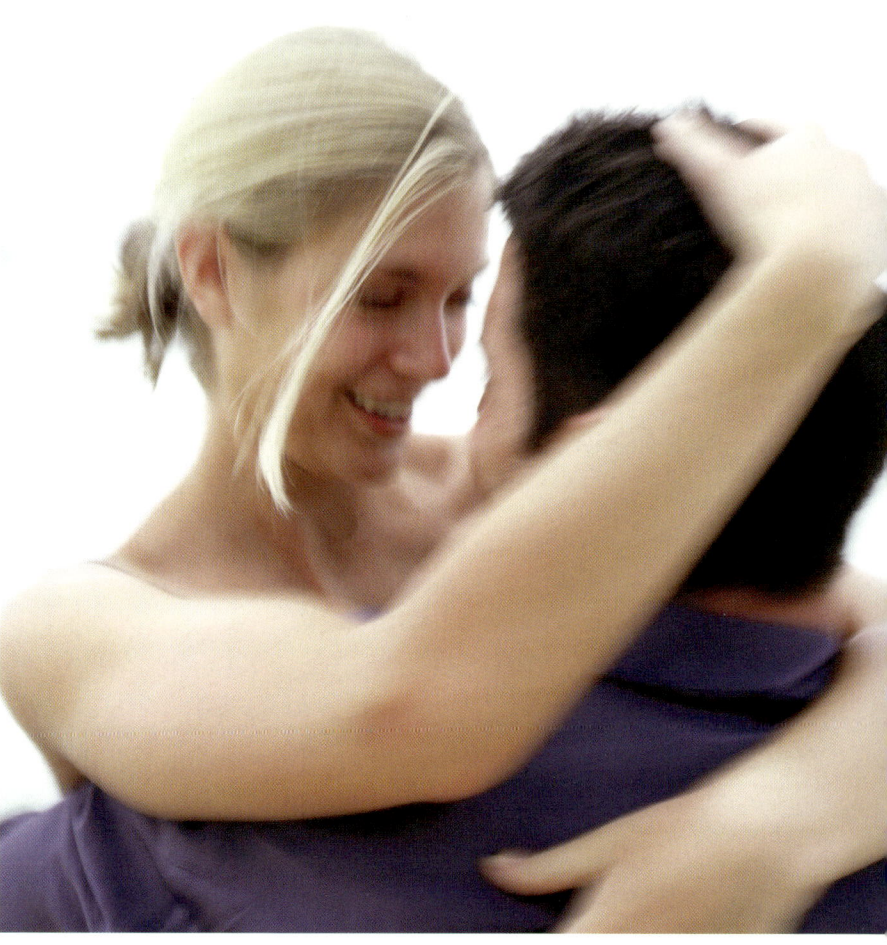

Bewegung schon bald einen Rückgang an Infekten auf seinem Anti-Aging-Konto gutschreiben. Das körperliche und seelische Wohlgefühl wird immens gesteigert. Dafür sind nicht zuletzt auch die so genannten Endorphine verantwortlich. Diese körpereigenen Opiate sind in der Lage, uns in Hochstimmung zu versetzen. Und gute Laune wirkt sich in sämtlichen Lebensbereichen positiv aus - ob am Arbeitsplatz oder privat. Ausdauertraining kurbelt zudem die Durchblutung an. Sauerstoff und Nährstoffe gelangen so über das Blut schneller an ihren Bestimmungsort, etwa zu den Abwehrzellen. Der ganze Stoffwechsel läuft auf Hochtouren. Herz und Kreislauf können durch Körpertraining tatsächlich verjüngt werden.
Bei geweiteten Gefäßen, wie sie mit einer stärkeren Durchblutung einhergehen, steht den Immunzellen ein größerer Aktionsradius zur Verfügung. Die Fresszellen, Killerzellen und B-Lymphozyten werden aktiver. Im Falle einer Minderdurchblutung gelangen die Immunzellen weder in ausreichender Zahl noch schnell genug an ihr Ziel. Die Schleimhäute sind ebenfalls in ihrer Abwehrleistung reduziert. Das Immunsystem kann seinen Aufgaben nicht mehr genügen. Raucher, zum Beispiel, sind wesentlich anfälliger für Infekte als Nichtraucher. Sie besitzen in der Regel eine auffallend schlechte Durchblutung, was sich in dem typisch graustichigen Teint zeigt und durch Infrarotaufnahmen nachweisbar ist.
Verbissener Ehrgeiz ist beim Training allerdings fehl am Platz. Leistungssportler zeigen nicht ohne Grund oft schon in jungen Jahren Verschleißerscheinungen beispielsweise an den Gelenken. So wollen wir an dieser Stelle also einmal mehr die Lanze für den goldenen Mittelweg brechen. Optimal ist ein moderates Training, das vorzugsweise an der frischen Luft durchgeführt wird. Eine Anti-Aging Sauerstoffdusche gibt es bei jeglicher Outdoor-Aktivität gratis.

POSITIVES DENKEN
Griesgrämige Menschen sind anfälliger für Krankheiten. Wer kennt sie nicht, die Alltagspessimisten, die alles negativ sehen und alles Unglück dieser Welt zu schultern haben. Wie ein Magnet ziehen sie das Pech auf sich. „Self-fullfilling-prophecy" – „selbsterfüllende Prophezeiung" - nennt der Volksmund dieses Phänomen.
Wer hingegen positiv denkt, findet auch im Alltag immer genug zu lachen. Und langfristig kann sich jeder „umprogrammieren" und eine positivere „Software" installieren. Wenn auch Sie sich zu den Unglücksvögeln rechnen, versuchen Sie es doch einmal mit folgender Übung: Legen Sie eine Liste mit

allen Negativszenarien an, die Ihnen spontan einfallen. Neben jeden Satz schreiben Sie anschließend ein dazu passendes positives Szenario. Beispiel: Den Unkenruf „dieser Sommer wird sicher wieder ins Wasser fallen", könnten Sie einfach umwandeln in: „Ich freue mich auf alle sonnigen Tage, die bald kommen."
Über eine lebensbejahende Geisteshaltung wird sich auch Ihr Immunsystem freuen. Positives Denken stimuliert das Abwehrsystem, wohingegen als gesichert gilt, dass eine pessimistische Haltung, Ärger und Depressionen die Immunantwort verschlechtern. Die German Society of Anti-Aging Medicine fordert nicht ohne Grund den bewussten Einsatz von Humor, um länger jung und gesund zu bleiben. In Belgien, Japan, Großbritannien und den USA werden Humor- und Lachtherapien bei der Behandlung von Patienten eingesetzt. In Deutschland gibt es in manchen Häusern Klinik-Clowns, deren einzige Aufgabe es ist, von Zimmer zu Zimmer zu ziehen, um die Patienten aufzuheitern. Lachen, so vermutet man, fördert den Heilungsprozess und senkt das Schmerzempfinden. In Amerika gehen Wissenschaftler derzeit in einer Langzeitstudie der Sache auf den Grund. Im Rahmen unseres Anti-Aging-Programms empfehlen wir deshalb dringend, Humor und positives Denken im Alltag mehr in den Vordergrund zu stellen. Tipp: Lachseminare erfreuen sich seit geraumer Zeit großer Beliebtheit.

MÄSSIGER ALKOHOLGENUSS
Ein Glas Rotwein am Abend oder ein kühles Pils im sommerlichen Biergarten tragen sicherlich zur Lebensfreude bei. Und bereits in der Antike wussten die Menschen, dass Wein auch ausgesprochen heilsam sein kann. In Maßen, versteht sich. Dann kann er sogar etlichen chronischen Krankheiten vorbeugen. Das gilt zum Beispiel für koronare Herzerkrankungen. Ein Gläschen Wein kann daher durchaus Bestandteil eines Anti-Aging-Programms sein. Die Betonung liegt allerdings auf „Gläschen".
Auch wenn hier in keiner Weise einer Alkoholabstinenz das Wort geredet werden soll, sei an dieser Stelle deutlich darauf hingewiesen: Wer täglich mehr als einen halben Liter Wein oder einen Liter Bier konsumiert, setzt seine Gesundheit

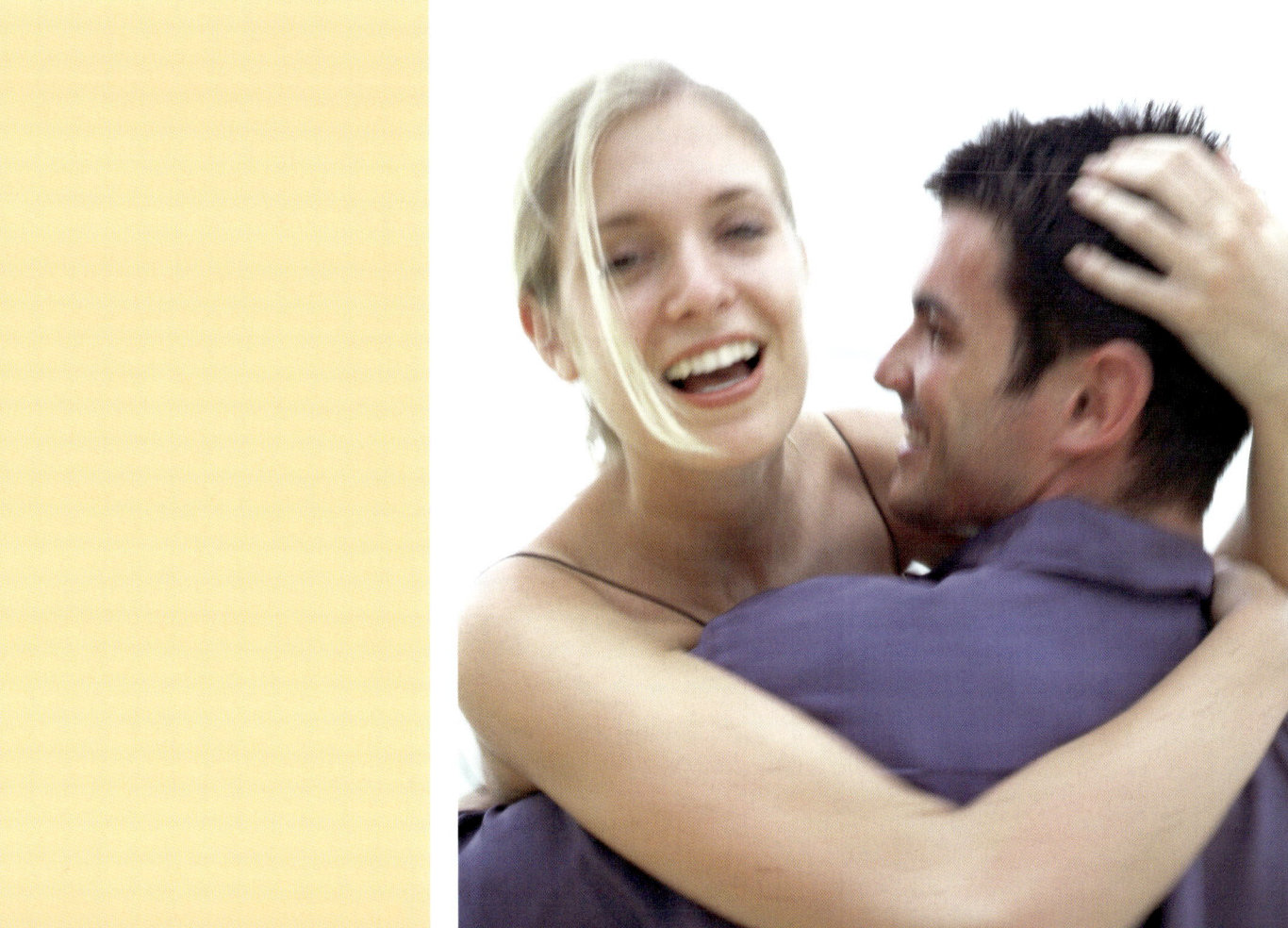

ernsthaft aufs Spiel. Auf Dauer droht eine Abhängigkeit. Zudem wird die Leber belastet. Doch vor allem sinkt unter dem Einfluss von Alkohol die Anzahl von T-Zellen im Blut. Die Fresszellen mögen es ebenfalls lieber alkoholfrei. Sie werden ausgesprochen träge und treten weniger effektiv in Aktion, wenn der Promillewert ein zuträgliches Maß überschreitet.

Im Sinne eines funktionierenden Immunsystems sollte also jeder seinen Alkoholkonsum im Auge behalten und gegebenenfalls einschränken. Schon der Philosoph Plato brachte es vor über 2000 Jahren auf den Punkt: „Mäßig genossen ist der Wein eine Arznei, die das Alter verjüngt, den Kranken gesund und den Armen reich macht."

VOLLWERTIGE ERNÄHRUNG

Essenzieller Input für ein harmonisches Zusammenspiel aller Immunkomponenten ist eine vollwertige Ernährung. Sämtliche Vitamine, Mineralstoffe und Spurenelemente, die der Körper für seine vielfältige Arbeit benötigt, müssen in ausreichender Menge zur Verfügung gestellt werden. Inzwischen hat es sich wohl herumgesprochen, dass diese Form der Ernährung nichts mit Verzicht oder Monotonie zu tun hat. Ganz im Gegenteil. Wie eine vollwertige Ernährung zum lustspendenden Lebenselixier, zur bedeutsamen Anti-Aging-Maßnahme avanciert, kann an anderer Stelle dieses Buches nachgelesen werden (s.S. 62).

Hier soll von jenen Vitaminen und Spurenelementen die Rede sein, die für ein intaktes Abwehrsystem ganz besonders wichtig sind. Sie werden unter dem Begriff Antioxidantien zusammengefasst. Dazu zählen die Vitamine C und E sowie das Provitamin A (Betakarotin) und das Spurenelement Selen. Antioxidantien fungieren als Radikalfänger im menschlichen Körper. Freie Radikale sind höchst aggressive Sauerstoffverbindungen. Bei älteren Menschen kommen sie in steigender Menge vor und sind mit verantwortlich für Alterungsprozesse. Freie Radikale entstehen bei Stoffwechselvorgängen, durch Einwirkung von UV- und Röntgenstrahlung oder durch die Belastung mit Umweltgiften wie Autoabgasen, Nitraten oder Pestiziden. Freie Radikale greifen Zellen, Gewebe und die Erbsubstanz an. Außerdem begünstigen sie die Bildung

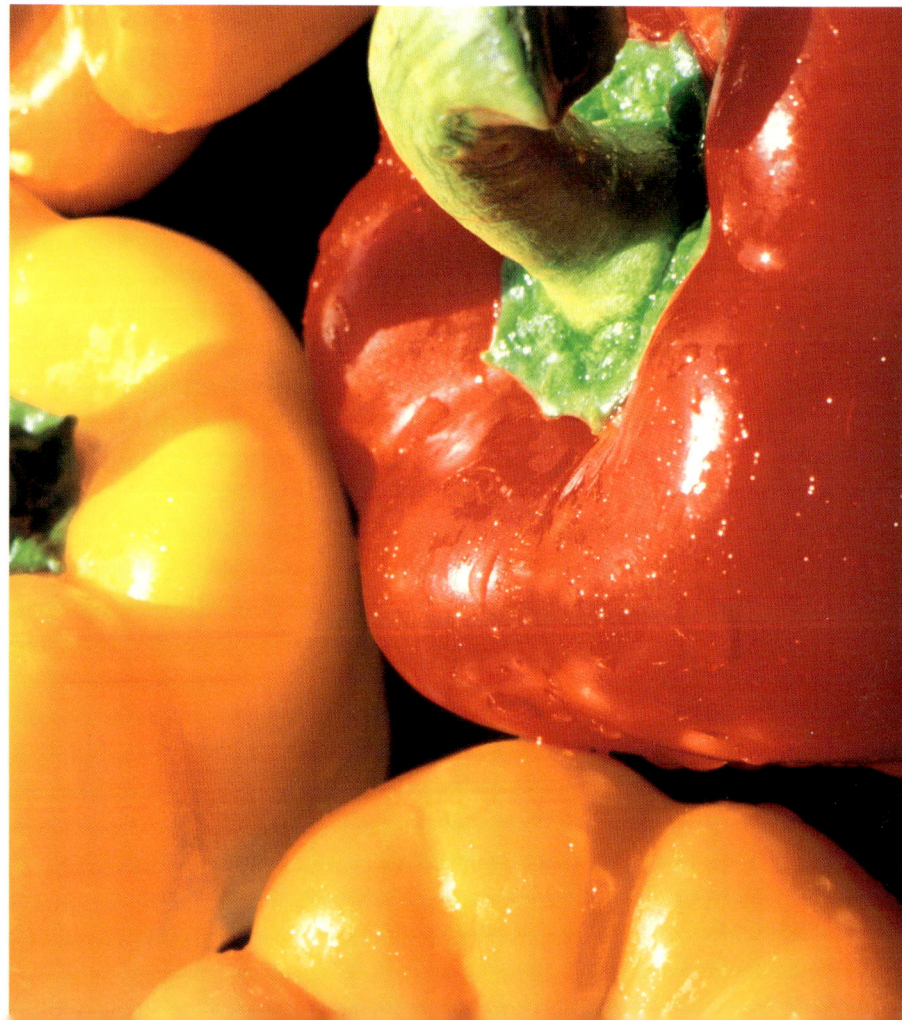

von Krebszellen. Für das Immunsystem sind freie Radikale so etwas wie der Erzfeind.

Antioxidantien kommen der Immunabwehr zur Hilfe. Sie leisten einen wichtigen Beitrag bei der Aufgabe, die freien Radikale in ihrem schädlichen Tun zu stoppen. Antioxidantien beugen auch Krebs vor. Das belegt die sogenannte Basler-Studie: 2975 männliche Angestellte eines Basler Pharma-Unternehmens wurden über zwei Jahre unter medizinische Beobachtung gestellt. 102 Männer waren nach Ablauf der Untersuchungszeit an Krebs gestorben. Es stellte sich heraus, dass die Verstorbenen signifikant niedriger mit Vitamin C, E sowie Betakarotin versorgt waren. Wer sich Gesundheit über die Lebensmitte hinaus wünscht, kommt um Antioxidantien also nicht herum.

ANTIOXIDANTIEN – ANTI-AGING-VITAMINE UND -SPURENELEMENTE

VITAMIN C

Vitamin C erhöht die Abwehrkräfte gegen Infektionskrankheiten. Es ist zudem beteiligt an der Zahn-, Knochen- und Blutbildung. Es kommt in frischem Obst, Gemüse und auch Kartoffeln vor. Skorbut gilt als extremste Vitamin C-Mangelerscheinung. An ihr litten früher Seeleute auf langen Schiffsreisen, die kein Obst oder Gemüse auf ihrem Speiseplan hatten. Leichtere Defizite an Vitamin C können sich durch Müdigkeit, geistige und körperliche Leistungsminderung, schlechte Wundheilung sowie durch eine erhöhte Anfälligkeit für Infektionskrankheiten bemerkbar machen. Empfohlen wird die Zufuhr von 100 mg pro Tag.

So viel Vitamin C befindet sich zum Beispiel in 50 g roher Paprika oder in 100 g Orangen bzw. Erdbeeren. Für ein fittes Immunsystem empfehlen viele Ärzte oder Ernährungswissenschaftler eine Nahrungsergänzung durch Vitamin-C-Pulver, -Brausetabletten oder -Kapseln. Letztere sind auch als Depot-Kapseln erhältlich. Sie geben über acht bis zehn Stunden kontinuierlich das Vitamin in den Körper ab, so dass eine ständige Versorgung gewährleistet sein soll. Diese Art der Vitaminaufnahme kann jedoch niemals eine ausgewogene Ernährung ersetzen, sondern immer nur als Zusatz fungieren.

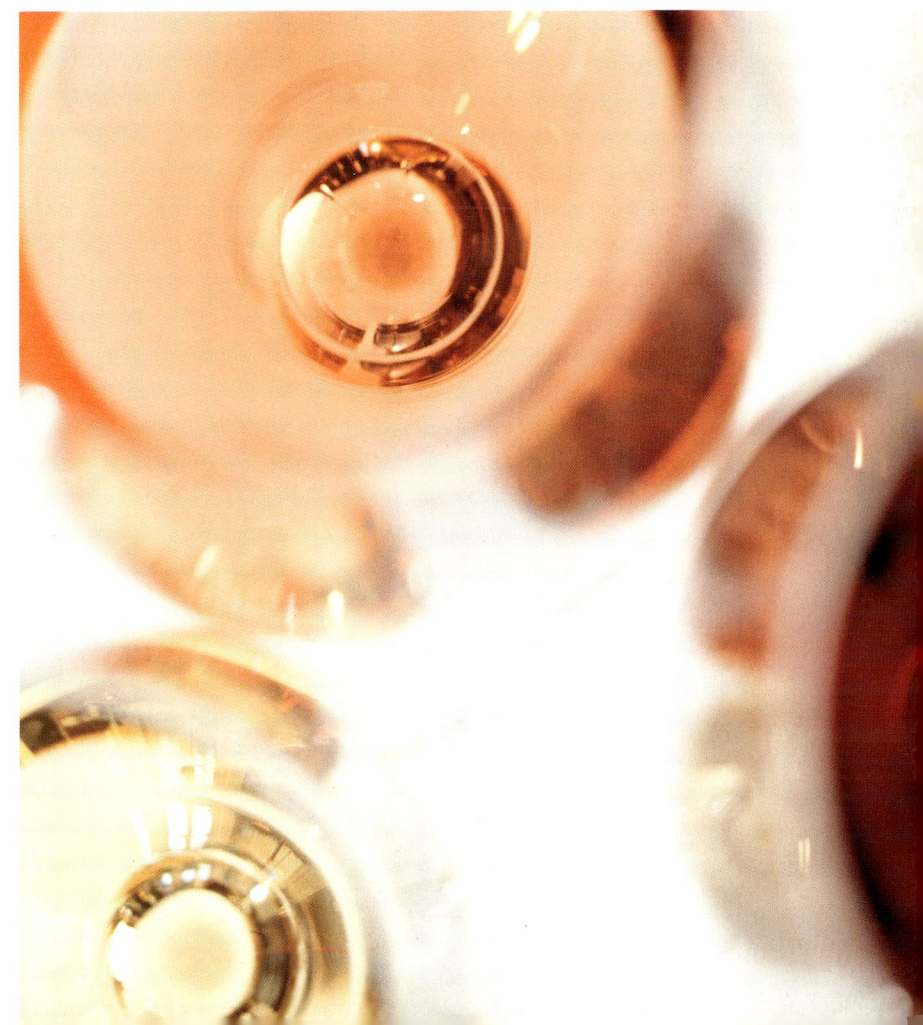

PROVITAMIN A (BETAKAROTIN)

Betakarotin oder Provitamin A ist eine Vorstufe des Vitamin A. Die Umwandlung zum Vitamin A erfolgt im Körper. Vitamin A hält die Oberfläche der Schleimhäute feucht und verstärkt dadurch ihre Abwehrleistung. Das Provitamin A wird im Unterhautfettgewebe gespeichert und nur bei Bedarf abgegeben. Als Nahrungsquellen von Betakarotin oder Vitamin A sind beispielsweise Mohrrüben, Spinat, Fenchel, Grünkohl, Tomaten, Aprikosen, Butter, Margarine, Sahne oder Milch anzuführen. Fachleute raten, rund 15 mg Betakarotin täglich aufzunehmen. Einen Gehalt dieser Größenordnung weisen beispielsweise 100 g Mohrrüben (immer in Kombination mit Fett), getrocknete Aprikosen, Fenchel, Grünkohl oder Spinat auf. In einer US-Studie erhielten Patienten, die bereits einen Herzinfarkt erlitten oder eine Bypass-Operation hinter sich hatten, jeden zweiten Tag 50 mg Betakarotin. Deren Sterblichkeit sank gegenüber einer Kontrollgruppe um die Hälfte.

Die Nahrungsergänzung mit Betakarotin ist inzwischen als gesundheitsschädigend in Verruf geraten. Der Wissenschaftliche Lebensmittelausschuss der Europäischen Union rät daher das Provitamin A möglichst nur in natürlicher Form, d.h. in Form der besagten Lebensmittel, zu sich zu nehmen.

VITAMIN E

Vitamin E ist wichtig für den Fettstoffwechsel und hat eine vorbeugende Wirkung gegen Arteriosklerose. Es zählt daher besonders zu den Anti-Aging-Vitaminen. Vitamin E fördert die Verdauung des „schlechten" Cholesterins LDL (=Low Density Lipoprotein) in den Makrophagen. Das gute Cholesterin, HDL, schützt vor Arteriosklerose, das schlechte, LDL, fördert sie. Es trägt somit dazu bei, Ablagerungen an den Gefäßwänden entgegenzuwirken und leistet auf diese Weise seinen Beitrag gegen Herzinfarkt und Schlaganfall. Vermutlich unterstützt Vitamin E auch die Bildung von Antikörpern. Der Tagesbedarf an Vitamin E liegt bei 15 mg. Diese Menge entspricht einem Esslöffel Sonnenblumenöl, zwei Esslöffeln Weizenkeimen oder 100 g Avocado. Eine Deckung des Bedarfs ist auch mit Nahrungsergänzungen wie Vitamin-E-Kapseln oder natürlichem Vitamin-E-Konzentrat möglich. Beide Produkte sind

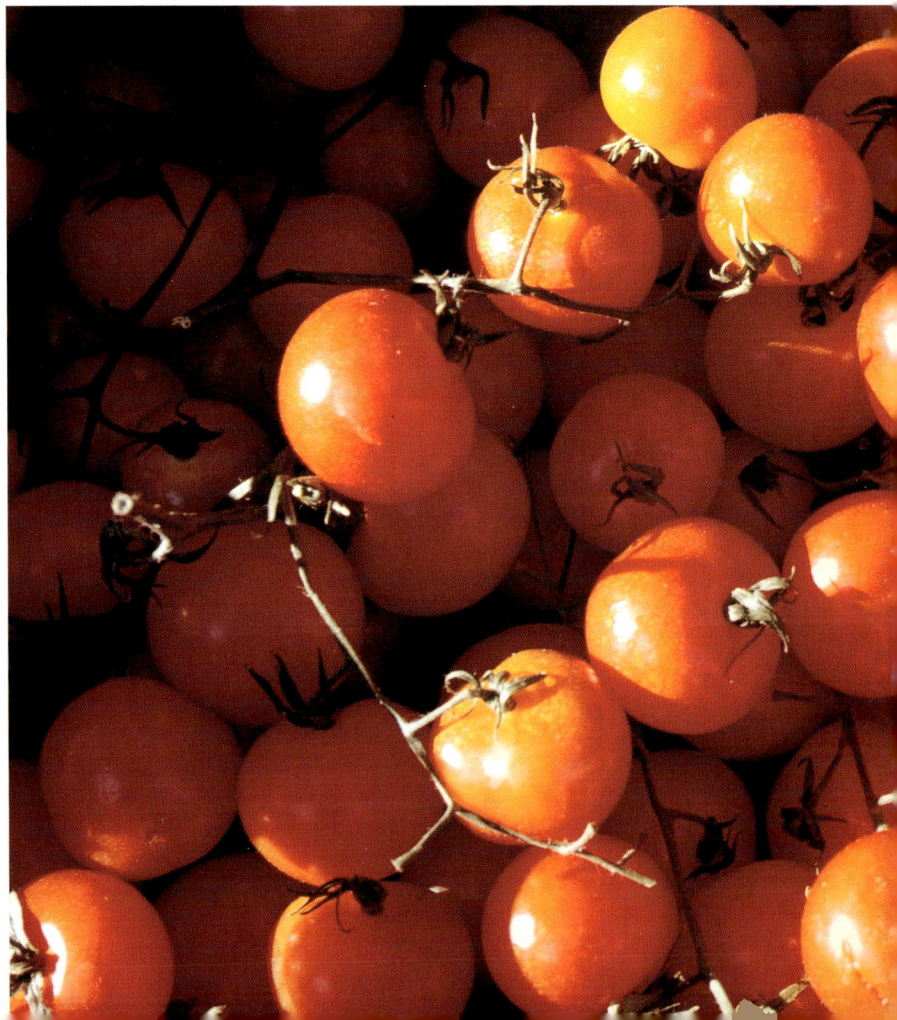

DAS IMMUNSYSTEM

z. B. bei dem Hobbythek-Antbieter Spinnrad erhältlich. Antioxidantien unterstützen sich bisweilen auch in ihrer Wirkung. So ist Vitamin C in der Lage, Vitamin E zu regenerieren.

SELEN

Das Aufgabenspektrum des essenziellen (lebensnotwendigen) Spurenelements Selen umfasst den Schutz vor Zellgiften als auch eine Verminderung der giftigen Wirkung von Cadmium, Quecksilber, Thallium und Silber. Ein Selenmangel kann ursächlich mit für Arteriosklerose, Immunschwäche und Krebs verantwortlich sein. Bis zu 200 Mikrogramm Selen sollten jeden Tag dem Körper zugeführt werden. 100 g Bückling oder Forelle oder die gleiche Menge Kartoffeln, Reis oder weiße Bohnen müssten dazu verzehrt werden.

Da Selen in unseren Böden nicht mehr in ausreichender Konzentration vorkommt, ist es auch in der von uns durchschnittlich verzehrten Menge von Nahrungspflanzen nicht mehr in ausreichender Menge vorhanden. Deshalb ist eine zusätzliche Zufuhr von Selen empfehlenswert. Die im Handel befindlichen Nahrungsergänzungen enthalten bis zu 30 µg Selen pro empfohlener Tagesdosis in Form von Selenhefe, wie das von der Hobbythek entwickelte Kapselprokukt Antiradix, das bei den traditionellen Anbietern von Hobbythek-Produkten erhältlilch ist.

ZINK

Ein äußerst wichtiges Spurenelement im Immungeschehen ist Zink. Es erhöht die Aktivität der Fresszellen und ist wichtig für die Bildung von Antikörpern. Ein Zinkmangel lässt die Thymusdrüse schneller schrumpfen. So können nur wenige T-Zellen „geschult" werden. Zink wird auch zum Alkoholabbau im Körper durch das Enzym Alkoholdehydrogenase dringend benötigt. Alkoholiker weisen daher stets einen Zinkmangel auf.

In Ascona, am Institut zur Erforschung von Alterungsvorgängen, wurde im Rahmen einer Studie älteren Menschen täglich 15 mg Zink verabreicht. Die Folgen: Die Thymusdrüse arbeitete wieder besser und im Blut kreisten mehr T-Lymphozyten. Dieses Ergebnis wurde eindeutig als Verjüngung des Immunsystems gewertet. Bei sportlicher Aktivität, die das Abwehrsys-

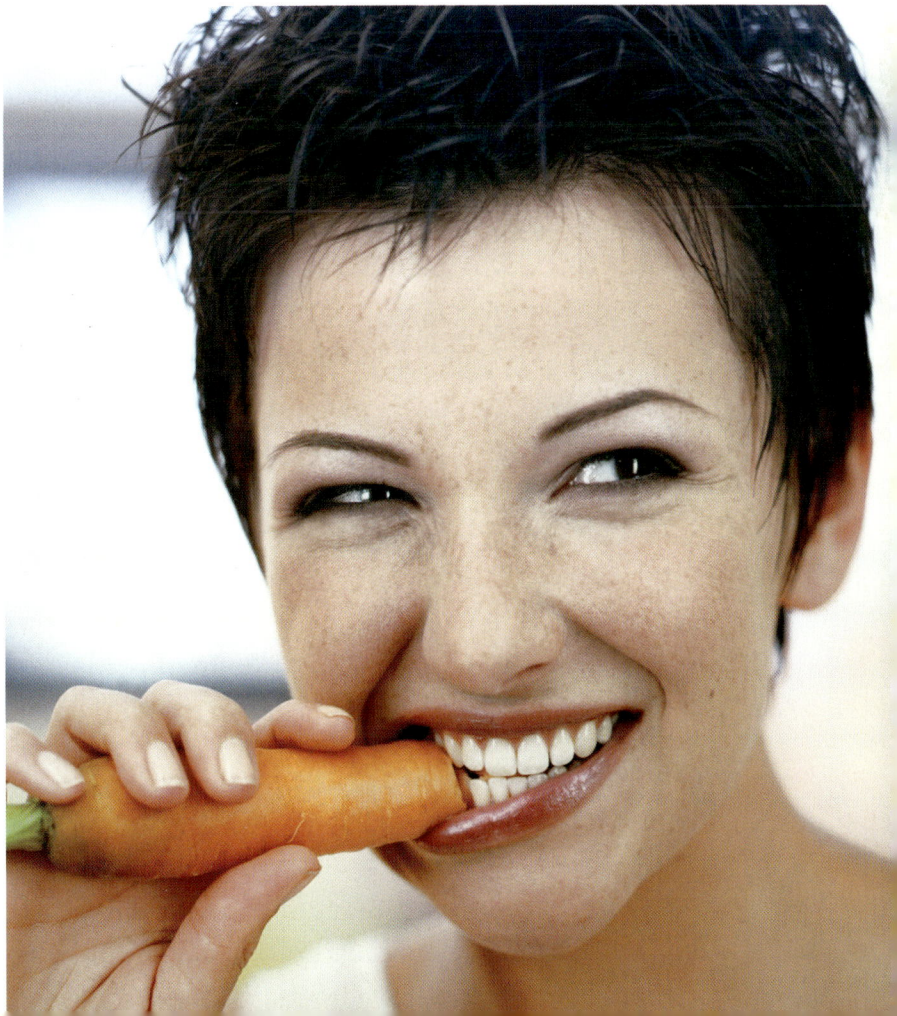

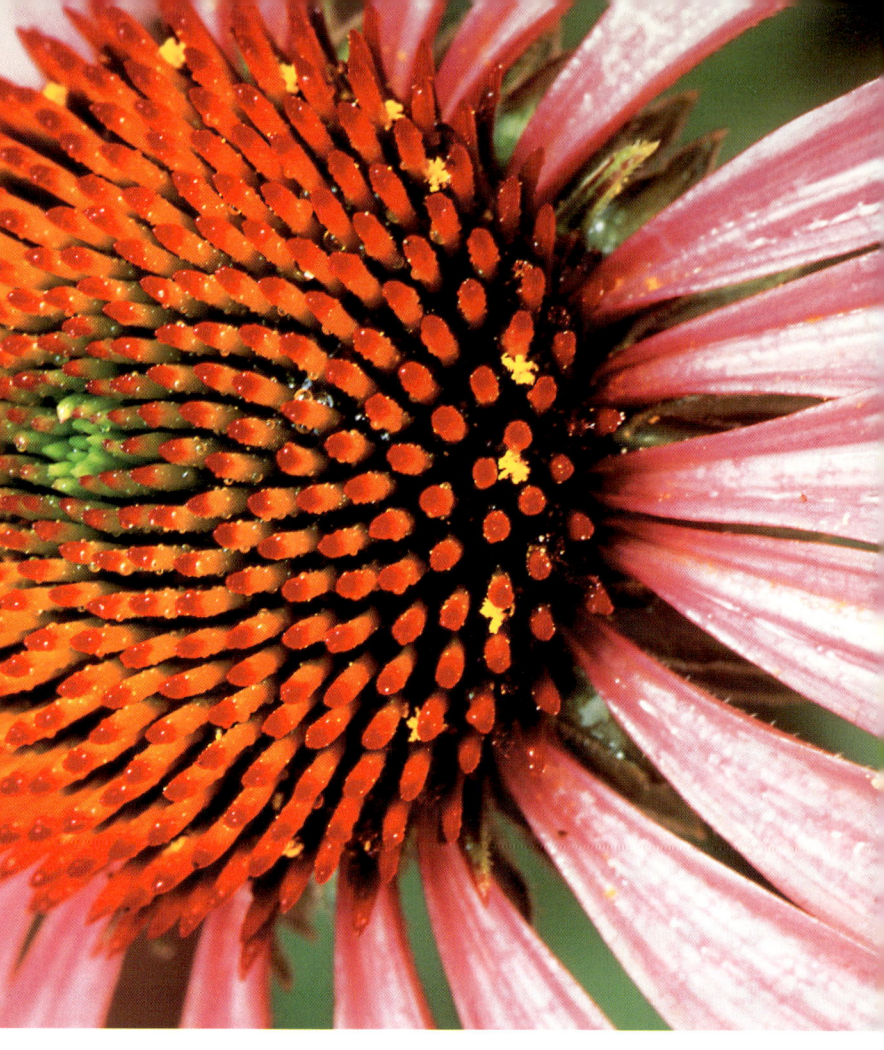

tem ebenfalls trainiert, benötigt der Körper mehr Zink, unter anderem für den Abbau der Milchsäure zur Verhinderung von Muskelkater. Empfohlen wird generell eine Aufnahme von 15 mg Zink täglich. Es gibt hingegen auch Wissenschaftler, die die Meinung vertreten, wir bräuchten heute mehr Zink als früher. Sie sprechen von bis zu 50 mg Zink täglich. 15 mg Zink finden sich beispielsweise in 50 g Emmentaler, 100 g Haferflocken oder Mandeln sowie zwei Esslöffeln Sonnenblumenkernen. Zink ist in Form von Zinkhefekapseln im Handel erhältlich (z. B. bei Spinnrad).

IMMUNSTIMULANZIEN?

Eine ganze Angebotspalette pflanzlicher Mittel, die das Abwehrsystem anregen sollen, stehen in den Apotheken zum Kauf bereit: Echinacea purpurea (roter Sonnenhut), Baptisia (Wilder Indigo), Thuja (Lebensbaum) u.a.

Die unter dem Begriff Immunstimulanzien zusammengefassten Präparate sollten jedoch sehr kritisch betrachtet werden. Das Immunsystem kann man mit einem vernünftigen Anti-Aging-Programm bis ins hohe Alter hinein fit halten, auf Immunstimulanzien hingegen kann man getrost verzichten. Auch die Arzneimittelkommission der Deutschen Ärzteschaft „kann die Anwendung dieser Produkte nicht empfehlen". Ihr Nutzen ist sehr umstritten. Zwar ist nachgewiesen, dass Echinacea purpurea beispielsweise Fresszellen und T-Helferzellen aktiviert. Experten indes mutmaßen, dass sie gleichzeitig auch Immunzellen mit unterdrückender Wirkung stärken, was eine Einnahme ausgesprochen kontraproduktiv erscheinen lässt. Zudem verweist die Arzneimittelkommission in diesem Zusammenhang darauf, dass „eine größere Anzahl von Nebenwirkungen unter Echinacin auch nach oraler Anwendung (Mund und Magen) bekannt geworden sind". In seltenen Fällen kann es zu schweren Unverträglichkeitsreaktionen kommen. Ergo: Stimulieren Sie Ihr Immunsystem auf andere Weise!

Hinweis:

Inwieweit eine Nahrungsergänzung, d.h. eine Zufuhr von Vitaminen, Mineralstoffen oder Spurenelementen generell sinnvoll ist, sollte unbedingt mit einem Arzt geklärt werden. Mit Hilfe einer Blutanalyse lässt sich feststellen, ob es dem Organismus an einem oder mehreren Nährstoffen mangelt. Die erhöhte

Häufigkeit an Infekten lässt direkte Rückschlüsse auf einen mangelhaften Fitnessgrad des Immunsystems zu. Auch die Einnahme von Immunstimulanzien sollte mit dem Hausarzt abgesprochen werden.

BEWUSST ERGÄNZEN

Der schnelle Griff in die Vitaminkiste ist nicht zu empfehlen. Wichtig ist, dass das Präparat die Inhaltsstoffe liefert, die der Körper auch tatsächlich benötigt. Welche Inhaltsstoffe für Sie persönlich empfehlenswert sind, hängt von Ihrem Bedarf ab. Dieser kann mit Hilfe eines Speicheltestes (s. S. 188) ermittelt werden.

WER BRAUCHT NAHRUNGS-ERGÄNZUNGSMITTEL?

Die Einnahme von Vitalstoffen ist dann zu erwägen, wenn Sie zu einer der unten aufgeführten Gruppen gehören und wenn sich die tägliche Ernährung nicht so umstellen lässt, dass der Mehrbedarf gesichert ist. Eine individuell dosierte Vitalstoffgabe kann helfen, mit bestehenden Situationen besser fertig zu werden.

BESONDERE SITUATIONEN, IN DENEN DER VITALSTOFFBEDARF ANSTEIGT:

LEBENSZYKLUS
- Frauen, die mit der Pille verhüten
- Frauen während und nach der Menopause
- Männer in den Wechseljahren
- Schwangere und Stillende
- Rekonvaleszente
- Leistungssportler

ARBEIT
- Menschen, die vorwiegend in geschlossenen Räumen arbeiten
- Beruflich stark gestresste und psychisch stark beanspruchte Menschen
- Körperlich hart arbeitende Menschen

LEBENSSTIL
- Dauerhafte Einnahme von Medikamenten
- Raucher
- Privat gestresste Menschen und psychisch stark beanspruchte Menschen
- Übermäßiger Alkoholgenuss
- Häufige Überseeflüge, Hochgebirgstouren (Ozon) oder andere Formen der Strahlenbelastung

ERNÄHRUNG
- Einseitige Ernährung, Fast Food
- Nahrungszubereitung, die auf die Vitaminerhaltung keine Rücksicht nimmt (Typisch: Zu langes Garen von Gemüse)
- Häufige Diäten
- Hoher Kaffee- und Teekonsum

ESSEN UND TRINKEN SIE „LEBEN"

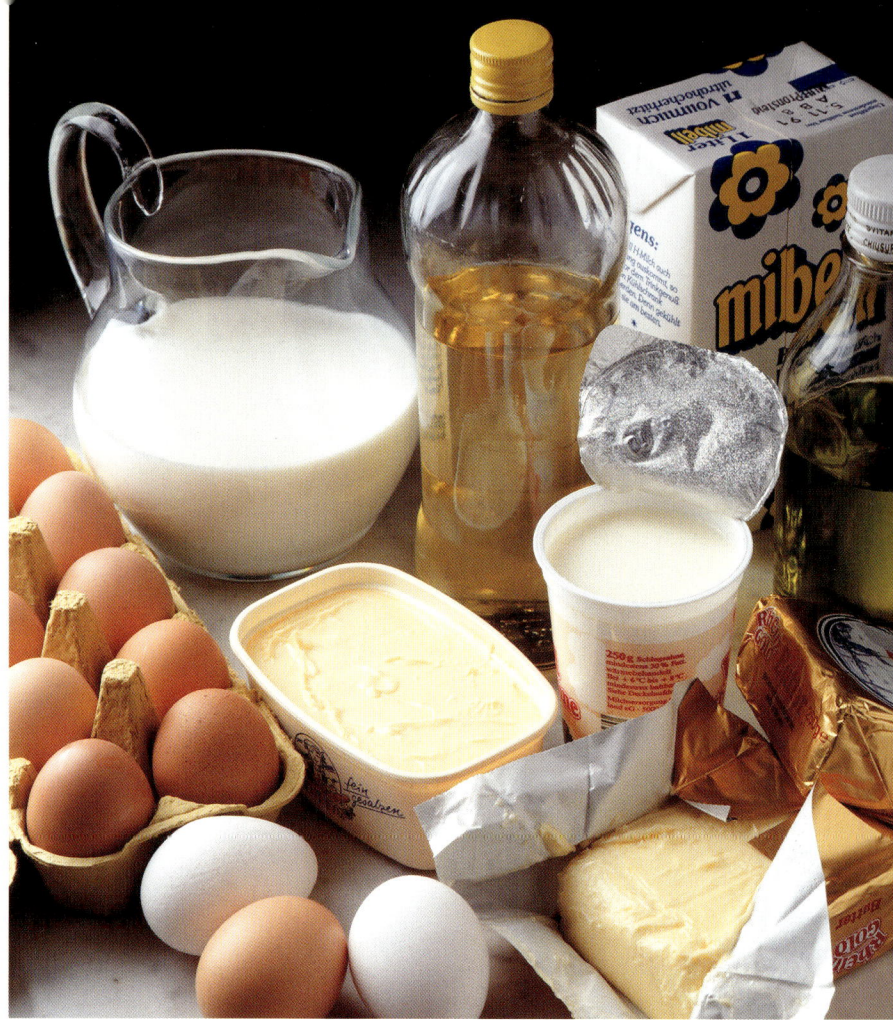

Das Altern auf die lange Bank schieben kann nur, wer nicht an den Bedürfnissen des Körpers vorbeilebt. Eine optimale Ernährung ist eine der wichtigsten Säulen des Anti-Aging.

Auf die Schnelle zwischen zwei Terminen hastig verschlungenes Junkfood bringt zwar einen knurrenden Magen kurzzeitig zum Schweigen. Diese Lebensmittel strotzen jedoch vor Fett und leeren Kalorien. Nährstoffe sind Mangelware. Wer sich auf Dauer so ernährt, wird schlapp und lustlos. Junkfood ist ein absoluter Anti-Aging-Gegner.

VOLLWERTIGE ERNÄHRUNG KONTRA PILLE

An dieser Stelle sei auch auf einen weit verbreiteten Irrtum hingewiesen: Wer glaubt, er könne sich mit so genannten Nahrungsergänzungsmitteln, also beispielsweise Vitaminpräparaten aus der Apotheke, gesund ernähren, täuscht sich gewaltig. Keine Pille kann eine vollwertige Ernährung aus natürlichen Lebensmitteln ersetzen. Sicher kann es gegebenenfalls sinnvoll sein, die Nahrung mit einem guten Vitamin- oder Mineralstoffpräparat zu ergänzen. Beachten Sie nur: Fachleute nennen diese Produkte aus gutem Grund Nahrungsergänzungsmittel. Für den Rest müssen Sie schon selbst sorgen.

Eine vollwertige Ernährung ist eine erstklassige Anti-Aging-Maßnahme. Sie werden in allen Lebenslagen schnell den Unterschied spüren: Sie macht zufriedener, stressresistenter und schöner. Alles gute Gründe, schlechte Essgewohnheiten durch bessere zu ersetzen. Räumen Sie zunächst einmal mit dem hartnäckigsten Vorurteil in Ihrem Kopf auf, dass gesund leben bedeutet, Weltmeister im Verzichten zu sein. Es ist genau umgekehrt: Gesund leben bedeutet, die echten Bedürfnisse Ihres Körpers wieder fühlen und erfüllen zu können. Eine neue Dimension von Lebensfreude und Sinnlichkeit wird Ihr Leben bereichern. Wer hingegen ständig zu viel und das Falsche futtert, versetzt Körper, Seele und Geist in einen Zustand von Trägheit, was die Lebensfreude auf lange Sicht erheblich einschränken wird.

Und: Je älter Sie werden, desto weniger Nahrung benötigt Ihr Körper. Viele ändern aber ihre Essgewohnheiten nicht dementsprechend. Sie sollten daher mit der schrittweisen Reduktion früh anfangen.

Erobern Sie also zurück, was Ihr Leben schön macht. Ändern Sie in einem ersten Schritt ihre Essgewohnheiten: Fangen Sie erst dann an zu essen, wenn sich echter Hunger einstellt. Aber was ist schon Hunger? Unsere Vorfahren, die Jäger und Sammler, verstanden Hunger als Aufforderung zur Nahrungsaufnahme. Wir dagegen gehen einfach an den Kühlschrank um unser Bedürfnis sofort zu stillen. Ein Tipp: Warten Sie min. ½ Std. nach ein Eintreten des Hunger- oder besser Appetitgefühls mit der Nahrungsaufnahme. Oft ist nämlich der Hunger ein sehr vorübergehendes Gefühl! Essen Sie nicht zu schnell, sondern genießen Sie. Essen Sie nicht über das Sättigungsgefühl hinaus.

Orientieren Sie sich bei der Zusammenstellung Ihrer Anti-Aging Kost an folgenden Nahrungsmittelgruppen:
- Getreideprodukte wie Brot, Pasta, Reis (vorzugsweise Vollkorn)
- Obst und Gemüse in allen Farbschattierungen
- Milch- und Milchprodukte, (Joghurt, Quark, Buttermilch)
- Wasser oder Kräutertee (mindestens zwei bis drei Liter täglich)
- Fisch (mindestens einmal pro Woche) Vorsicht: Annähernd

100% der Afrikaner und 20% der Europäer vertragen keinen Milchzucker und damit auch keine Milch, sie sind laktoseintolerant. Sie sollten auf Käse, Joghurt und Co. zurückgreifen, da der Milchzucker hier in die sehr gesunde Milchsäure umgewandelt wurde.

Eine vollwertige Ernährung sowie auf Genuss und nicht auf Völlerei ausgerichtete Essgewohnheiten: Das sind Anker und Ankerkette, mit denen Sie den Wellen der Jahre trotzen.

HAUPTNÄHRSTOFFE ALS ENERGIEPUSH

Unser Körper ist abhängig von der Versorgung mit Proteinen, Kohlenhydraten und Fetten, um energiegeladen und lebendig zu bleiben. Gleiches gilt für Vitamine, Mineralstoffe und Spurenelemente. Über die Nahrung führen wir diese essenziellen Stoffe unserem Organismus zu. Am besten „just in time" und am richtigen Ort.

Rund 50 Tonnen Lebensmittel hat ein 70-jähriger Mensch im Laufe seines Lebens verputzt. Macht es da nicht wirklich Sinn, über ihre Qualität nachzudenken? Würden Sie Ihrem Fahrzeug eine falsche Benzinmischung zumuten? Also: Damit die Jahre keine unnötigen Spuren hinterlassen, sollten Sie Ihrem Körper die gleiche Aufmerksamkeit schenken wie Ihrem PKW.

Wer kennt nicht die Lebensweisheit: „Man ist, was man isst." Da ist viel Wahres dran. Allemal dann, wenn der 35. Geburtstag bereits gefeiert ist.

Die Bestandteile unserer Nahrung, wie z.B. Eiweiß, finden sich auch in der Zusammensetzung unseres Körpers wieder. Der besteht u.a. aus Zellmasse, dem so genannten aktiven Gewebe. Es ist für die physiologischen Funktionen verantwortlich. Beim gesunden Körper kann dieser Bestandteil bis zu 55 Prozent des Körpergewichts ausmachen.

CHEMISCHE ZUSAMMENSETZUNG EINES 65 KG SCHWEREN MANNES:

Komponente	Anteil
Protein	11 kg
Fett	9 kg
Kohlenhydrate	1 kg
Wasser	40 kg
Mineralien	4 kg

Im Verlauf von 24 Stunden setzt jeder von uns eine Menge Energie um. Selbst wer nur Däumchen dreht, muss die Energie für einen gewissen Grundumsatz aufbringen. Klar, dass bei körperlicher Schwerarbeit oder sportlicher Aktivität ein höherer Energie-Input für den Stoffwechsel eingegeben werden muss als bei reiner Schreibtischarbeit. Der tägliche Energiebedarf misst sich in Kilokalorien (kcal) oder Mega-Joule (1 Mega-Joule = 239 kcal). Außerdem spielen bei der Ermittlung des Kalorien-Bedarfs Körpergröße und Gewicht eine Rolle.

Ein erwachsener Mann zwischen 36 und 50 Jahren benötigt durchschnittlich 2900 Kcal, eine gleichaltrige Frau 2300 Kcal pro Tag. Diese Energie schenken uns die Hauptnährstoffe unserer Nahrung: Proteine, Kohlenhydrate und Fette. Einen hohen Stellenwert für die Gesundheit haben auch die Ballaststoffe.

KALORIENVERBRAUCH DURCH SPORTLICHE BETÄTIGUNG

Sport	Kalorienverbrauch pro 1/2 Stunde
Joggen oder Dauerlauf	400 - 500 kcal
Aerobic (je nach Intensität)	300 kcal
Rudern	250 - 300 kcal
(Amateur-) Fußball	300 - 320 kcal
Radfahren oder Radtrainer	200 - 250 kcal
Tennis	250 - 300 kcal
Schwimmen oder Skilanglauf	300 - 400 kcal

PROTEINE

Proteine (Eiweiße) können durchaus als die „VIPs" allen Lebens betrachtet werden. „Ich nehme den ersten Rang ein" lautet die treffende Übersetzung des vom Griechischen hergeleiteten „Proteuo". Warum könnten wir ohne Proteine nicht sein?

- Sie sind der Stoff, aus dem Muskeln und Organe bestehen.
- Sie agieren als Enzyme und Hormone.
- Sie sorgen als Bestandteil der Hormone für Informationstransport.
- Sie sind bei der Blutgerinnung mit von der Partie.
- Sie schützen als Antikörper vor körperlichen Feinden.

Bausteine der Eiweißmoleküle sind die 20 Aminosäuren. Sie bilden die rund 1000 Proteine vielfältigster Struktur. Die Proteinquellen können sowohl tierischer als auch pflanzlicher Herkunft sein.

DIE BIOLOGISCHE WERTIGKEIT

Die Qualität eines Nahrungsproteins wird mittels der biologischen Wertigkeit gemessen. Diese gibt die Ähnlichkeit der Proteine in der Nahrung zu der des Körpers an. Umso höher sie ausfällt, desto wertvoller ist der Eiweißlieferant für unsere Ernährung. Bezugsgröße für die biologische Wertigkeit ist das Hühnerei. Seine biologische Wertigkeit ist mit 100 definiert. Die anderen Werte leiten sich davon ab.

■ Tierisches Eiweiß	Biologische Wertigkeit
Vollei	100
Rindfleisch	92 - 96
Fisch	94
Milch	88
Edamer Käse	85
Schweizer Käse	84

Pflanzliches Eiweiß	Biologische Wertigkeit
Soja	84
Grünalgen	81
Roggen	76
Bohnen	72
Reis	70
Kartoffel	70
Brot	70
Linsen	60
Weizen	56
Erbsen	56
Mais	54

PROTEIN-KOMBI:

Durch eine schlaue Kombination der Lebensmittel kann die biologische Wertigkeit erhöht werden. Das ist gerade auch für die Muskulatur bei sportlichem Training wichtig. Die vorteilhafte Kombiwirkung setzt auch noch ein, wenn die Proteinquellen im Abstand von vier bis sechs Stunden gegessen werden.

ANTI-AGING-KOMBI:

Getreide mit Milch
Getreide mit Hülsenfrüchten
Weizen mit Hefe
Bohnen und Mais

VERZEHRMENGEN

Die Güte eines Eiweißes für den menschlichen Körper hängt darüber hinaus von seinem Bestand an essenziellen Aminosäuren ab. Wir können nur zwölf Aminosäuren körperlich selbst herstellen. Die restlichen acht müssen zwingend mit der Nahrung aufgenommen werden. Ein Mangel würde zu schweren Stoffwechselstörungen führen.
Der Tagesbedarf an essenziellen Aminosäuren beträgt bei einem Erwachsenen ca. 5 g. Dies entspricht der jeweiligen Verzehrmenge von folgenden Nahrungsmitteln:

82 g Ei (1–2 Stück)
46 g grüne Erbsen
112 g Haferflocken
89 g Magerquark

Auch Vegetarier können durch richtige Zusammenstellung der Lebensmittel ihren Proteinbedarf ausreichend decken. Jeder Mensch braucht etwa 1 Gramm Eiweiß pro Kilogramm Körpergewicht und Tag. Kleine Proteinportionen von maximal 40 g über den Tag verteilt schonen die Nieren und werden besser verwertet. Bevorzugt werden sollten magere Eiweißquellen, vorzugsweise pflanzliche. Vielfalt statt Einfalt heißt der richtige Weg, um ausgewogen ernährt zu sein.

GUTE PROTEINQUELLEN

0,5 l Milch/Joghurt (fettarm)	18 g Protein
200 g Vollkornmehl	20 g Protein
1000 g Kartoffeln	20 g Protein
150 g Lammfleisch	40 g Protein
250 g Geflügelfleisch	40 g Protein

KOHLENHYDRATE

Die wichtigsten Kohlenhydrate in unserem Essen sind Zucker (Glucose, Fructose, Saccharose), Stärke und Ballaststoffe. Stärke hebt sich - durch die Ernährungsbrille betrachtet - positiv von den anderen Zuckern ab. Es wird in der Leber und der Muskulatur als Glycogen gespeichert. Stärke spendet, wie bei einer Infusion, über einen längeren Zeitraum Energie. Unter die Lupe genommen entpuppt sich Stärke als nichts anderes als ein langkettiges Molekül von Einfachzuckern (Glukose). Die werden bei Bedarf in die Blutbahn abgegeben. Vorteil: Der Blutzuckerspiegel bleibt konstant, ebenso das Gefühl der Sättigung.

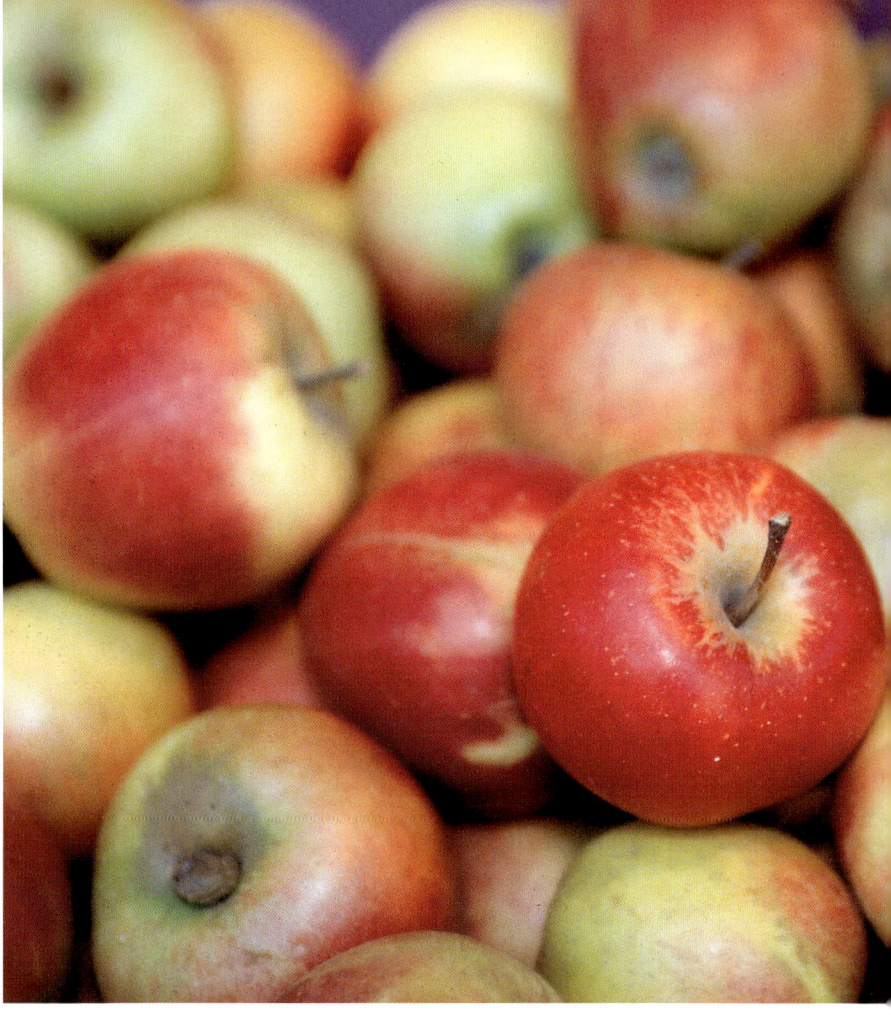

Das Problem der in Industrieländern üblichen Kost ist, dass gegenüber früheren Zeiten die stärkehaltigen Speisen (Getreide, Kartoffeln, Gemüse) mittlerweile eher ein Schattendasein in den Küchen fristen. Bevorzugt werden Produkte mit viel zu viel Einfachzucker (Backwaren aus Weißmehl, Fruchtjoghurts, zuckerhaltige Limonaden und Getränke). Diese Produkte bringen zwar schnelle Energie, weil die Glucosemoleküle sofort in die Blutbahn schießen. Nach viel zu kurzer Zeit meldet sich jedoch das Hungergefühl zurück, weil sich der Blutzuckerspiegel bereits wieder im Tiefgeschoss befindet. Die Folge: ein Leistungsknick. Vitamine und Mineralstoffe sucht man in diesen Nahrungsmitteln in der Regel vergebens. Für all das zuckrige Zeug gilt: Blender mit mehr Schein als Sein. Stärke besticht darüber hinaus mit einem höheren Ballaststoffgehalt, der u.a. ebenso dafür sorgt, dass die Nahrungszucker langsamer vom Stoffwechsel abgebaut werden. Auch das bewirkt ein längeres Sättigungsgefühl.

Damit die Ernährungsbilanz im grünen Bereich ist, sollten mindestens 130 g Kohlenhydrate pro Tag verzehrt werden. Möglichst in Form von Brot, Reis, Nudeln, Kartoffeln, Obst und Gemüse.

■ KOHLENHYDRATGEHALT EINIGER LEBENSMITTEL (JE 100 GRAMM):

Naturreis	74,6 g
Haferflocken	61,2 g
Roggenmischbrot	46,0 g
Knäckebrot	66,0 g
Banane	18,8 g

BALLASTSTOFFE

Ballaststoffe sind Bestandteile unserer Nahrung, die vom Verdauungstrakt nicht abgebaut werden. Sie liefern zwar keine Energie, lassen aber dennoch den Wohlfühl-Faktor in die Höhe schnellen. Ballaststoffe finden sich nur in pflanzlicher Kost. Anti-Aging-Wirkung garantiert: Studien beweisen ihre krebshemmende Wirkung.

Sie bewirken ein längeres Sättigungsgefühl, so dass sie auch helfen, übertriebene Essgelüste in Schach zu halten. Sie binden organische Verbindungen im Darm und senken den Cholesterinspiegel.
40 bis 60 g Ballaststoffe sollte man täglich zu sich nehmen, um seine Zellen jung zu halten. Viel zu wenig Ballaststoffe auf deutschen Tellern sind jedoch leider die traurige Realität. Also: Essen Sie Gemüse, Gemüse, Gemüse! Eine weitere Möglichkeit, Ihren Ballaststoffverzehr zu erhöhen, ist die Anreicherung der täglich verzehrten Lebensmittel mit Ballatstoffen. Die Hobbythek hat zu diesem Anlaß einige Ballaststoffprodukte entwickelt, die in Brot eingebacken, in Milchprodukte oder auch in Getränke eingerührt werden können. Diese Prokukte (z. B. Apfelfaser HT oder Apfelpekt Plus) sind bei den traditionellen Anbietern von Hobbythek-Prokukten erhältlich.

ANTI-AGING-WIRKUNG VON BALLASTSTOFFEN GEGEN:

- Herzinfarkt
- Durchblutungsstörungen
- Rheumatische Erkrankungen
- Fettsucht
- Bluthochdruck
- Diabetes
- Hämorrhoiden
- Chronische Dickdarmentzündungen
- Zahnkaries

BALLASTSTOFFGEHALT VERSCHIEDENER LEBENSMITTEL

Je 100 g	
Roggen, ganzes Korn	13,1 g
Bohnen, weiß (trocken)	18,4 g
Johannisbeeren (rot)	8,2 g
Broccoli	3,0 g
Vollkornbrot	7,0 g
Zwiebel (roh)	3,1 g
Pfifferlinge (getrocknet)	18,0 g
Apfel (ungeschält)	3,0 g

Müsli oder Brot aus vollem Korn liefern fantastische Ballaststoffwerte. In diesem Getreide sind die wertvollen Randschichten enthalten, Quelle für Ballaststoffe, Vitamine und Mineralstoffe.
(siehe hierzu auch das Hobbythek-Buch *Darm & Po.*)

FETT

Fett übersteigt den Brennwert von Proteinen und Kohlenhydraten um das Doppelte. Sein Ruf als Kalorienbombe trifft daher exakt den Punkt. Nichtsdestotrotz hat Fett auch sein Gutes und soll hier nicht nur kritisiert werden. Fett ist zunächst einmal ein hervorragender Geschmacksträger, also für die sinnliche Food-Qualität wichtig. Zur Verwertung der so genannten fettlöslichen Vitamine A, D, E und K benötigen wir Fett. Eine völlig fettfreie Ernährung führte im Laborversuch bei Mäusen mit ausreichender Vitaminversorgung zu Wachstumsverzögerungen, Nierenschäden und Hautkrankheiten.
Doch Fett sollte unbedingt nur in Maßen genossen werden, will man verhindern, dass es sich als Hüft- oder Bauchspeck bemerkbar macht. Zumal hohe Blutfettwerte ein vermehrtes Arteriosklerose-Risiko bedeuten.
Wichtig zu wissen: Fett ist nicht gleich Fett. Tierische Fette gehören auf die schwarze Liste. Wer langfristig zuviel davon verzehrt läuft Gefahr, an Arteriosklerose zu erkranken. Außerdem ist es der Hauptgrund für ein zu hohes Körpergewicht. In versteckter Form (in Wurst, Fleisch oder Saucen) mogeln sie sich ganz heimlich in unseren Speiseplan. Seien Sie also wachsam! Wesentlich gesünder sind pflanzliche Fette, wie sie z.B. in gutem Olivenöl enthalten sind. Sie enthalten in der Regel viele ungesättigte Fettsäuren, beispielsweise Linolsäure. Der Körper benötigt sie dringend und kann sie nicht eigenständig herstellen. Fehlt sie, führt das im schlimmsten Fall zu Mangelerscheinungen, wie z.B. Nierenblutungen und Entwicklungsstörungen. Pflanzliche Fette weisen generell einen hohen Gehalt an ungesättigten Fettsäuren auf, die besonders wertvoll sind. Sie wirken nämlich auch am Aufbau bestimmter Hormone oder hormonartiger Substanzen mit, wie beispielsweise den Prostaglandinen, die bei Muskelarbeit, bei Entzündungsreaktionen und bei der Immunabwehr aktiv werden. In manchen Gegenden im Süden Europas trinkt man das an einfach ungesättigten Fettsäuren reiche Olivenöl sogar pur, natürlich nur in exzellenter Qualität, d.h. extra virgine. Von dieser Idee ist auch Professor Huber, Anti-Aging-Pionier aus Wien, sehr angetan. Prost!

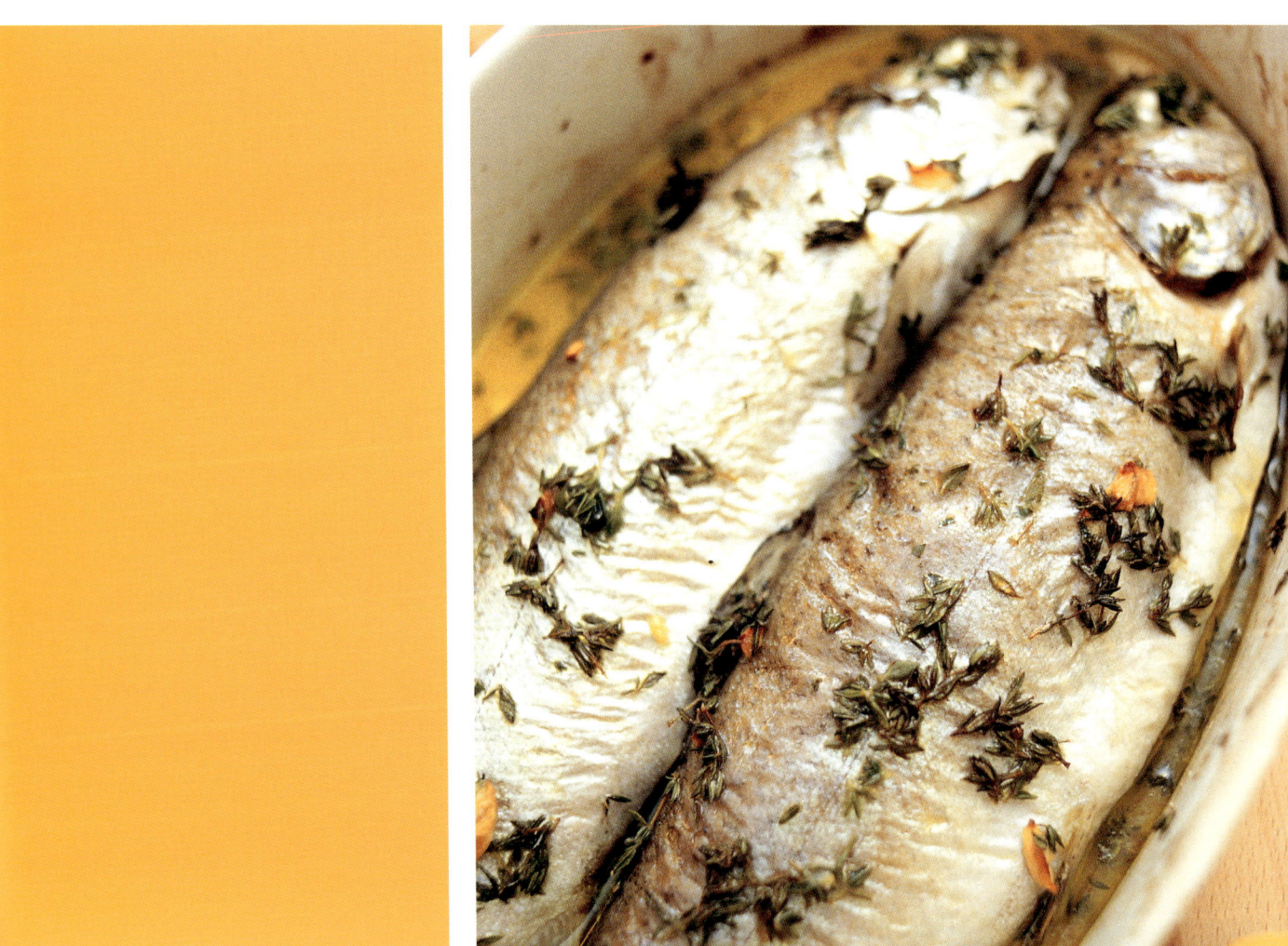

ESSEN UND TRINKEN SIE „LEBEN"

Doch auch Fisch weist einen hohen Gehalt an ungesättigten Fettsäuren auf. Bringen Sie zweimal wöchentlich Fisch auf den Tisch! Sein Gehalt an sogenannten Omega-3-Fettsäuren überzeugt:
Sie genießen den Ruf, die Fließeigenschaften des Blutes zu verbessern. Eine vorbeugende Maßnahme gegen Herzinfarkt! Auch Fischöl-Kapseln (Spinnrad setzt z. B. Lachsöl ein) können zur Deckung des täglichen Bedarfs an Omega-3-Fettsäuren beitragen.

Fisch	Omega-3-Fettsäuren (in mg)
Hering	3720
Lachs	2500
Makrele	1625
Karpfen	800
Forelle	500

Doch auch für die wertvollen Fette gilt: Nicht über die Stränge schlagen! Wer abnehmen möchte, sollte insgesamt nicht mehr als 30 Gramm Fett in der Nahrung zu sich nehmen. Don't forget: Vielfalt statt Einfalt.

Neben den Nährstoffen braucht der Körper als Treib- und Schmierstoff jedoch noch weitere wichtige Helfer, die er über die Nahrung zu sich nehmen muss: Vitamine, Mineralstoffe und Spurenelemente.

VITAMINE – BALSAM FÜR KÖRPER UND SEELE

Der Bedarf an Vitaminen und Mineralstoffen ist individuell sehr unterschiedlich. Das Alter ebenso wie der durch Stress, Rauchen oder eine Erkrankung beeinflusste Versorgungsstatus bestimmen gleichermaßen die benötigte Menge. Die angegebenen Empfehlungen sind daher keinesfalls dogmatisch zu sehen.
Es macht also durchaus Sinn, seine eigene Vitaminversorgung genau zu kennen. Erst dann können mögliche Defizite gezielt mit Einzel- oder Kombinationspräparaten, die z. B. bei dem Hobbythek-Anbieter Spinnrad erhältlich sind, ausgeglichen werden. Neben einer Blutanalyse gibt der so genannte Speicheltestkit (Bezugsadresse s.S. 188) Auskunft darüber, wie es um ihren Vitamin-Status bestellt ist.
Sind die Zellen mit Vitaminen unterversorgt, treten zunächst leichte Mangelerscheinungen auf den Plan.

Unwohlsein macht sich breit. Die Vitalität schwindet. In der Regel sieht man einem Menschen eine Vitaminunterversorgung sogar optisch an: Schlechte Hautdurchblutung, dunkle Augenringe oder Risse an den Mundwinkeln sind als verräterische Zeichen zu werten. Später zeigt dann das Immunsystem dem Betreffenden die rote Karte. Krankheiten treten häufiger auf. Die Endstadien einer Avitaminose sind generell als pathologisch einzustufen, z.B. Anämie, Dermatitis oder Funktionsstörungen des Nervensystems. Ernährungswissenschaftler bedienen sich bei der Beschreibung des Vitaminmangels gern des Bildes eines Eisbergs: Neben den sichtbaren Symptomen, der Spitze des Eisbergs, gibt es eine Fülle versteckter Symptome, die im Verborgenen unaufhörlich unsere Fitness und Gesundheit untergraben.
Ohne erkennbaren Grund über längere Zeit schlecht gelaunt und gereizt zu sein, kann ebenfalls an einer Mangelversorgung mit Vitaminen liegen. Am Institut des Ernährungswissenschaftlers Professor Werner Kübler in Gießen fanden Forscher eine ganze Reihe von mentalen Befindlichkeitsstörungen, die auf eine Vitaminunterversorgung zurückzuführen sein können:

- Vermindertes Wohlbefinden
- Erhöhte Gereiztheit
- Gesteigertes Angstempfinden
- Nervosität
- Depressive Zustände

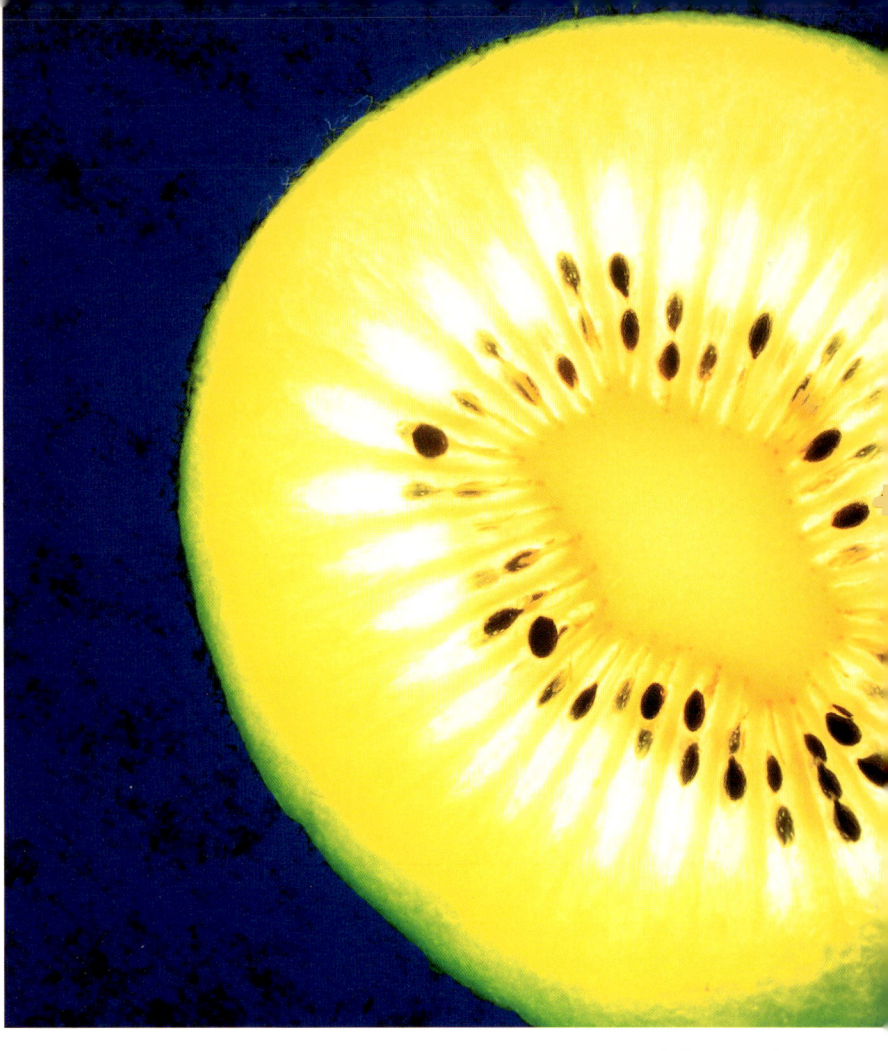

DIE WICHTIGSTEN VITAMINE AUF EINEN BLICK
Empfohlene Menge pro Tag und zentrale Funktion

Vitamin	Menge	Funktion
Vitamin A (Retinol)	1 mg	Sehvorgang, Hautschutz
Provitamin A (Betakarotin)	4 mg	Sehvorgang, Hautschutz
Vitamin D (Calciferol)	5 mg	Skelettsystem
Vitamin E (Tocopherol)	14 mg	Fruchtbarkeit, Zellschutz
Vitamin K (Phyllochinon)	1,5 mg	Blutgerinnung
Vitamin C (Ascorbinsäure)	100 mg	Immunabwehr, Zellatmung
Vitamin B_1 (Thiamin)	1 mg	Nervensystem
Vitamin B_2 (Riboflavin)	1,5 mg	Hornhaut, Linse
Vitamin B_6 (Pyridoxin)	1,5 mg	Aminosäurenstoffwechsel
Vitamin B_{12} (Cobalamin)	3 mg	Zellteilung
Niacin (Nicotinamid)	15 mg	Haut
Vitamin B_5 (Pantothensäure)	6 mg	Haarpigmentierung
Biotin	30–60 mg	Haut, Haare, Nerven
Folsäure (Pteroylglutaminsäure)	400 mg	Blutbildende Zellen

MINERALSTOFFE UND SPURENELEMENTE – OHNE SIE LÄUFT NICHTS

Verglichen mit den bei der Zubereitung oder durch falsche Lagerung leicht zerstörbaren Vitaminen sind Mineralstoffe und Spurenelemente zähe Burschen. Sie können bei der Zubereitung nicht zerstört werden, weil sie einfacher gestrickt sind, aus kleineren Molekülen ohne komplexe Struktur. Beim Schwitzen gehen über die Haut, z.B. beim Sport, Unmengen Mineralstoffe und Spurenelemente verloren. Der Körper fordert sie zurück.

Mineralstoffe sind vollbeschäftigt: Sie schaffen Substanz in Knochen und Zähnen, halten bei vielen Stoffwechselvorgängen das Ruder in der Hand und bestimmen die Zusammensetzung von Blut und Körperwasser. Auch für die Herstellung des richtigen Drucks in den Körperzellen sind sie verantwortlich.

Eine vollwertige Ernährung bildet einen guten Grundstock für eine ausreichende Versorgung an Mineralstoffen und Spurenelementen. Ausgelaugte Böden in der Landwirtschaft, einstiger Spender dieser Substanzen, machen jedoch oft eine zusätzliche Mineralstoffaufnahme notwendig. Zu diesem Zweck wurden von der Hobbythek drei Mineralpulver entwickelt, die den Körper mit den wichtigen Mineralstoffen Calcium, Magnesium und Kalium versorgen: Multimineralpulver HT, Multimineralpulver HT Super und Multimineralpulver Super HT Plus, das zusätzlich mit dem Spurenelement Jod angereichert ist. Auch diese Produkte sind bei den Anbietern von Hobbythek-Produkten zu beziehen.

■ **WICHTIGE MINERALSTOFFE UND SPURENELEMENTE AUF EINEN BLICK**
Empfohlene Menge pro Tag und zentrale Funktion

Calcium	1000 mg	Zähne, Knochen
Phosphor	800 mg	Knochen, Zellen
Kalium	2000 mg	Mitverantwortlich für osmotischen Druck in den Zellen
Magnesium	350 mg	Muskulatur, Gehirn
Natrium	550 mg	Elektrolyt
Eisen	15 mg	Blut, Sauerstofftransport
Fluorid	1 mg	Zähne
Jod	200 mg	Schilddrüse
Selen	70 mg	Enzyme

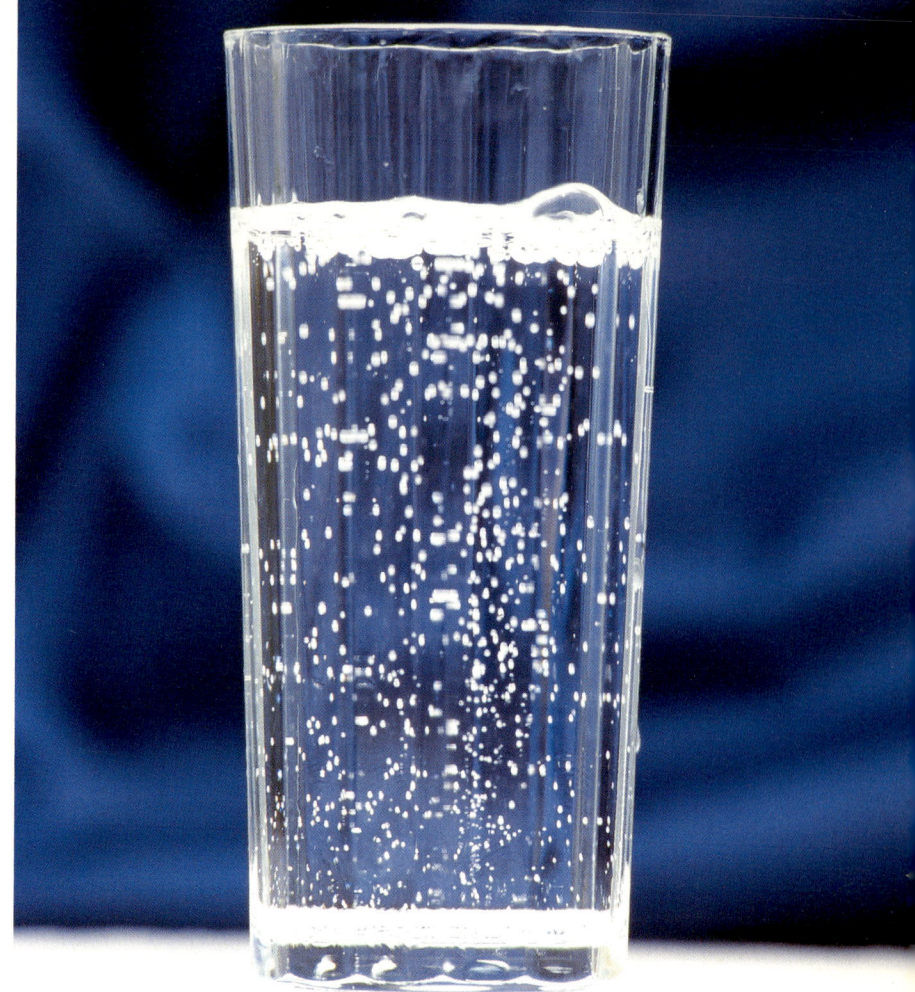

VITALSTOFFE – BOTEN DER JUGEND

Vitalstoffe sind sämtliche Ingredienzien in unserer Nahrung, die für die Gesundheit unverzichtbar sind. Hierzu zählen Vitamine, Mineralstoffe, Spurenelemente, Proteine, Kohlenhydrate und Fette. Sie steigern die Vitalität. Bei den folgenden Tipps handelt es sich um Vitalstoffe, von denen viele Menschen in unserer Gesellschaft zu wenig zu sich nehmen.

HITLISTE DER VITALSTOFFE

FOLSÄURE – DAS JUNGBRUNNEN-VITAMIN
Dieses Vitamin hat vor allem Zellteilung und Zellneubildung im Sinn. Grüne Gemüse, Salate, Hefe und Weizenkeime stecken voll davon. Vorsicht: Als wasserlösliches Vitamin wird es schnell beim Waschen der Gemüse auf Nimmerwiedersehen in den Abfluss gespült, manchmal bis zu 90 Prozent.

SONNENANBETER VITAMIN D
Die Vitamin-D-Versorgung ist aufs Engste mit dem Calcium-Stoffwechsel verknüpft. Ein Vitamin-D-Mangel blockiert auch das Wirken dieses Mineralstoffs. Sonnenlicht regt die Bildung des Vitamins im Körper an. Ein anderer Spender, Lebertran, ist nicht jedermanns Sache.

STABILITÄTSFAKTOR CALCIUM
Die Deutsche Gesellschaft für Ernährung beklagt einen weit verbreiteten Calcium-Mangel in der Bevölkerung. Den Betroffenen werden die Knochen den Calcium-Mangel eines Tages verübeln. Der Mineralstoff ist bester Garant für ein stabiles Skelett, ein Leben lang. Calcium schützt vor Osteoporose. Als Vorbeugung: Viel Milchprodukte und Milch verzehren.

GANZ UNVERKRAMPFT MIT MAGNESIUM
Es bleibt das Königs-Mineral der Sportler: Muskeln und Nerven brauchen für jede Bewegung genug Magnesium. Sonst rächen sie sich mit schmerzhaften Krämpfen. Wer Mineralwasser mit hohem Magnesiumgehalt trinkt, hat schon viel erreicht. Auch Bananen sind ein Top-Lieferant.

BESTER FREUND DER SCHILDDRÜSE: JOD
Ohne Jod kann die Schilddrüse nicht arbeiten. Nur wenn dieses Spurenelement vor Ort ist, vermag sie ihre wichtigen Hormone zu bilden. Ein Kropf ist ein Hilferuf des Körpers: „Jod, bitte mehr Jod!" Jodiertes Speisesalz und viel Seefisch essen, das sind Schritte in die richtige Richtung. Vorsicht allerdings bei einer Schilddrüsenüberfunktion. Hier wäre Jod genau das Falsche!

RELAXER TRYPTOPHAN
Tryptophan putscht das Stimmungsbarometer. Unter Einsatz dieser essenziellen Aminosäure wird der Hirnbotenstoff Serotonin gebildet. Serotonin relaxt, Schlafprobleme sind passé. Dieses natürliche „Antidepressivum" steckt in Geflügel, Thunfisch oder Hülsenfrüchten.

LINOLSÄURE FÜR GESTRESSTE TYPEN
Aus dieser zweifach ungesättigten Fettsäure baut sich der Körper hochaktive Reglerstoffe: die Prostaglandine. Gestresste Typen müssen wissen: Prostaglandine steuern z.B. den Blutdruck. Linolsäure selbst heilt möglicherweise sogar Neurodermitis. Weizenkeim- oder Sojaöl sind reich an Linolsäure.

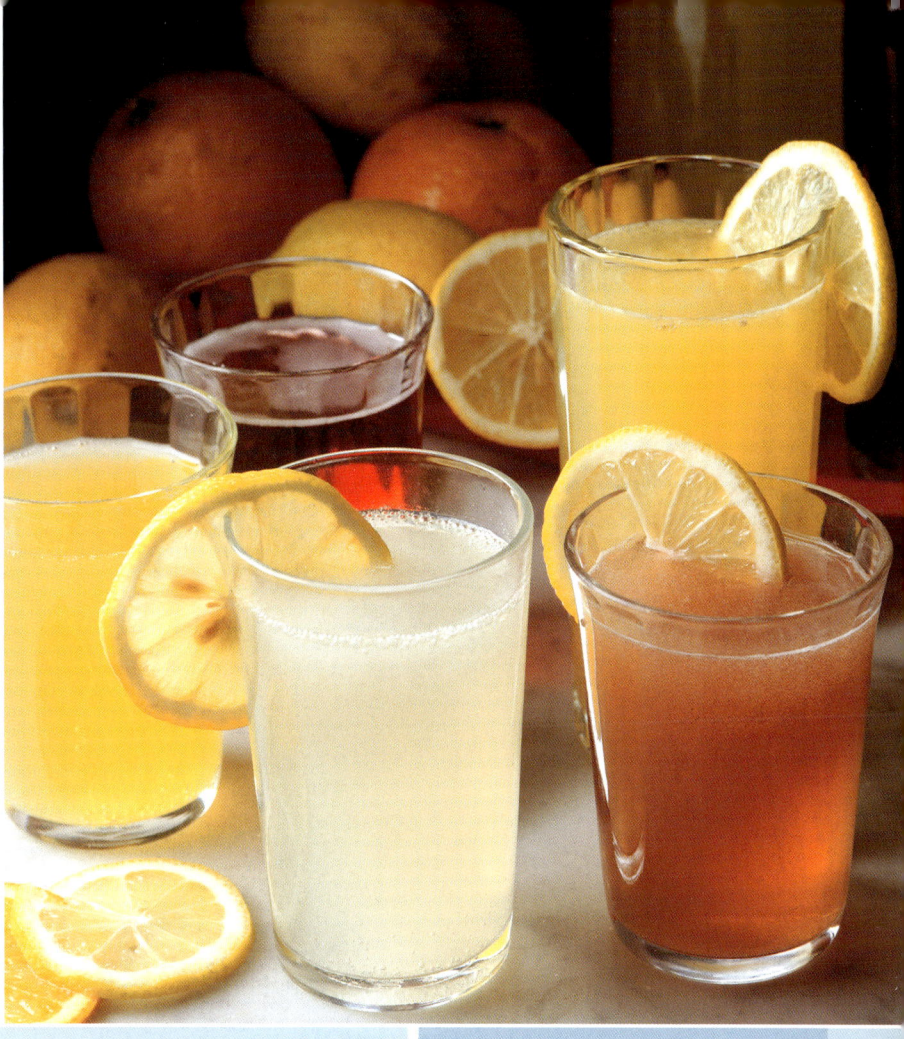

10 VITALSTOFF-TIPPS

1. Trinken Sie ein Glas zuckerfreien Orangensaft zu Gemüsegerichten. Der Körper kann dann pflanzliches Eisen besser verwerten als synthetisches.

2. Einen vitalen Kick mit Ballaststoffen, Linolsäure und Vitamin E erhalten Quark oder Joghurt, wenn Sie Leinsamen drüberstreuen.

3. Rohe Möhren immer mit einem Schuss pflanzlichem Öl beträufeln, damit die fettlöslichen Vitamine optimal genutzt werden.

4. Pellkartoffeln liefern viel mehr Vitalstoffe als Salzkartoffeln, weil die meisten beim Schälen verloren gehen.

5. Tierisches Fett sparen Sie, wenn Sie statt Butter Tomatenmark aufs Brot schmieren. Schmeckt besonders mit Käse.

6. Bei süßen Brotaufstrichen nehmen Sie statt Butter Magerquark. Gute Proteinquelle!

7. Rooibos-Tee, das südafrikanische Nationalgetränk, enthält kein Tein, dafür aber jede Menge Mineralstoffe.

8. Vitamin-C-Dusche gefällig? Frisch gepressten Zitronensaft über Fisch, Gemüse, Joghurt träufeln.

9. Naturjoghurt mit frischem Obst und Fertigjoghurt aus dem Supermarkt unterscheiden sich vitalstoffmäßig voneinander wie Mercedes und Trabi.

10. Bioaktive Stoffe* mit Krebsschutzfaktor wirken auch in Gemüsesäften. Mehrmals am Tag ein Glas!

*Die Vorteile von so genannten bioaktiven Stoffen (= sekundäre Pflanzenstoffe) wurden von Ernährungswissenschaftlern erst vor einigen Jahren entdeckt. Es sind natürliche Inhaltsstoffe in Gemüse oder Obst, die bei regelmäßigem Verzehr schützende Eigenschaften im Organismus entwickeln, z.B. Krebsvorbeugung. Es gibt sehr viele verschiedene dieser Anti-Aging-Substanzen.

DEM ÜBERGEWICHT AN DEN (FETT-)KRAGEN

Eigentlich weiß es jeder: Wer mehr verputzt, als er verbrennt, nimmt zu. Das gespeicherte Fett setzt sich unter der Haut und um innere Organe fest. Eigentlich sollte der Fettanteil des Körpergewichts 15 Prozent nicht überschreiten. Tatsächlich beträgt der Fettanteil von fettleibigen Menschen manchmal bis zu 70 Prozent der Körpermasse.
Ist Deutschland ein Land der Dicken? Die Zahlen des Statistischen Bundesamtes bringen gut verhüllte Polster ans Licht: Jeder zweite Bundesbürger über 18 Jahre steigt mit zu vielen Kilos auf die Waage. Das ist bei 39 Prozent der Frauen und 56 Prozent der Männer der Fall.

DER BODY-MASS-INDEX

Mit dem Body-Mass-Index (BMI) merken Sie schnell, ob Sie Ihre Linie verbessern könnten.

$$\frac{\text{Körpergewicht in kg}}{\text{Körpergröße in m}^2} = \text{BMI} \qquad \text{Beispiel:} \quad \frac{62 \text{ kg}}{(1{,}65 \text{ m}^2)} = 22{,}8$$

■ EINTEILUNG DES KÖRPERGEWICHTS NACH BMI

BMI < 20	Untergewicht
BMI 20-25	Normalgewicht
BMI 25-29	Leichtes bis mäßiges Übergewicht
BMI 29-39	Deutliches Übergewicht
BMI > 40	Sehr starkes Übergewicht

DIE BIOELEKTRISCHE IMPEDANZ ANALYSE (BIA)

Noch aufschlussreicher als der BMI ist die Messung der Körperzusammensetzung, d.h. die Messung des Anteils von Fett und Muskulatur am Gesamtgewicht. „Muckis" wiegen mehr als Fett, so dass ein trainierter Körper schwerer sein kann. Mit Hilfe der bioelektrischen Impedanz Analyse (BIA) kann man die Körperfettmasse jedoch genau ermitteln. Das Prinzip: Verschiedene Körpergewebe wie Fett, Muskulatur oder Knochen bauen bei Stromdurchfluss unterschiedliche Widerstände auf. So lässt sich die Körperfettmasse feststellen (für Träger von Herzschrittmachern ungeeignet).
Eine BIA bieten einige Fitnesscenter an. Eine Alternative: Im Handel sind spezielle Waagen erhältlich, mit denen Sie zuhause eine solche Analyse durchführen können (z.B. von der Firma Tanita).

ÜBERGEWICHT ALS ANTI-AGING-RISIKOFAKTOR

Übergewicht mit sich herumzuschleppen macht älter, als es die Gene im Sinn haben. Übergewicht ist somit ein Anti-Aging-Risikofaktor. Sie handeln sich mit den lästigen Pfunden auf lange Sicht viel gesundheitlichen Ärger ein: Das Herz wird krank, der Stoffwechsel entgleist, Knochen, Bänder und Gelenke haben irgendwann die Nase voll von der Last und beginnen zu streiken. Wenn die Kilos jedoch schmelzen, kann sich der Körper endlich von seiner Schokoladenseite zeigen, die natürliche Vitalität kommt wieder zum Vorschein.
Da der Mensch bekanntlich das Vertraute liebt, werden auch die guten Gewohnheiten nach einem gelungenen Start-up in Fleisch und Blut übergehen. Sie müssen nur irgendwann damit beginnen.

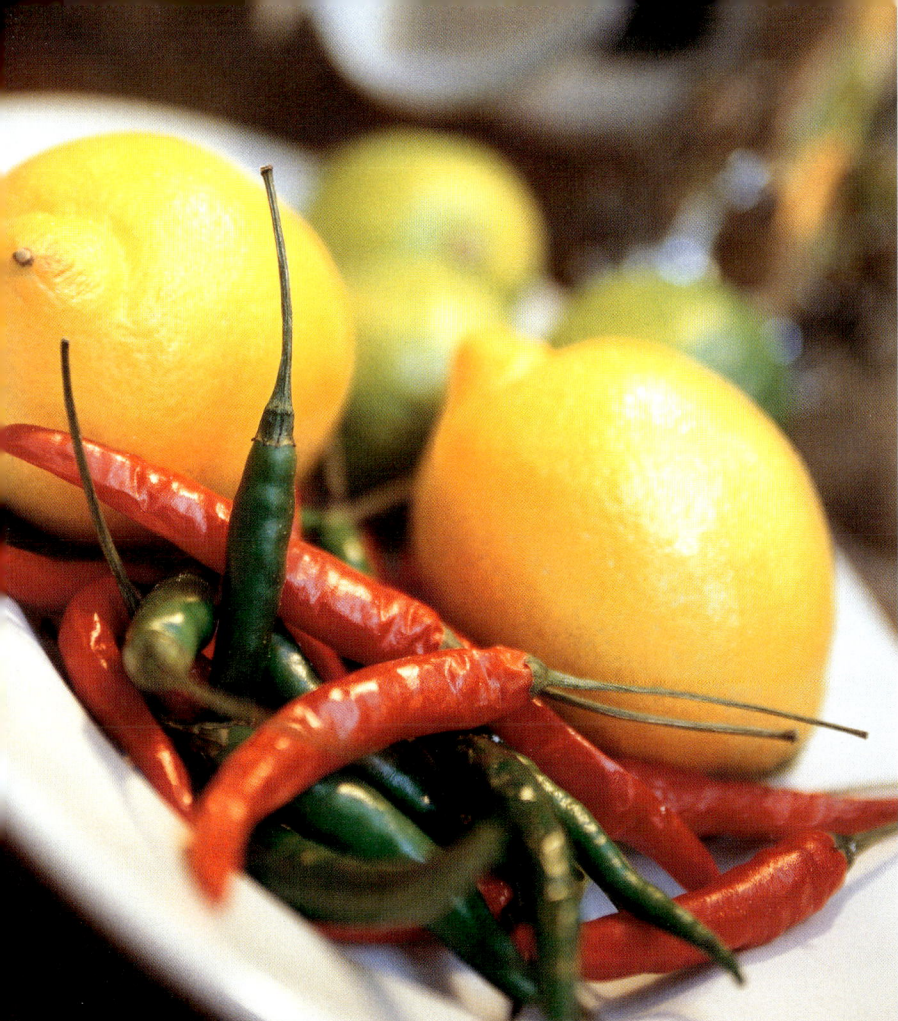

Die vielfältigen Diätvorschläge aus Zeitungen und anderen Ratgebern sollten Sie jedoch getrost in die Altpapiertonne werfen. Die billigen Heilsversprechen in all den bunten Gazetten schaden nämlich mehr als dass sie nutzen.

Es gibt zwei simple Faustregeln, mit deren Hilfe Sie wirklich abspecken können. Nur wer diese Faustregeln beherzigt, kann sein Körpergewicht sinnvoll reduzieren und wird Zeit seines Lebens schlank bleiben:

1. **Regelmäßige Bewegung in Form von Ausdauertraining**

2. **Ausgewogene Ernährung**

Die Kombination von beiden Punkten setzt den gefürchteten Jojo-Effekt außer Kraft, das ständige Auf und Ab des Körpergewichts, wie man es von allen anderen Diäten kennt: Zunächst verliert der Körper an Gewicht, um nach Diätende stärker zuzunehmen als zuvor.

Die Phase, wo es dem Fett an den Kragen geht, muss keine abstinente Zeit sein. Selbstkasteiung ist überflüssig. Auch der Riegel Schokolade ist kein Drama, wenn die grobe Richtung stimmt. Essen sollte mit allen Sinnen genossen werden, also lustvoll sein. Beim hastigen Herunterschlingen hingegen tendiert der Lustfaktor gen Null.

Die Tischsitten der mediterranen Länder können als Vorbild dienen. Sie überzeugen nicht nur durch die pulsierende Lebensfreude, die an den dort gedeckten Tafeln gang und gebe ist. Man nimmt sich Zeit für die Mahlzeiten, Freunde und Familie treffen zum Essen zusammen. So wird jeder Tag ein kleines Fest. Es lohnt sich auch, einen neugierigen Blick in südliche Kochtöpfe zu werfen. Gemüse, Obst, Fisch und gutes Olivenöl lassen Ernährungsfachleute in Lobeshymnen ausbrechen. Es gibt also viele Gründe von der mediterranen Küche und ihrem Anti-Aging-Charme begeistert zu sein. Doch davon später mehr (Siehe hierzu auch das Hobbythek-Buch: Mediterrane Lebenselixiere – Länger leben, besser leben).

VOLLWERTIGE ERNÄHRUNG - BEIM EINKAUF FÄLLT DIE ENTSCHEIDUNG

Gemüse und Obst sollten immer knackig-frisch zubereitet werden. Es schmeckt einfach besser. Der Vitamingehalt ist höher. Die Vitamine verabschieden sich nämlich mit jedem Tag der Lagerung ein wenig mehr, manche bereits Stunden nach der Ernte. Dieser Umstand sollte unbedingt auch bei der Zubereitung berücksichtigt werden. Langes Wässern oder zu aggressive Garverfahren geben den Vitaminen den Rest. Übrigens: Bei tiefgefrorenen Produkten kann, so sie denn fachgerecht behandelt wurden, der Vitamin- und Mineralstoffgehalt höher sein als bei lang in den Regalen gelagerter frischer Ware.

■ EMPFINDLICHKEIT DER EINZELNEN VITAMINE

Vitamine	Sauerstoff	Licht	Hitze
Vitamin A	++	++	-
Vitamin D	++	+	-
Vitamin E	++	+	-
Vitamin K	-	+	-
Vitamin B_1	+	-	++
Vitamin B_2	-	++	+
Vitamin B_6	-	++	+
Vitamin B_{12}	+	+	-
Folsäure	-	+	++
Niacin	-	-	-
Pantothensäure	-	-	++
Biotin	-	-	-
Vitamin C	+	+	+

- = unempfindlich   + = empfindlich   ++ = sehr empfindlich

WOCHENMÄRKTE ALS GOLDGRUBE FÜR GENIESSER

Esskultur fängt beim Einkaufen an. Mit ein bisschen Planung lassen sich hastige Fehlkäufe vermeiden. Es soll ja schließlich Qualität auf den Tisch. Spitzenköche und Liebhaber guter Küche treiben sich deshalb gern auf Wochenmärkten herum. Sie sind eine wahre Goldgrube für Genießer, Frischkostfans und für alle, die Spaß an gesundem Essen haben. Die Auswahl ist riesig, die Qualität besser als im Supermarkt.

Konzentrieren Sie den Blick auf die Waren heimischer Bauern. Die Reise des Radieschens war dort kürzer, was nicht nur der Frische und dem Vitamingehalt, sondern auch der Umwelt zugute kommt. Zu den Marktleuten lässt sich schnell ein persönlicher Kontakt knüpfen. Wer zum Stammkunden avanciert, hat gute Chancen, daheim Top-Qualität auszupacken.

Auf den meisten Märkten gibt es auch Stände, die Obst, Gemüse, Backwaren und andere Produkte aus biologischem Landbau anbieten. Hier ist der Schadstoffgehalt in der Regel niedriger, der Vitamin- und Mineralstoffgehalt höher als bei konventionell angebauten Produkten.

In vielen Bioläden gibt es ein interessantes Angebot: Die „Gemüsetüte", maßgeschneidert für jede Haushaltsgröße. Sie kann wöchentlich bestellt werden und enthält eine wechselnde Auswahl frischer Obst- und Gemüsesorten, die gerade Saison haben. Gratis stecken in jeder Tüte ein paar Rezeptvorschläge passend zum Inhalt - besonders für Berufstätige ein prima Service. Vitaminreiche Frische ist garantiert.

ESSEN UND TRINKEN SIE „LEBEN"

MEDITERRANE KOSTBARKEITEN – ESSEN SIE SICH JUNG

Die mediterrane Küche ist der Inbegriff von lustvollem Leben ohne Reue. Da tauchen sonnige Erinnerungen vor unserem inneren Auge auf: Urlaubsfeeling, gegrillter Fisch in Knoblauchöl, farbige Gemüse- und Salatkreationen, Fingerfood mit Oliven – und alles in einer lauen Sommernacht genossen.
Das Gut für unser Über-Ich: Ernährungswissenschaftler schwärmen mit. Als wahrer Quell für Jugend und Anti-Aging legen sie jedem, auch in unseren Breitengraden, die Mittelmeerkost ans Herz. Ja, ausgesprochen herzgesund soll sie sein. Das ist durch Studien längst untermauert. Die Menschen dort werden älter, leiden weniger an Herz-Kreislauf-Erkrankungen oder Bluthochdruck. Des weiteren ist die Krebsrate im Süden auffallend niedriger als bei uns.
Deshalb verleihen wir den Köstlichkeiten vom Mittelmeer das Prädikat: „Pure Anti-Aging-Qualität".

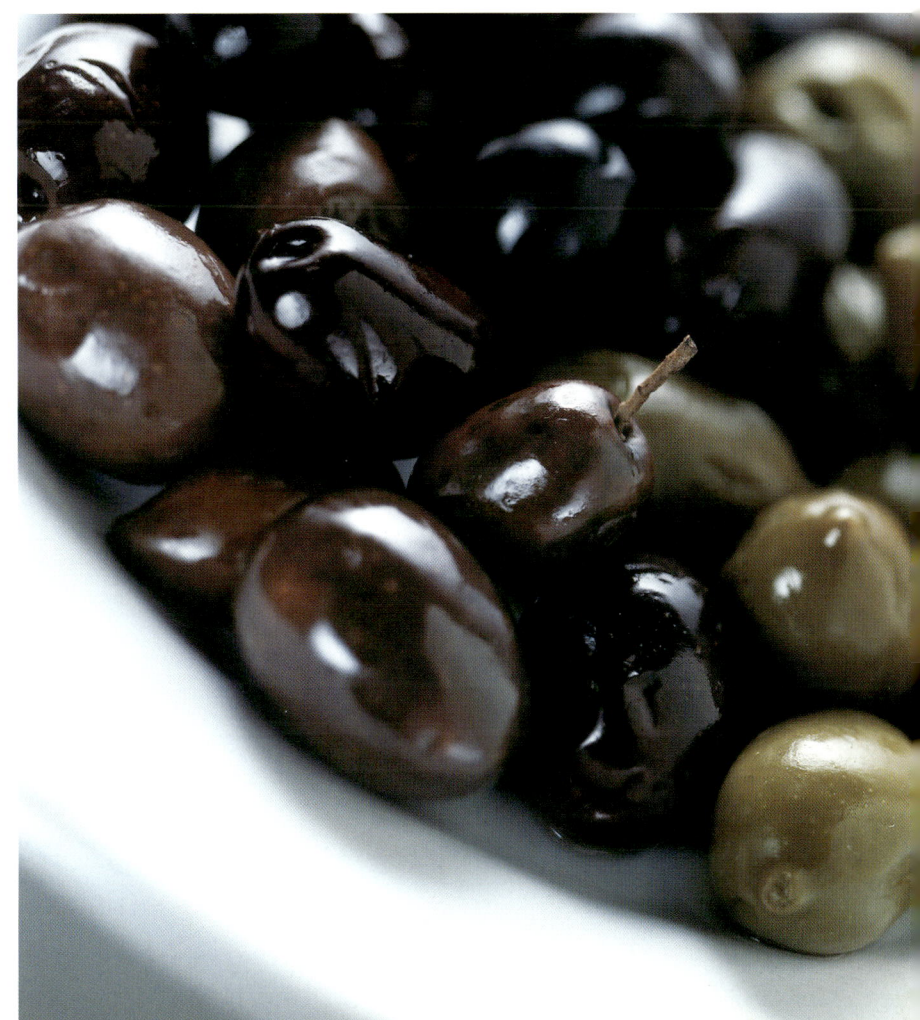

DIE HITLISTE DER MEDITERRANEN KÜCHE

■ Olivenöl

Nicht nur die Südländer lieben ihr Olivenöl. Es sei ein Geschenk der Götter, sagen sie. Der Olivenzweig gilt seit der Antike als Symbol des Lebens.

Olivenöl besteht zu etwa 78 Prozent aus einfach ungesättigten Fettsäuren, hauptsächlich der Ölsäure, und zu etwa 12 Prozent aus mehrfach ungesättigten Fettsäuren. Diese Fettsäurenzusammensetzung ist Balsam für unseren Körper. Warum? Olivenöl vermag in unserem Blut den Anteil des „bösen" Cholesterins zu senken und den des „guten" Cholesterins zu heben. Das so genannte Oleuropein senkt den Blutdruck, da es die Arterien weitet. Und die hohe Vitamin-E-Konzentration hält länger jung und beugt Herz-Kreislauf-Erkrankungen vor.

Hierfür kommt ausschließlich – wenn es nicht zum Kochen verwendet wird – natives kaltgepresstes Olivenöl, extra virgin, in Frage, das bei dem Hobbythek-Antbieter Spinnrad auch in Bio-Qualität zu beziehen ist.

■ Knoblauch

Die älteste Frau der Welt, Jeanne Louise Calment, hatte eine Leibspeise: Aioli (Knoblauchmayonnaise). Sie starb 1997 im Alter von 122 Jahren.

Die Zutaten von Aioli sind im wesentlichen Olivenöl und Knoblauch. Die segensreichen Wirkungen des Olivenöls haben wir bereits kennen gelernt, doch was versteckt sich in der weißen Knolle? Wir wissen: Knoblauch vertreibt das Böse, z.B. Vampire. So schreibt man ihm in der Legende von alters her Schutzwirkung zu. Forscher hingegen schätzen weit mehr die keimtötende Wirkung der Knolle. Krankheitserreger wie Bakterien, Viren und Pilze haben in Knoblauch einen ernstzunehmenden Gegner. Diese gesundheitsfördernde Wirkung ist einem besonderen Inhaltsstoff, dem Allicin, zu verdanken. Knoblauch kann also als natürliches Antibiotikum wirken. Diese Eigenschaft geht allerdings bei zu starkem Erhitzen verloren.

Knoblauch zieht darüber hinaus auch gegen die freien Radikale im Körper zu Felde und reduziert sie. Knoblauch soll auch den Blutzucker-

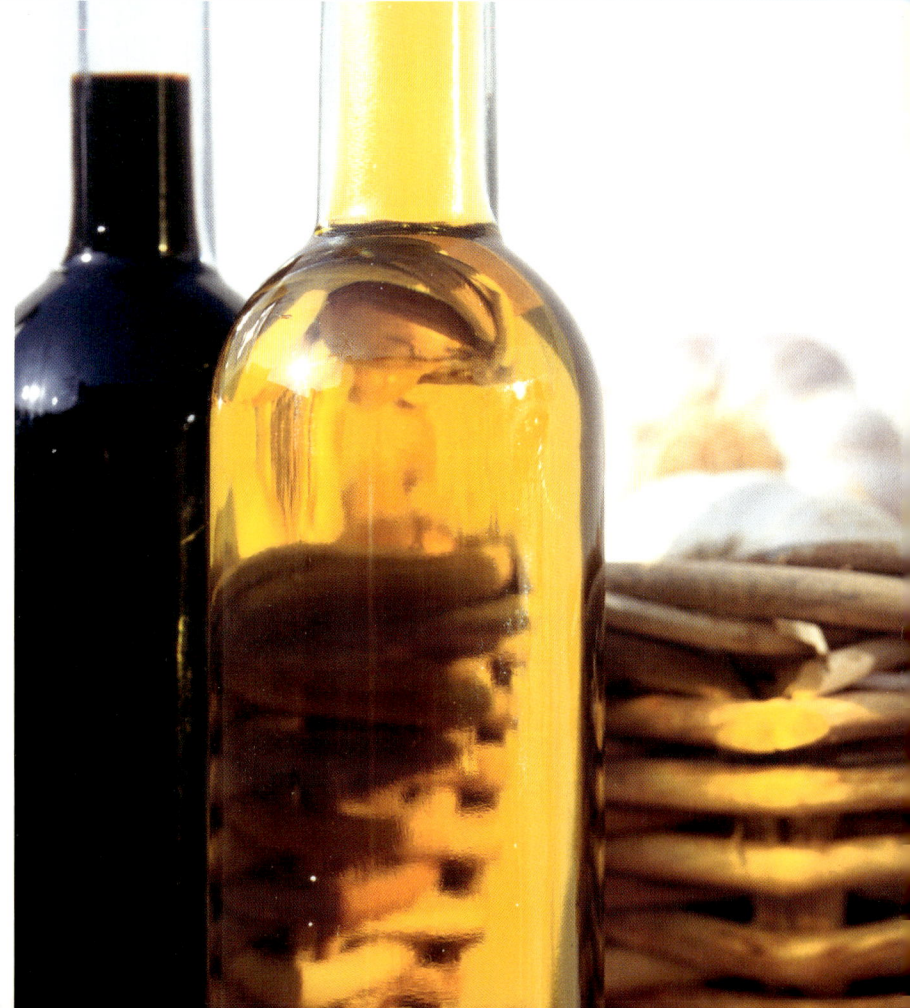

spiegel und die Harnzuckerausscheidung normalisieren. Man sagt ihm sogar krebsvorbeugende Wirkung nach.
Nur gegen eine Nebenwirkung scheint noch kein Kraut gewachsen: die Geruchsfahne.

■ **Tomaten**
Pomodoro, Goldäpfelchen, nennen die Italiener ihre Lieblingsfrucht. Weltweit ist die Tomate seit langem zum Spitzenreiter aller Gemüse aufgestiegen.
Das Goldäpfelchen ist prallvoll mit hochwirksamen Mikronährstoffen, die unseren Körper jung und schön halten: Vitamine, Mineralstoffe und bioaktive Stoffe. Sie enthalten viel Vitamin C, Betakarotin, Folsäure, Vitamin E, Vitamine der B-Gruppe, Chrom, Selen, Kalium, Mangan, Magnesium, Eisen und Kupfer. Mit zwei mittelgroßen Tomaten lassen sich bereits zwei Drittel des Tagesbedarfs an Vitamin C decken. Flavonoide, als bioaktive Substanzen, schnappen in unserem Körper die freien Radikale weg. Sie kommen in den Randschichten der Frucht vor. Wer diese Anti-Aging-Wirkung nicht missen will, sollte Tomaten nicht häuten, sondern mit Schale essen.

■ **Wein**
Wer nicht zu tief in sein Weinglas blickt, trinkt viele Anti-Aging-Stoffe mit. Wein enthält Kalium, Magnesium, Spurenelemente, B-Vitamine, Vitamin C und als Krönung: bioaktive Substanzen, die seit einiger Zeit hohes Ansehen bei Foodspezialisten genießen. Wiederum sind es Flavonoide, als bioaktive Substanzen, die den dosierten Genuss von Wein, zur erstklassigen Gesundheitsprophylaxe machen. Als natürliche Antioxidantien lauern sie in unserem Körper den freien Radikalen auf. Damit die Flavonoide zeigen können, was sie drauf haben, muss jedoch Vitamin E zugegen sein. Das ist bei der mediterranen Küche mit Gemüse, Öl und Fisch jedoch immer der Fall.

■ **Artischocken**
Artischocken gehören vor allem wegen einer Eigenschaft auf den Anti-Aging-Speisezettel: Sie entgiften den Körper, was gerade in heutigen Zeiten besonders wichtig ist. Und natürlich last but not least, weil sie so unglaublich lecker sind.

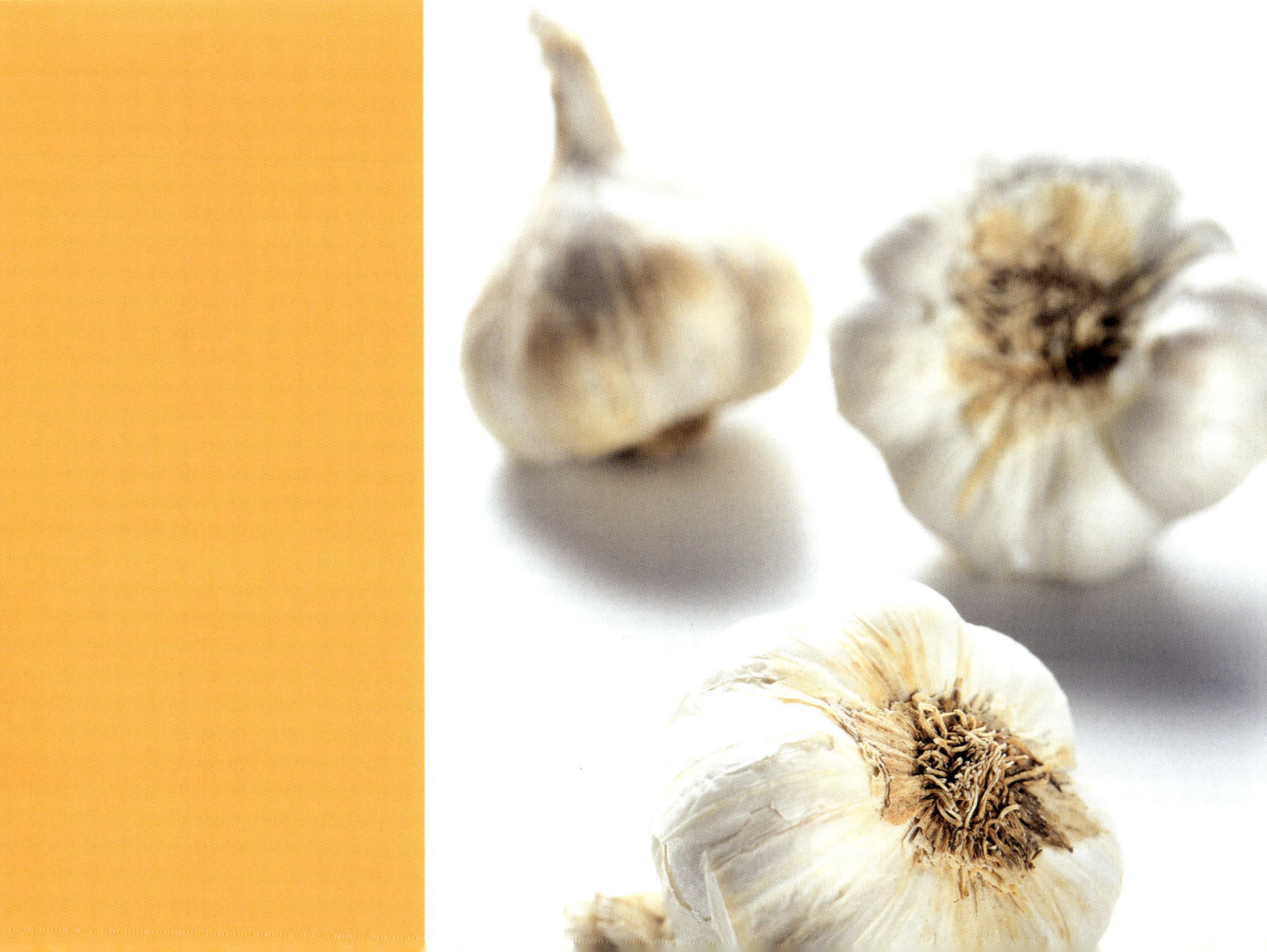

SCHÖNHEIT KANN MAN ESSEN

Pflanzliche Lebensmittel schenken neben dem Geschmackserlebnis bei entsprechender Zubereitung auch ein besseres Aussehen, das sich beim Blick in den Spiegel durchaus bemerkbar macht – für viele ein wichtiger Wellness-Faktor. Strahlende Gesundheit wird unübersehbar durch schöne Haut oder glänzende Haare.

DIE WELLNESS-FOOD-HITLISTE:

Es regnet Sonnenblumenkerne
Im Müsli oder Salat ein Nährstoffregen an Kalium, Phosphor, Magnesium und Vitamin E. Die Kerne sind auch als Anti-Aging-Zwischensnack sehr gut geeignet. Gleiches gilt für Kürbiskerne. Wie wär's mit einem Vorrat in der Büroschublade?

Wunderkorn Amaranth
Die Inkas verehrten es einst als heiliges Wunderkorn. Heute gehört Amaranth als Bestandteil von Müslis, Brot, Keksen, Nudeln oder Riegeln zum Standard-Sortiment guter Bioläden. Es ist reich an Ballaststoffen, bestem Eiweiß und essenziellen Aminosäuren sowie Calcium, Magnesium und Eisen in auffallend hohen Mengen.

Vorzüglicher Broccoli
Grünfutter mit Immunschutz, auf diesen Nenner könnte man die Vorzüge des Broccoli bringen. Er ist ein guter Vitamin-C- und Carotin-Spender. Darüber hinaus stecken in jedem Röschen Kalium, Calcium und Magnesium.

Shaker Sojamilch
Sojamilch ist ein wertvoller, nahezu fettfreier Drink, der neben dem hochwertigen Eiweiß vor allem wegen seiner Phytoöstrogene gepriesen wird. Sie sollen eine krebsschützende Wirkung haben. Mit Sojamilch und Früchten lassen sich köstliche Shakes mixen. Sojamilch kann auch statt Milch verwendet werden. Probiotischer fettarmer Joghurt ist eine wunderbare Alternative zu Sojamilch.

Tropenkönigin Ananas
Verdauungsfördernd, harntreibend und entschlackend wirkt sich die Ananas auf unseren Körper aus. Das Enzym Bromelin macht's. Vitamin A, B, C, Eisen und Calcium machen die Königin der Tropenfrüchte zu einer Beautyfrucht.

Lorbeerkranz für Avocado
Mehrfach ungesättigte Fettsäuren lassen die Avocado zu einer sehr kalorienreichen Kost werden. Das macht die Avocado, die zu den Lorbeergewächsen zählt, mit Qualität jedoch spielend wett: Mehrfach ungesättigte Fettsäuren, B-Vitamine, Vitamin E, Eisen, Calcium und Kalium stecken in ihr.

Kichererbsenpower
Wie alle Hülsenfrüchte liefern Kichererbsen Anti-Aging-Power. Sie bieten allerfeinstes pflanzliches Eiweiß und Mineralstoffe im Übermaß.

Glückspilz Shii-take
Die Lobgesänge in der alter asiatischen Tradition auf diesen Pilz sind längst wissenschaftlich untermauert. 27 Aminosäuren, Vitamine Niacin, Riboflavin und Thiamin sowie eine Vitamin-D-Vorstufe zählen zu seinen Vitalstoffen. Weitere Inhaltsstoffe wirken tumorhemmend, stärkend auf das Immunsystem und senken zu guter Letzt den Cholesterinspiegel. Die Anbieter von Hobbythek-Produkten führen nicht nur getrocknete Shii-take-Pilze, sondern auch Shii-take-Produkte in Kapsel- oder Pulverform.
(Siehe hierzu auch das Hobbythek-Buch *Lebenselixier Pilze*)

ESSEN UND TRINKEN SIE „LEBEN"

■ DER KÖRPER SAGT UNS, WAS IHM FEHLT

Falten	Vitamin E	z.B. in pflanzlichen Fetten
Ungesunde Haut	Vitamin A	z.B. als Vorstufen in gelben Gemüsen
Altersflecken	Niacin	z.B. in Vollkorngetreide
Graues Haar	Vitamin B_5	z.B. in Broccoli
Glanzloses Haar	Biotin	z.B. in Haferflocken
Cellulitis	Vitamin C Silizium	z.B. in Kiwi z.B. in Vollkornbrot

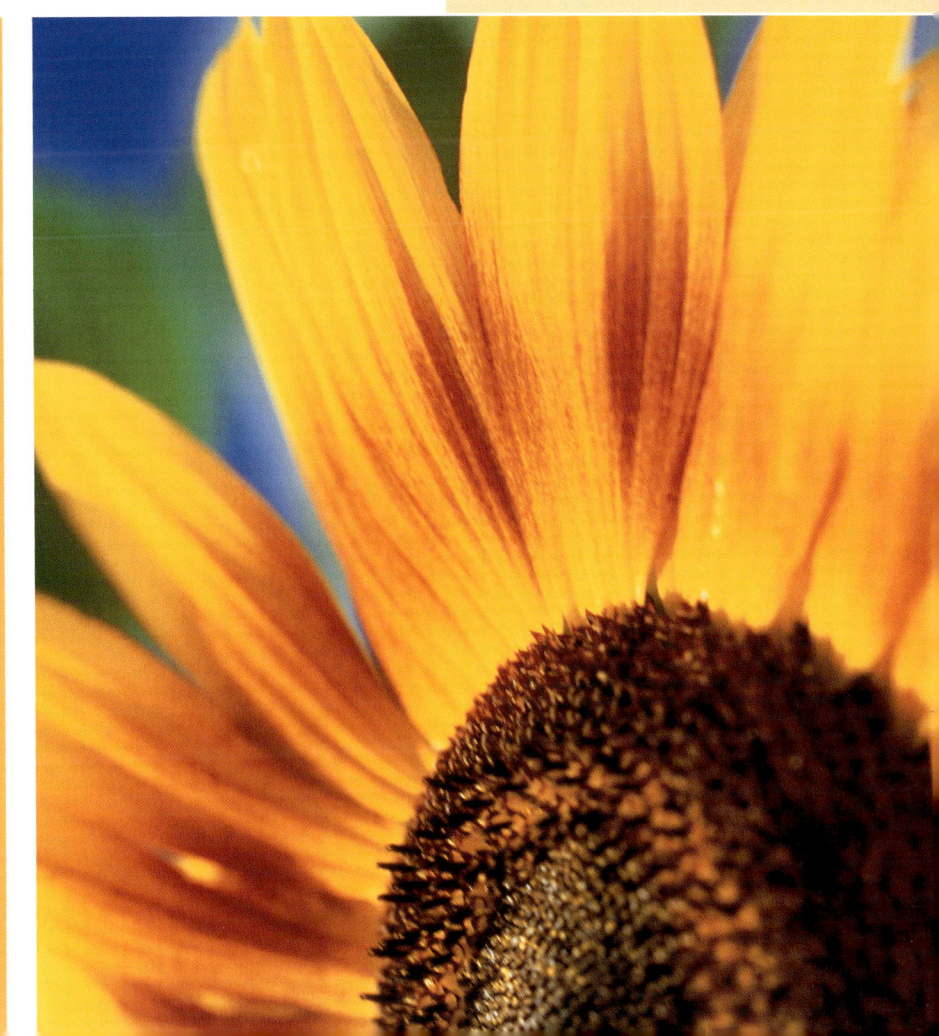

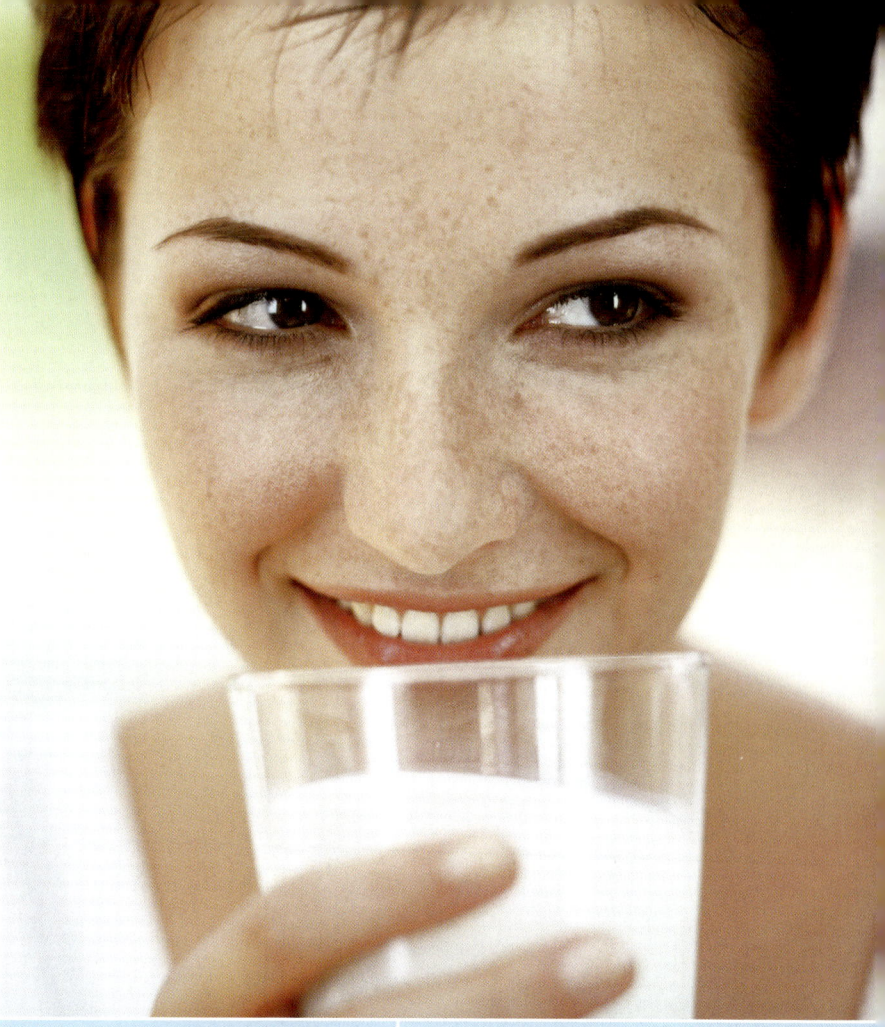

WEITERE NATÜRLICHE SCHÖNHEITSELIXIERE

Nutzen Sie neben einer ausgewogenen Ernährung die Wirkkraft teils uralter Heilmittel. Diesen Elixieren eilt der Ruf voraus, das Leben zu verlängern.

Apfelessig - der Schrittmacher
Wer allmorgendlich einen Trank aus verdünntem Apfelessig auf nüchternen Magen zu sich nimmt, bringt den Stoffwechsel auf Trab. Apfelessig entgiftet und tötet Bakterien.

Kieselerde als Stütze
Als Pulver oder Gel ist sie jeden Tag eine verlässliche Stütze für Haare, Nägel, Knochen. Auch das Bindegewebe soll es stützen. Silizium macht's möglich. Lässt sich prima mit (zuckerfreien) Säften oder Mineralwasser mixen.
Gleiches gilt für Heilerde, und am besten die feingemahlene für Kinder und Säuglinge.

Glanzvolle Hefe
Als Bierhefeflocken peppt sie Joghurt oder Müsli auf. Es freuen sich Haut, Haar und Nerven über diesen Vitamin-B-Segen.

Weizenkeim-Doping
Weizenkeime bringen ungesättigte Fettsäuren, Vitamine B, D, E sowie Mineralstoffe ins Spiel. Über Salat oder Müsli gestreut oder in Saucen versteckt ein ganz legales Vitamin-Doping!

Vitaminprotz Grüner Tee
Ein paar Schlucke am Tag verheißen Vorbeugung vor vielen Krankheiten. Ein Anti-Aging-Trank ersten Ranges aus Asien. Blutfette werden reguliert, freie Radikale unschädlich gemacht. In seiner Vitamin-Vielfalt könnte er glatt einigen Früchtchen den Rang ablaufen. Doch mit Vitamin C, E und Carotinoiden ist es längst nicht getan. Flavonoide machen den guten Eindruck perfekt. Die bioaktiven Substanzen schützen vor Krebs und anderen Wohlstandsübeln. Von Wellness verstehen die Asiaten viel: „Tee trinken heißt den Lärm der Welt vergessen."

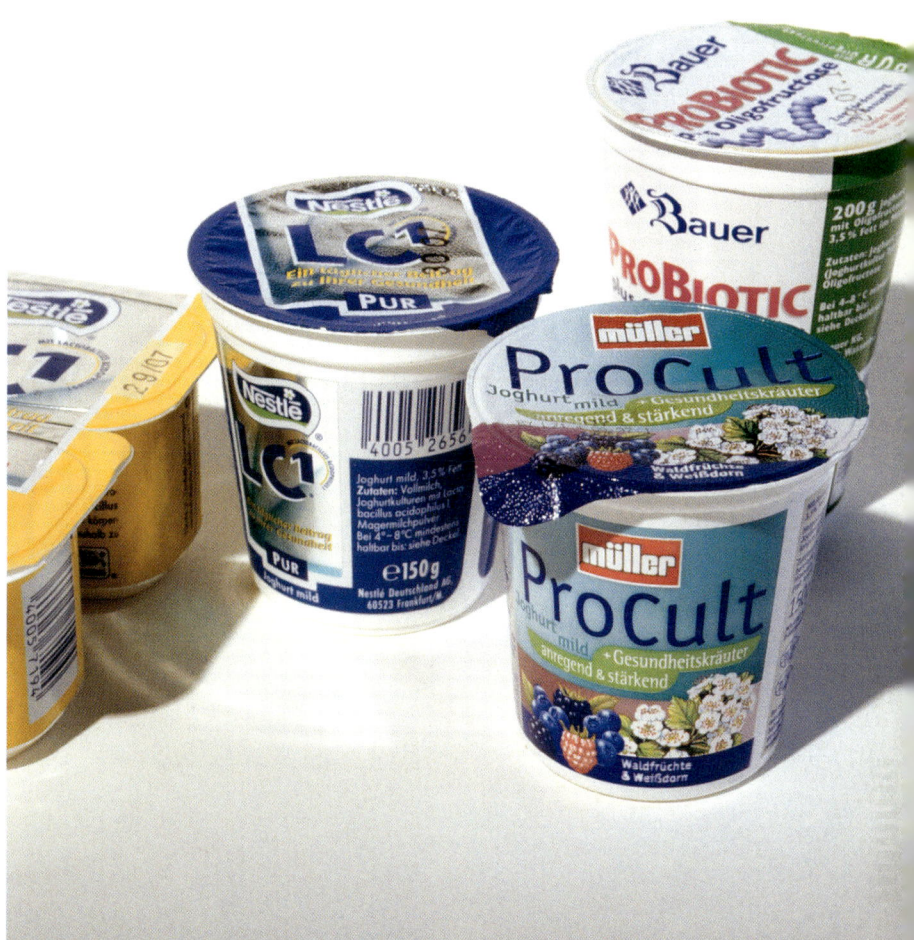

Probiotische Joghurts - Lebensversicherung mit Rendite
Joghurts mit aktiven Milchsäurebakterien verbessern das Darmmilieu und unterstützen die Verdauung. „Pro bios" heißt „für das Leben". Krankmachende Keime werden im Darm verdrängt. Das Immunsystem sagt „merci".

Molke schwemmt Gifte fort
Molke ist reich an Milchzucker und eine weitere Hüterin des Darms. Nahezu fettfrei liefert sie Proteine in Spitzenqualität. Sie steckt voller Vitamine und Mineralstoffe, schwemmt Stoffwechselschlacken aus dem Körper und entgiftet auf diese Weise den Organismus. Gut für Fastentage.

Wellness-Climber Ginseng
Die Asiaten schätzen seit 5000 Jahren die königliche, heilsame Wurzel. Besonders wertvoll ist der Rote Ginseng. Es gibt ihn getrocknet, gemahlen oder als Kapsel. Er lässt den Wellnessfaktor nach oben klettern, stärkt die Konzentration und das Immunsystem. Er vitalisiert von Kopf bis Fuß. Besonders bei Stress und Erschöpfung wird er empfohlen.

Wertvoller Roter Klee
Roter Klee lindert durch hohe Phytoöstrogenwerte die typischen Probleme der Wechseljahre wie Schweißausbrüche und Stimmungslabilität.

Hobbythek-Produkte, Molkedrinks, Apfelessig-Kapseln, Vitamin-, Mineralstoff- und Ballaststoffprodukte, probiotische Kulturen für selbstgemachte Milcherzeugnisse, eine große Auswahl an grünem Tee finden Sie in den Filialen des Hobbythek-Anbieters Spinnrad im gesamten Bundesgebiet, im Internet unter *www.spinnrad.de* oder über die Hotline 0180/477 46 67.

JUGEND UND SCHÖNHEIT FANGEN IM KOPF AN
DENKEN SIE SICH JUNG

Was macht Männer und Frauen attraktiv? Der äußere Eindruck allein ist es jedenfalls nicht. Denn wer kennt nicht den ernüchternden Moment, wenn ein schöner, aber geistloser Mensch den Mund aufmacht. Das perfekte äußere Bild, das eben noch unsere Bewunderung fand, verliert im Nu all seine Faszination.

Umgekehrt treffen wir immer wieder Menschen, deren äußere Attraktivität durch Esprit und positive Ausstrahlung zu wachsen scheint. Attraktivität fängt also im Kopf an. Für alle jenseits der 50 sollte deshalb geistige Frische als Voraussetzung für eine alterslose Schönheit von innen besondere Berücksichtigung finden. Im Alter geistig auf Draht zu bleiben, die Fitness unserer kleinen grauen Zellen, ist ein Essential eines jeden Anti-Aging-Programms. Also: Go for it!

WUNDERWERK DER SCHÖPFUNG – DAS GEHIRN

Der geistige Abbau mit zunehmendem Alter ist kein unvermeidliches Schicksal. Bruce McEven, Hirnforscher an der Rockefeller Universität, New York, spricht von der aufregendsten Erkenntnis des 21. Jahrhunderts: „Unser Gehirn ist in der Lage sich zu verändern, sich zu reparieren und sogar zu wachsen ..." Es findet sich kein komplexeres oder höher entwickeltes Organ in der Natur als das Gehirn des Homo sapiens. Dabei wiegt es im Schnitt nur so viel wie eineinhalb Tüten Zucker. Die Funktionsweise dieses Organs, in dem Geist und Seele beheimatet sind, ist für die Hirnforscher unserer Tage in vieler Hinsicht zwar noch rätselhaft, fest steht jedoch bereits heute: Es ist ein Wunderwerk der Schöpfung!

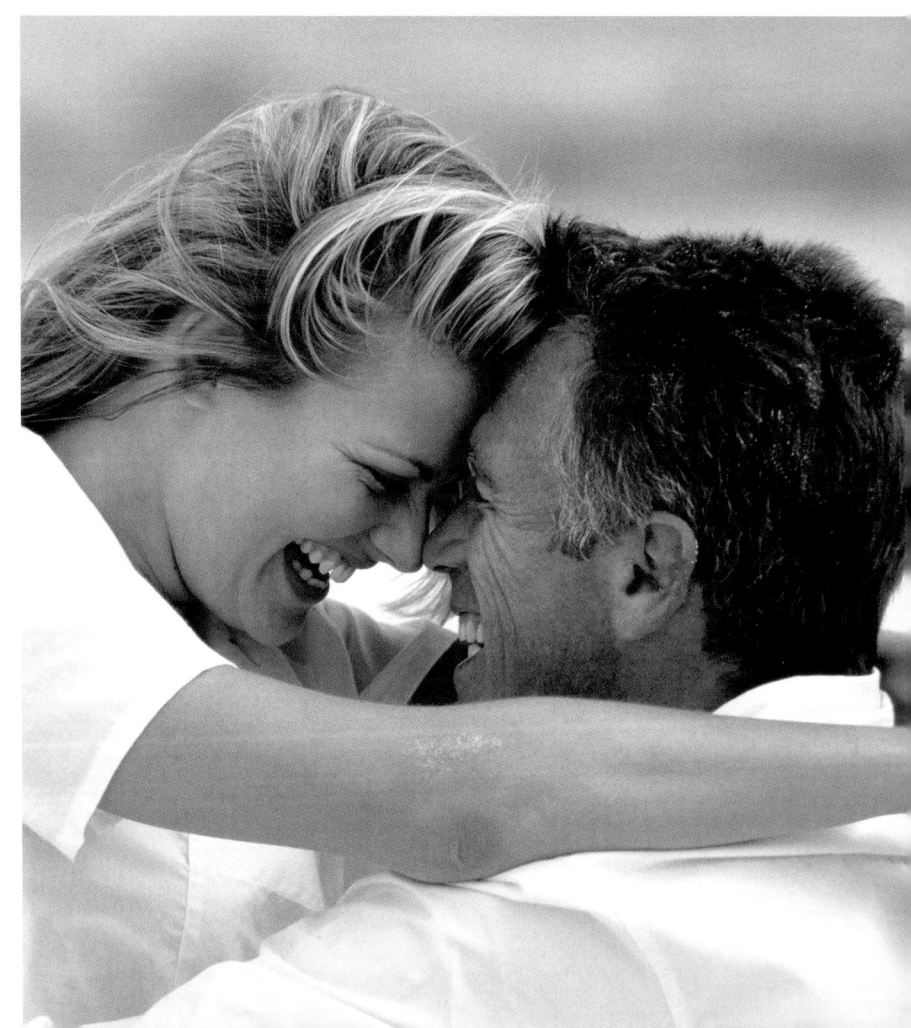

Mit seinen Furchen und Windungen erinnert es in Oberfläche und Form an eine stark vergrößerte Walnuss. Im Schutze des Schädels gelegen setzt es sich, von der Seite betrachtet, aus Großhirn, Kleinhirn und Hirnstamm zusammen. Von vorne betrachtet gliedert es sich in Vorderhirn, Zwischenhirn, Mittelhirn, Hinterhirn und Nachhirn. Gemeinsam mit dem Rückenmark sowie Millionen von Nervenzellen bildet es unser Nervensystem.

GROSSHIRN

Das Vorderhirn, das dem Großhirn entspricht, macht den größten Anteil, nämlich 80 Prozent der Gehirnmasse aus. Es versetzt uns in die Lage, die geistigen Leistungen zu vollbringen, die uns von anderen Säugern unterscheiden: Schreiben, Rechnen, Zeichnen, ein Musikinstrument spielen etc.

Die Größe scheint für die Fähigkeiten eines Gehirns nicht relevant zu sein. Das Elefantenhirn etwa wiegt dreimal soviel wie das unsrige, weshalb der Dickhäuter jedoch nicht dreimal klüger ist als wir Menschen. Im Gegensatz zu diesem können wir einen Automotor reparieren, uns präzise an vergangene Ereignisse erinnern oder Japanisch lernen. Unser Großhirn macht diese Leistungen erst möglich, denn hier werden Intelligenz, Gedächtnis, Sprache, Bewusstsein und Gefühle koordiniert. Sprechen wir von den „kleinen, grauen Zellen", rührt das daher, dass die Großhirnrinde tatsächlich aus einer gräulichen Substanz besteht.

Das Großhirn teilt sich in zwei Hälften, die linke und die rechte Hemisphäre. Die spiegelbildlichen Hälften sind durch etliche Nervenfaserbündel miteinander verbunden. Sie dienen dem Informationsaustausch. Die linke Hälfte kontrolliert die rechte Körperseite und umgekehrt. Jede Seite ist unterschiedlich spezialisiert. Die Fähigkeit zu sprechen, zum Beispiel, konzentriert sich auf die linke Gehirnhälfte.

Gefühle, Lernen und Gedächtnisspeicherung laufen über das so genannte limbische System ab. Dem Großhirn zugehörig liegt es wie ein Band über dem Hirnstamm. Es wirkt beispielsweise auf die Hirnanhangdrüse und deren Hormonausschüttung ein. Das vom Willen unabhängige vegetative Nervensystem, verantwortlich u.a. für Atmung, Herzschlag und Verdauung, erfährt ebenfalls Impulse durch das limbische System. So erklärt sich zum Beispiel, warum uns der Atem stockt, wenn wir uns erschrecken.

ZWISCHENHIRN

Die Teile des Zwischenhirns heißen Thalamus und Hypothalamus. Der Thalamus vermittelt als Schaltstelle zwischen Sinnesorganen und Großhirn. Vom Hypothalamus werden wichtige Regelkreisläufe, wie zum Beispiel die Körpertemperatur oder der Wasserhaushalt im Gewebe, gesteuert.

Auch zwei spezielle Drüsen, die für die Hormonbildung bedeutsam sind, agieren vom Zwischenhirn aus: die Zirbeldrüse (Epiphyse) und die Hirnanhangdrüse (Hypophyse).

MITTELHIRN UND NACHHIRN

Gemeinsam mit dem so genannten Balken bilden Mittelhirn und Nachhirn den Hirnstamm. Er verbindet das Rückenmark mit dem Rest des Gehirns. Ohne ihn könnten wir nicht überleben, denn er steuert Herzschlag, Blutdruck und Atmung. Einfacher strukturiert als das Großhirn, zeichnet er zudem verantwortlich für unsere aktuelle Bewusstseinslage. Hier sind zudem Erfahrungen abgespeichert, die unser Handeln massiv beeinflussen können.

HINTERHIRN (KLEINHIRN)

Als Ausstülpung unter dem Großhirn koordiniert das Hinterhirn die körperlichen Bewegungen. Das Großhirn „meldet" gewissermaßen dem Kleinhirn blitzschnell, was es vorhat, zum Beispiel den Arm zu heben. Das Kleinhirn setzt sich dann für die richtige Reihenfolge der Bewegungsabläufe ein. Es sorgt dafür, dass Muskelgruppen, die entgegengesetzt wirken, etwa Beuger und Strecker, reibungslos zusammenarbeiten. Es ist außerdem für das Gleichgewicht verantwortlich.

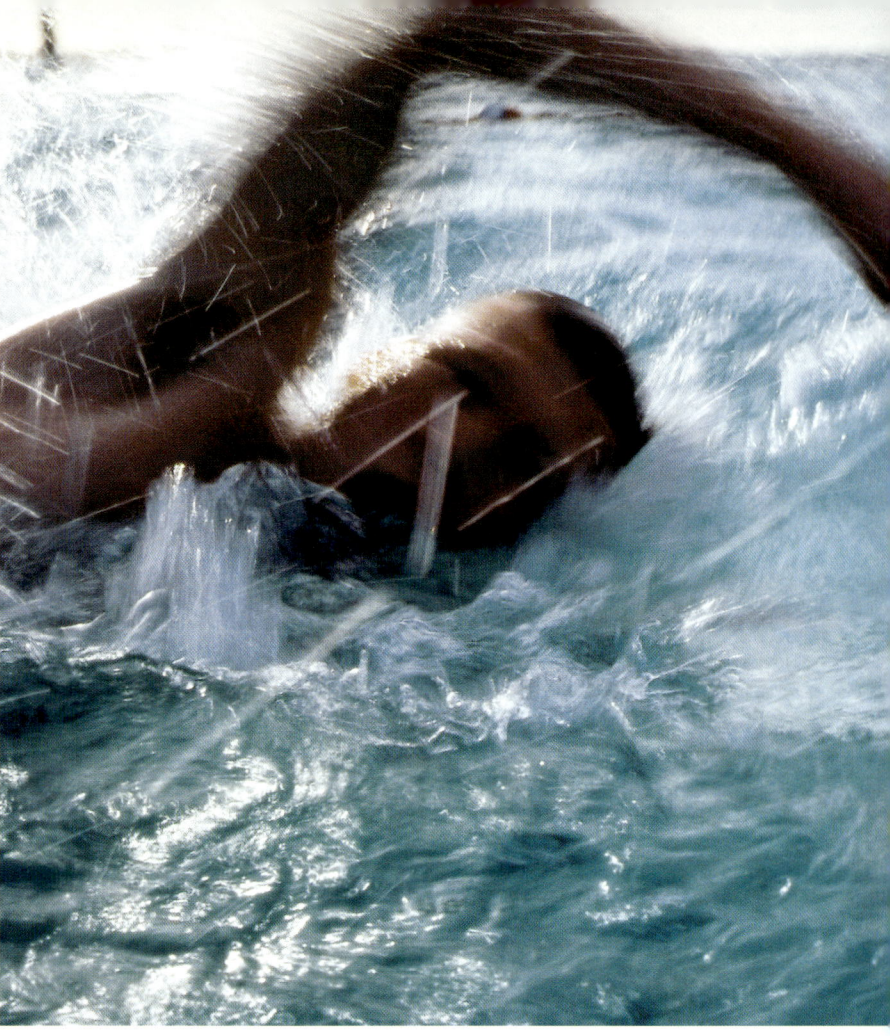

SPORT UND ERNÄHRUNG FÜR FITNESS IM KOPF

Eine der wichtigsten Voraussetzungen, um im Kopf fit zu bleiben, besteht im Trainieren unserer Gedächtnisleistung. Was uns merkenswert erscheint, durchläuft in unserem Gehirn diverse „Arbeitsspeicher". Das sensorische Gedächtnis sammelt flüchtige Eindrücke. Es speichert diese nur wenige Sekunden. Immerhin einige Tage vermag hingegen das Kurzzeitgedächtnis sich zu erinnern. Auf die im Langzeitgedächtnis gesammelten Informationen kann schließlich dauerhaft zurückgegriffen werden.
Im wahrsten Sinne des Wortes sinnvoll ist es, sich Dinge mit möglichst vielen Sinnen zu merken. Wer seine Aufmerksamkeit auch Farbe, Form, Aussehen, Geräuschen und Gerüchen zuwendet, ist besser gegen das Vergessen gefeit.

SPORT COACHT GEIST UND PSYCHE

Geist und Körper gehören untrennbar zusammen und üben aufeinander Einfluss aus. Anti-Aging will sie miteinander in optimalen Einklang bringen. Mit der richtigen Dosis Sport (s.S. 105) trainieren wir ganz nebenbei auch unser Köpfchen. Wissenschaftlich untermauert wird dieser Zusammenhang durch eine Studie: Ein Teil von Mäusen, die an einer Krankheit litten, bei der Nervenzellen absterben, hatte ein ausgefeiltes Bewegungsprogramm zu absolvieren. Bei den trainierten kleinen Nagern überlebten wesentlich mehr Nervenzellen als bei den trägen Mäusen einer zweiten Versuchsgruppe. Auch die gefürchtete Demenz (Altersschwachsinn) geht einher mit degenerativen Veränderungen der Nerven sowie Durchblutungsstörungen im Gehirn. Anti-Aging liefert hier eine erstklassige Vorbeugung.

FETTARME KOST - UND DAS DENKEN BLEIBT BEWEGLICH

Auch mit der Art und Weise, wie wir uns ernähren, nehmen wir Einfluss auf unseren mentalen Zustand. Fettarme Kost hält nicht nur die Taille beweglich, sondern auch das Denken. Kanadische Forscher fütterten im Rahmen einer Studie junge Ratten einmal sehr fettreich und einmal fettarm. Die gemästeten Tiere legten mit der Zeit Gedächtnisstörungen an den Tag. Mögliche Erklärung: Fett stört die Glucose-Aufnahme (Glucose = Einfachzucker) im Gehirn und beeinträchtigt die Blutzuckerregulierung durch Insulin. Zucker, also Kohlenhydrate, sind für die Hirnfunktion jedoch besonders wichtig. Doch nicht nur Sport und Ernährung coachen Körper, Geist und Psyche. Die kleinen grauen Zellen lechzen nach einer täglichen Herausforderung, nach einem alltäglichen Gehirnjogging, um auch im Alter fit zu bleiben.

JUNG MIT GEHIRN-JOGGING

Conan Doyle wusste es seinerzeit nicht besser, als er seine berühmte Romanfigur Sherlock Holmes sagen ließ: „Sie können mir glauben, dass sobald die Kammer einmal voll ist, jede Wissenserweiterung zu einem Gedächtnisverlust an anderer Stelle führt."

Das Gegenteil ist nämlich der Fall. Je mehr geistige Nahrung wir haben, umso mehr bewahren wir uns ein kluges Köpfchen auch bis ins hohe Alter. Der Ire George Bernhard Shaw schrieb mit über 90 Jahren noch Theaterstücke – ein eindeutiges Indiz für die effektive Wirkung von Anti-Aging.

FUTTER FÜR DIE GRAUEN ZELLEN

Krasser Gedächtnisverlust droht hingegen jedem, der seinen Geist auf Dauer trocken laufen lässt. Das fand Professor Fischer, Chefarzt der ersten deutschen Memory-Klinik im Schwarzwald, heraus. Er gilt als Vater des Gehirnjoggings. Bei Krankenhauspatienten stellte er bereits nach ein paar Tagen ein Nachlassen der geistigen Leistungsfähigkeit fest. Drei Wochen Bettlägerigkeit führten sogar zu einem drastischen Rückgang des Intelligenz-Quotienten um 20 Punkte (der durchschnittliche Intelligenzquotient liegt bei 100).

Die Anzahl der Nervenzellen und ihre Vernetzungen schwinden, wenn im Gehirn mentale Flaute herrscht. Jüngere Leute sind in der Lage, diesen Verlust relativ einfach wieder auszugleichen, sobald sie wieder, zum Beispiel beruflich, mental gefordert werden. Gehirnjogging kann indes auch in späteren Jahren das Defizit wieder ausgleichen. Vorbeugend empfehlen Anti-Aging-Mediziner deshalb ab 35 ein Trainingsprogramm für den Kopf. Futter für die grauen Zellen! Schon zehn Minuten täglichen Gehirnjoggings (s. S. 89) reichen völlig aus, weiß Professor Fischer, der möglichst vielfältige Übungen empfiehlt. Je mehr Bereiche angeregt werden, umso günstiger. „Tun Sie etwas für alle Ihre Talente", so Professor Fischer. „Wer z. B. täglich nur Computer programmiert, lässt andere Fähigkeiten verkümmern."

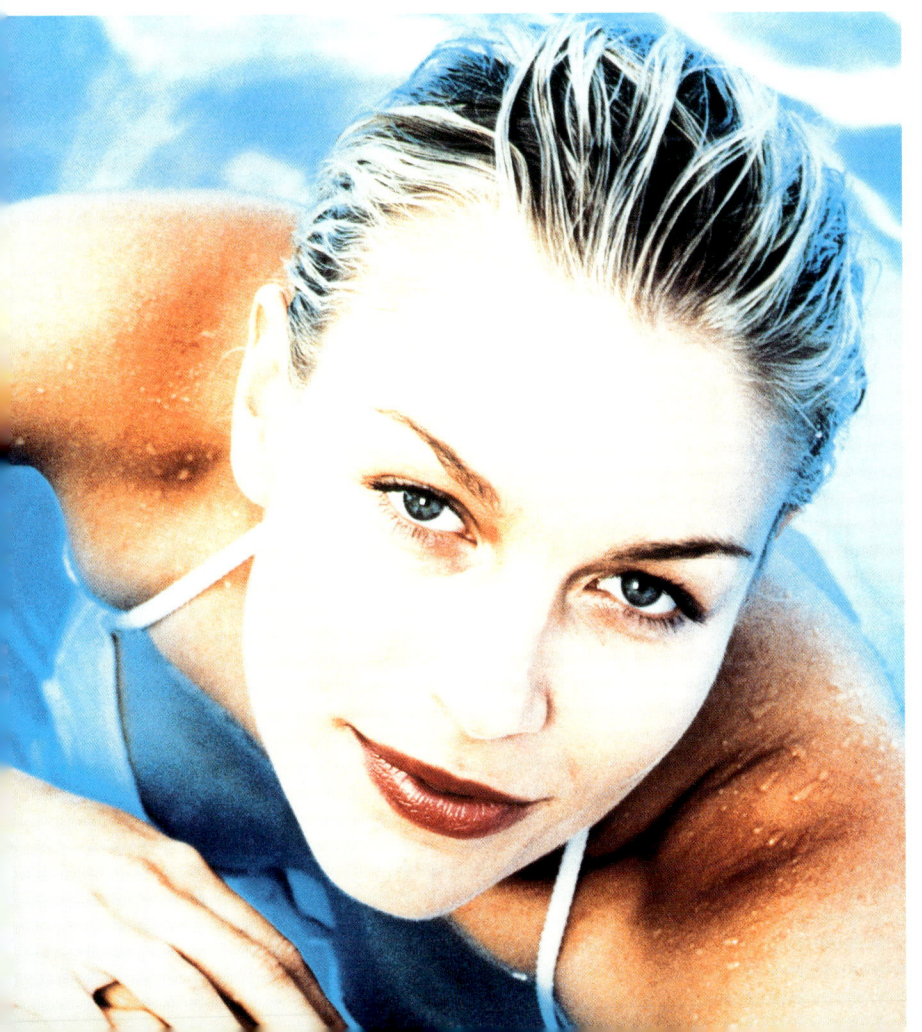

GEISTIGEN AUSSETZERN VORBEUGEN

Wer kennt nicht die peinliche Situation, wenn einem im Gespräch der Name des Gegenübers einfach nicht in den Sinn kommen will: „Herr äh, äh ...?" „Du wirst halt älter", scherzen die Mitmenschen in so einem Fall dann gern. Lern-, Gedächtnis-, Wort- und Zeichenspiele oder Denk- und Merkaufgaben wecken jedoch die Vielfalt menschlicher Begabung zu neuem Leben. Bereits nach einem Monat Fitness fürs Köpfchen steigen das Erinnerungsvermögen, die Denkleistung und die Konzentration. Anti-Aging beugt also nicht nur Falten, sondern auch geistigen Aussetzern vor. Gehirn-Jogging peilt in jedem Alter ein optimales Aktivitätsniveau unserer Denkleistung an - geistige Ultrafrische ein Leben lang. Gegen das schleichende Vergessen im Alltag hat Professor Fischer für Sie ein paar ganz einfache Tricks parat.

TIPPS GEGEN DAS GANZ ALLTÄGLICHE VERGESSEN

Häufig drüber reden, was nicht vergessen werden soll	Verankert Erlebnisse gut im Langzeitgedächtnis
Tagebuch führen	Schreiben festigt Eindrücke
Namenslisten anlegen, die einmal pro Monat durchgegangen werden	Steigert die Merkfähigkeit nach ein paar Monaten um 100 Prozent

DENKEN SIE SICH JUNG

EIN TIPP VOM WELTMEISTER

Um sich beispielsweise eine Einkaufsliste besser zu merken, empfiehlt der Weltmeister im Gehirnjogging O'Brien, eine Phantasiewanderung durchs eigene Haus. Wollen Sie etwa Fisch und Milch kaufen, könnten Sie sich eine riesige, zappelnde Forelle im Treppenhaus vorstellen. Gleichzeitig läuft im Bad die Badewanne mit Milch über. O'Brien weiß: Je bizarrer die Vorstellung, umso besser bleibt sie haften.

„FIRST IMPRESSION" – GEHIRNJOGGING FÜR EINSTEIGER

I. Logisches Denken

Wie setzen sich folgende Zahlenreihen fort?

A) 2   3   6   11   18   27   38   51   66   83

B) 1   4   9   7   7   9   4   1   9   1

(Lösung siehe unten!)

II. Kreativität

Merken Sie sich auf dem Weg zur Arbeit möglichst viele Einzelheiten, z.B. Geschäfte, Werbeplakate, Telefonzellen, Gerüche und Geräusche. Lassen Sie die Eindrücke hinterher bewusst Revue passieren.
Schreiben Sie einen Text, dessen Worte alle mit dem gleichen Anfangsbuchstaben beginnen. Zum Beispiel:
„Anna ahnt allgemein außergewöhnliche Aktionen. Ansonsten albert Anna."

Denken Sie sich „Was-wäre-wenn"-Geschichten aus. Zum Beispiel:
„Was wäre, wenn wir Menschen vier Arme hätten?"

III. Rechte und linke Hirnhälfte stimulieren

Zeichnen Sie erst mit der rechten Hand, dann mit der linken Hand mit einer einfachen Strichfolge irgendwelche Gegenstände, z.B. ein Haus oder einen Regenschirm. Zum Schluss versuchen Sie es mit beiden Händen gleichzeitig.
Sie werden staunen, wie sich mit der Zeit die Kritzeleien der rechten und der linken Hand ähneln werden!

Lösung:
I. A) 102, 123, 146, 171 (Sie müssen die ungeraden Zahlen 1,3,5,7,9, usw. hinzuzählen.)
B) Bilden Sie die Quersumme aus der Folge der Quadratzahlen: 1 zum Quadrat = 1, Quersumme = 1; 2 zum Quadrat = 4, Quersumme = 4 u.s.w.)
(Buchtipp: Fischer, Lehrl u.a.: „Gehirn-Jogging 3", Basis-Übungshefte 1-3)

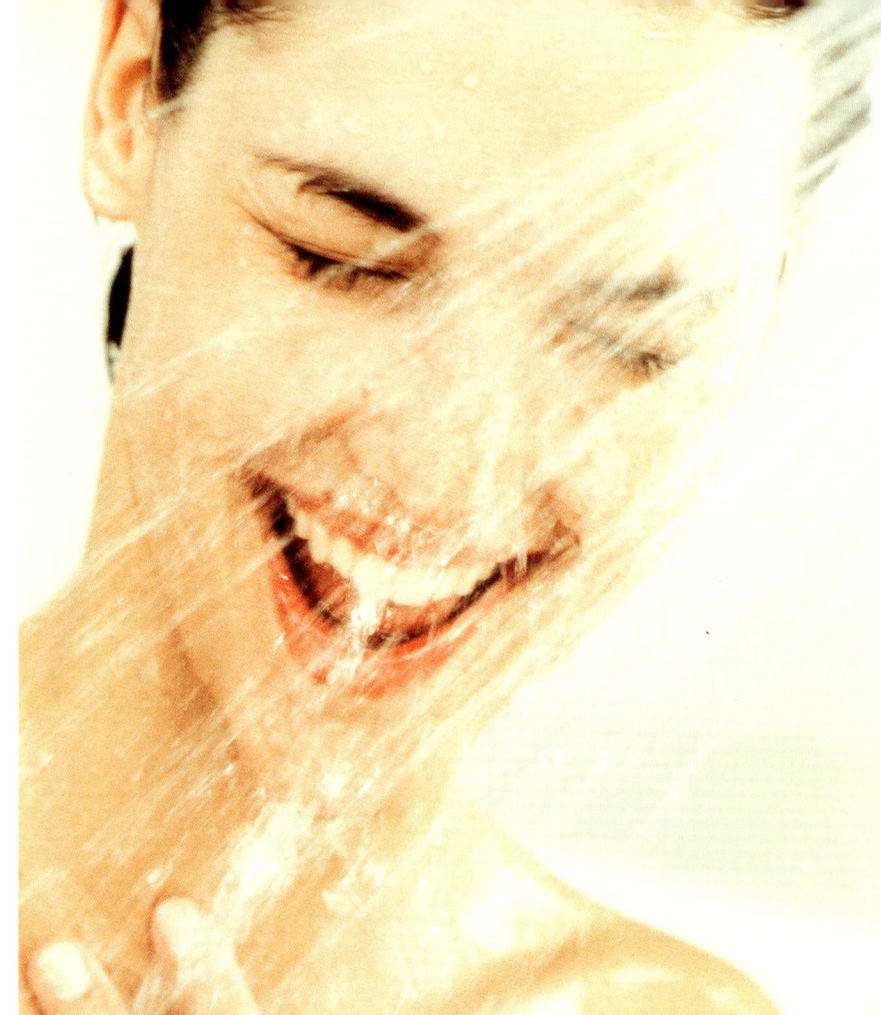

ENTSPANNUNG
EINE STRATEGIE GEGEN DAS ALTERN

Die richtige Entspannung – zur rechten Zeit – ist ein wesentlicher Faktor dieses Anti-Aging-Programms. Ständige Anspannung und negativer Stress haben in sehr vielfältiger Hinsicht einen destruktiven Einfluss auf Körper und Psyche. Fitness und Gesundheit, Kreativität und geistige Ausgeglichenheit sind ohne Entspannung undenkbar.

DAS GEHIRN – SCHALTSTATION DES ORGANISMUS

Im Gehirn werden all unsere Sinneseindrücke, Gedanken und Gefühle verarbeitet und gespeichert, das heißt vieles von dem, was wir hören, sehen, fühlen oder denken. Die Summe all der im Gehirn verarbeiteten Eindrücke, Gefühle und Gedanken beeinflusst unser Sozialverhalten ebenso wie unsere Einstellung zum Leben insgesamt. Dem Gehirn kommt also für das persönliche Befinden eine zentrale Bedeutung zu. Hier sitzt die Schaltstation, die eingehende Informationen und Eindrücke aufnimmt, filtert, ordnet, weiterleitet oder ad acta legt.
Seit den späten sechziger Jahren wissen wir Dank Professor Rodger Sperry, der 1981 den Nobelpreis für seine Forschungen über das sogenannte „Splitbraining" erhielt, dass in den beiden Gehirnhälften unterschiedliche Fähigkeiten angesiedelt sind. In der linken Gehirnhälfte liegen demnach das Sozialverhalten, das Gedächtnis und das Sprachzentrum. Hier werden Eindrücke analysiert und Aufgaben in logischen Folgen gelöst. In der rechten Gehirnhälfte sind räumlich-visuelles Denken, Intuition, Kreativität und z.B. das Gefühl für Rhythmus und Farbe angesiedelt.
Vereinfacht ausgedrückt, sind linksaktive Menschen eher verstandesbetonte, rechtsaktive eher emotionale Typen. Interessant ist, dass

Menschen mit einer starken Rechts- oder Linksprägung dazu neigen, den Gegenpol abzulehnen. Idealerweise arbeiten jedoch beide Gehirnhälften gleichermaßen zusammen. So können Zusammenhänge besser erfasst und ganzheitliche Lösungen schneller gefunden werden. Leider ist dies selten der Fall.

Stattdessen kommt es immer häufiger vor, dass die Schaltstation Gehirn und der gesamte nachgeschaltete Organismus auf Dauer überbelastet wird. Für diesen Fall besitzt der Organismus jedoch einen Warndienst, der uns vor einer Überlastung des gesamten Systems schützen soll. Die ersten Warnsignale sind physische oder auch psychische Stresssymptome, wie sie oben bereits dargestellt wurden. Übersehen wir solche Warnsignale, kommt es zu einer vorübergehenden oder schlimmstenfalls dauerhaften Anspannung des ganzen Systems. Wer also in den vorne angeführten Selbsttests deutlich erhöhte Stresswerte aufweist, sollte über Entspannungstechniken für eine Entkrampfung des Systems sorgen. Solche Selbstentspannungsmethoden helfen, psychische und körperliche Verspannungen wahrzunehmen und zu lösen. So mobilisieren Sie die eigenen, durch Stress und Krankheit blockierten Energien und Kräfte, was Körper und Geist wieder in ein besseres Gleichgewicht bringt.

WAS IST ENTSPANNUNG?

Bevor wir uns den praktischen Entspannungsmethoden zuwenden, sollten wir uns darüber im Klaren sein, was Entspannung eigentlich ist und wie man diesen Zustand definiert. An dieser Stelle sei Prof. E. Müller, Physiologe an der Uni Bochum, zitiert, der Entspannung wie folgt definiert: „Entspannung gilt als erstrebenswertes Befinden physischer und psychischer Gelöstheit. Entspannung kann in belastungsfreier Situation auftreten und sich in Empfindungen der Schwere, Wärme oder Leichtigkeit und in organischen Ökonomisierungsprozessen äußern (Atmung, Herzarbeit, Temperaturregulation u.a.). In Verbindung damit ist Entspannung gleichzeitig Wohlbefinden, Ruhe, Gelassenheit und Freude am Sein und kann positive Verhaltensweisen bewirken."
(Siehe hierzu auch das Hobbythek-Buch *Besser schlafen*)

ENTSPANNUNGSMETHODEN – EIN ÜBERBLICK

1. EINFACHE MÖGLICHKEITEN IM ALLTAG

- Musik hören, Kaffee trinken, Duschen/Baden, Schach spielen, Lesen, Sauna, Malen, Fernsehen usw.

2. ETABLIERTE KOMPLEXE METHODEN

- **Körperwahrnehmungsübungen**
  z.B. Übungen aus den Bereichen Feldenkrais (eine der differenziertesten ganzheitlichen Methoden, um körperliche und geistige Funktionen zu verbessern), Yoga, Stretching, Atmung, sensitive Spielformen (z.B. Traumreisen ans Meer oder in die Berge) und Partnerentspannungsformen (z.B. Massagen).

- **Progressive Muskelrelaxation** (s.S.98)
  In den 30er Jahren vom schwedischen Physiotherapeuten Edmund Jacobson in den USA entwickelte Methode, die auf systematischer An- und Entspannung verschiedener Muskelgruppen basiert, was zu einer Ermüdung des Muskels und zu dessen Entspannung führt (postisometrische Relaxationsphase).

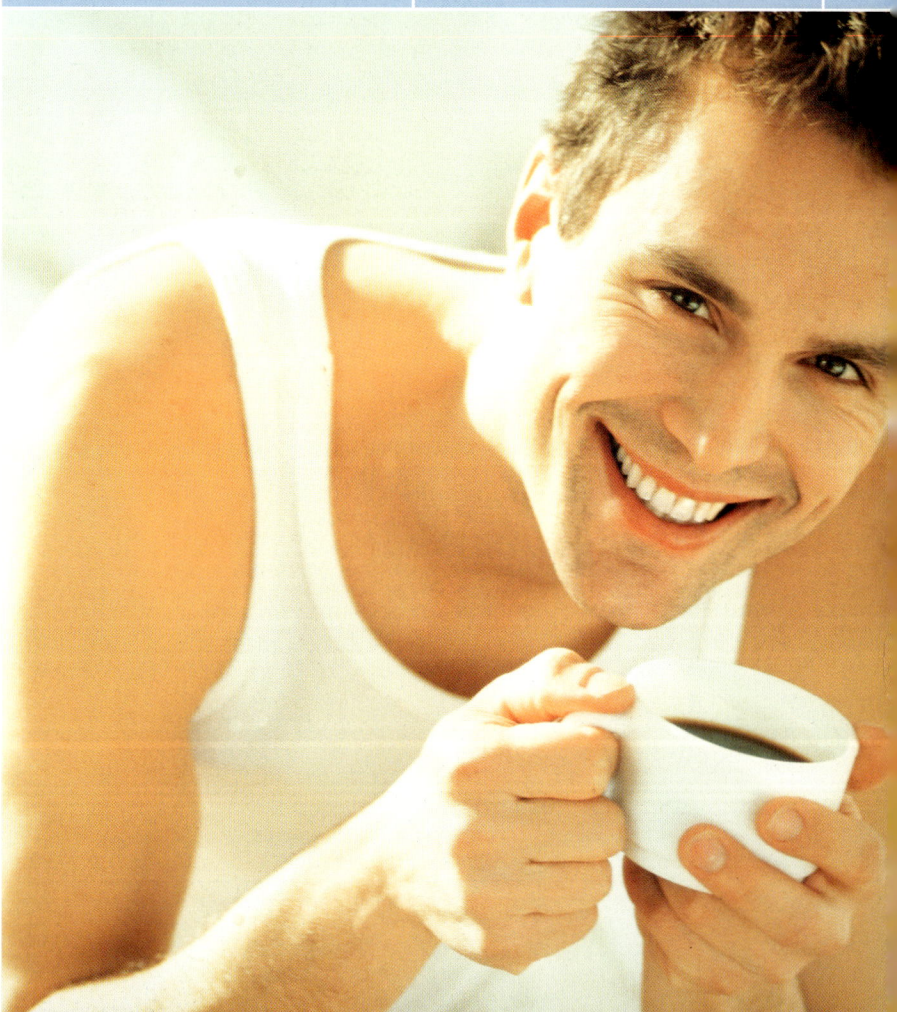

ENTSPANNUNG

■ **Geschichten zum Entspannen,** Träumen und Erholen, vorgetragen zu Musik. (Zu dieser Form der Entspannung sind im Buchhandel Bücher und CDs von Else Müller, Sozialpädagogin an der Uni Frankfurt, erhältlich.)

■ **Reise durch den Körper**
Bewusst einzelne Körperteile erspüren.

■ **Phantasiereise**
Phantasiereisen knüpfen an Vertrautes und angenehme Erfahrungen der Teilnehmenden an, wie z. B. Naturerfahrungen, die der Kursleiter durch seine Erzählung in den Teilnehmenden wachruft. Diese Technik hilft dem Teilnehmenden, von seinen Gedanken Abstand zu gewinnen und sich ganz auf das Jetzt und Hier zu konzentrieren. Sie stellen also kleine Ausflüge aus dem Alltag dar.

■ **Entspannung mit Musik**
(s. S. 100)

■ **Elemente des autogenen Trainings**
Autogenes Training oder die Methode der konzentrierten Selbstentspannung (autogen) wurde in den 30er Jahren von dem Nervenarzt I. H. Schulz entwickelt. Konzentrative Selbstentspannung meint einen „Zustand besonders gezielter Aufmerksamkeit ohne subjektive Anstrengung. Diesen Zustand können wir kaum willkürlich herbeiführen. Er stößt uns normalerweise eher zu, z.B. wenn man von einer Lektüre, einer Musik oder ähnlichem gefesselt ist und „alles ringsum versinkt" (Schulz). Erkundigen Sie sich bei Ihrer Krankenkasse oder bei Ihrem Hausarzt, wo in Ihrer Nähe Kurse zu autogenem Training angeboten werden.

■ **Ausdauersport**
Richtig betriebener Ausdauersport ist spannungsreduktiv. Ausdauersport hat eine antidepressive Wirkung durch eine Stabilisierung der psychovegetativen Regulation und reduziert Katecholaminfreisetzung (Stresshormone), was stressausgleichend wirkt. So kann schon ca. 10-15minütiges Laufen einen erhöhten Adrenalinspiegel deutlich senken.

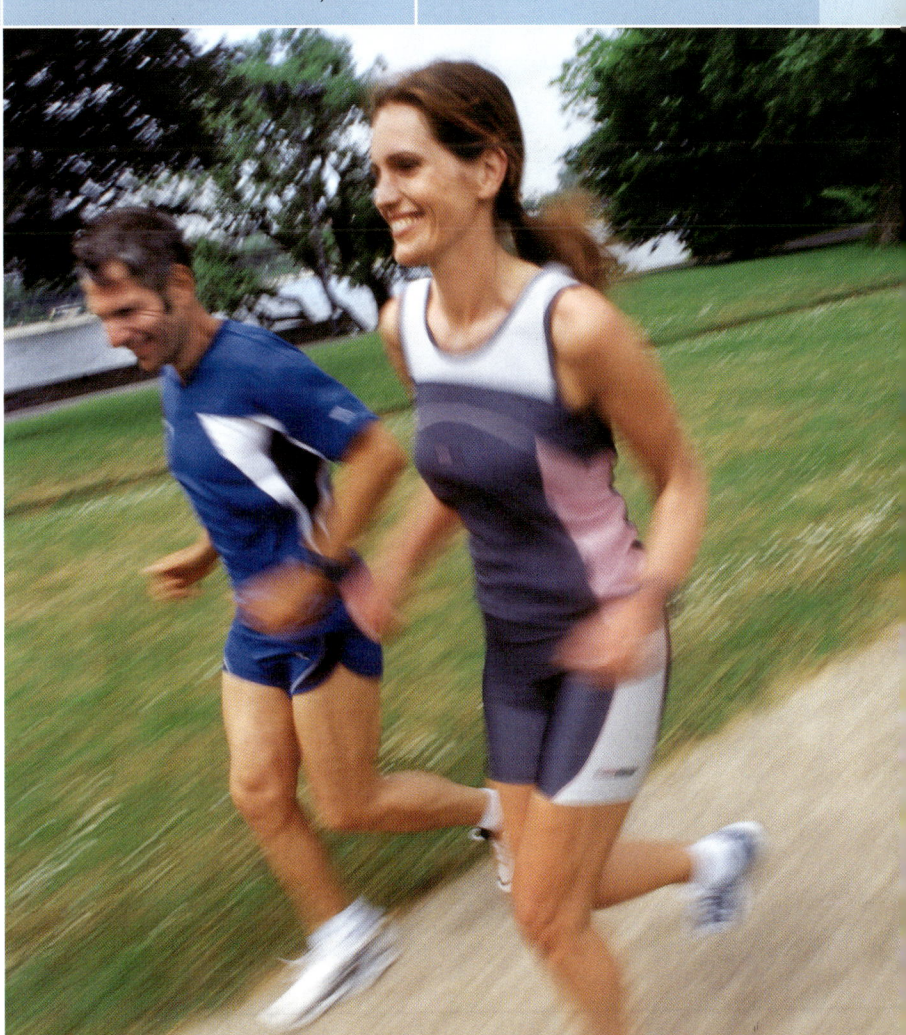

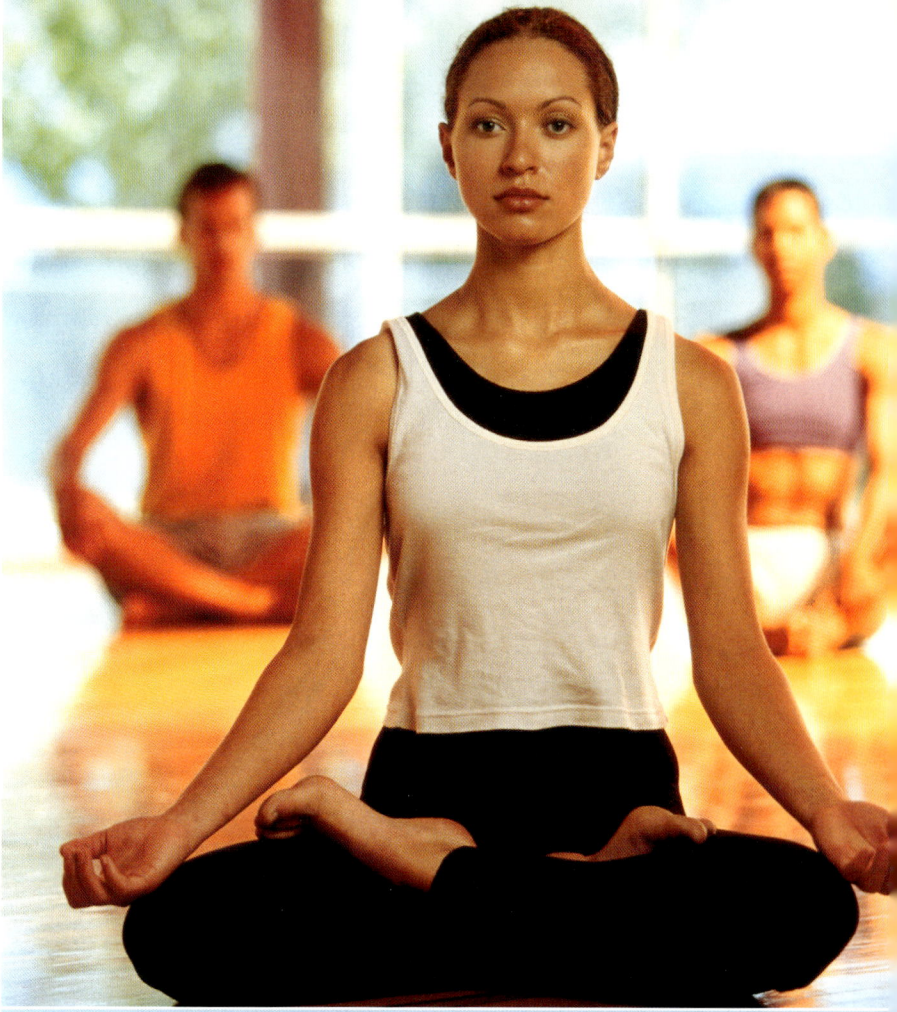

ENTSPANNUNG – EFFEKTIVE STRESSBEWÄLTIGUNG

Die Wechselwirkung Entspannung und Stressabbau zeigt sich auf mehreren Ebenen.

DIE WIRKUNG AUF ORGANISCH-PHYSIOLOGISCHER EBENE

- Tonusminderung der Skelettmuskulatur, d.h. die Muskeln entspannen sich bis zur Mindestspannung (Biotonus, einhergehend mit einer Minderung von Verspannungen)

- Atemregulation, langsamere, ruhigere und tiefere Atmung, Verstärkung der Bauchatmung

- Periphere Gefäßerweiterung, d.h. vermehrte Durchblutung der Extremitäten (Kribbeln und Wärmegefühl in Armen und Beinen). Diese Gefäßentspannung als Folge der reduzierten nervlichen Aktivität kann durch einen Temperaturanstieg bis zu 2o°C nachgewiesen werden

- Kreislaufregulation, Reduktion der Herzfrequenz mit vermindertem Sauerstoffverbrauch

- Grundumsatz, der Energieumsatz des ruhenden und nüchternen Menschen kann im Entspannungszustand sinken

- Senkung der Frequenz und gleichmäßigere Impulse der Hirnstromaktivität (EEG-Messungen)

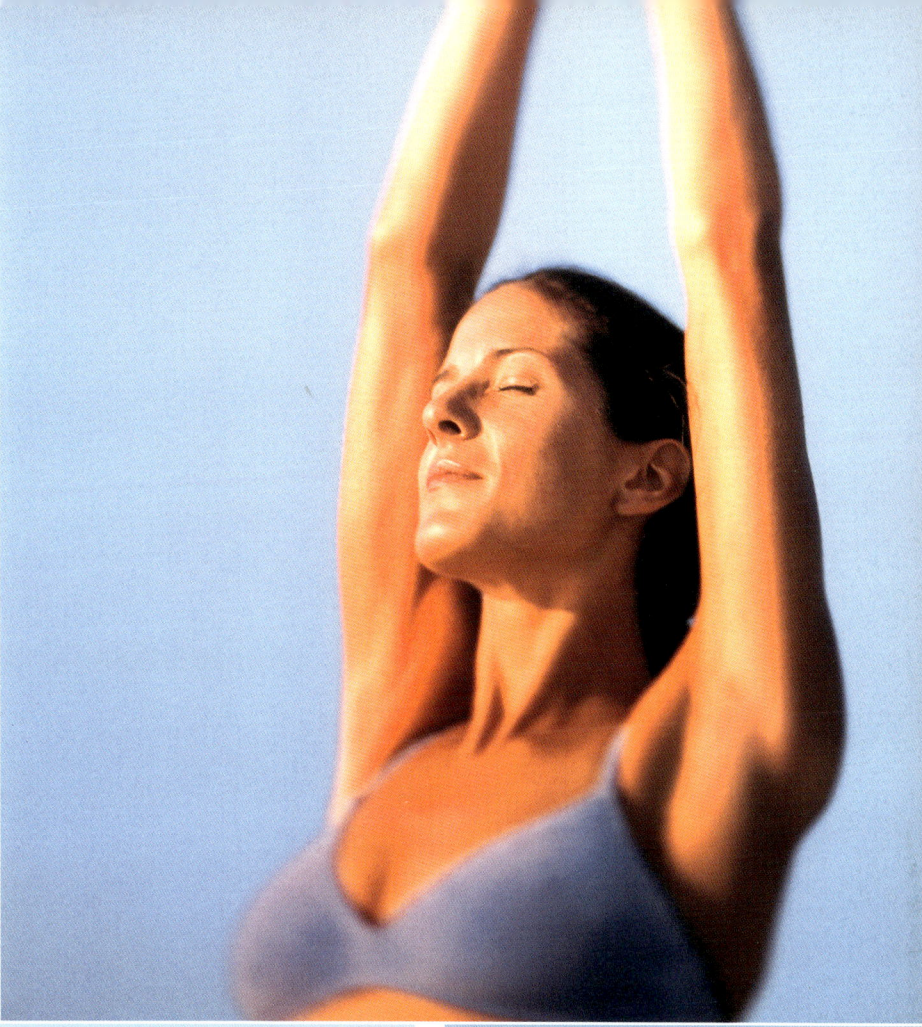

DIE WIRKUNG AUF PSYCHISCH-EMOTIONALER EBENE

- Gefühle der inneren Ruhe, Entspannung, Erholung, Gelassenheit, Wohlbefinden, Ausgeglichenheit und Harmonie

- Verbesserte Konzentrationsfähigkeit

- Empfindlichkeit gegenüber Geräuschen nimmt ab, weniger Einschlaf- und Durchschlafprobleme

- Durch Entspannungstraining entwickelt man ein positiveres Verhältnis zum eigenen Körper. Man entwickelt ein Bewusstsein dafür, dass gestörte Körperfunktionen behandelbar sind und somit wiederhergestellt werden können

- Verhaltensstörungen können reguliert, Ängste und Phobien abgebaut, Folgen von Stress reduziert sowie affektiv- und emotionalbegleitende Reaktionen (Wut, Ärger, Enttäuschung etc.) gemildert werden

- Suchtverhalten kann abgebaut werden (Alkohol, Nikotin, unkontrolliertes Ernährungsverhalten)

- Stabilisierungen in psychisch belastenden Situationen in Richtung „Normalverhalten" sind möglich (Wettkampfvorbereitung, Gang zum Zahnarzt, Vorbereitung auf Prüfungen oder Vorträge)

Fazit: Ruhe, Gelassenheit, Wohlbefinden, geistige und körperliche Frische und Entspannungsfähigkeit im Alltag.

ALPHA-ENTSPANNUNG

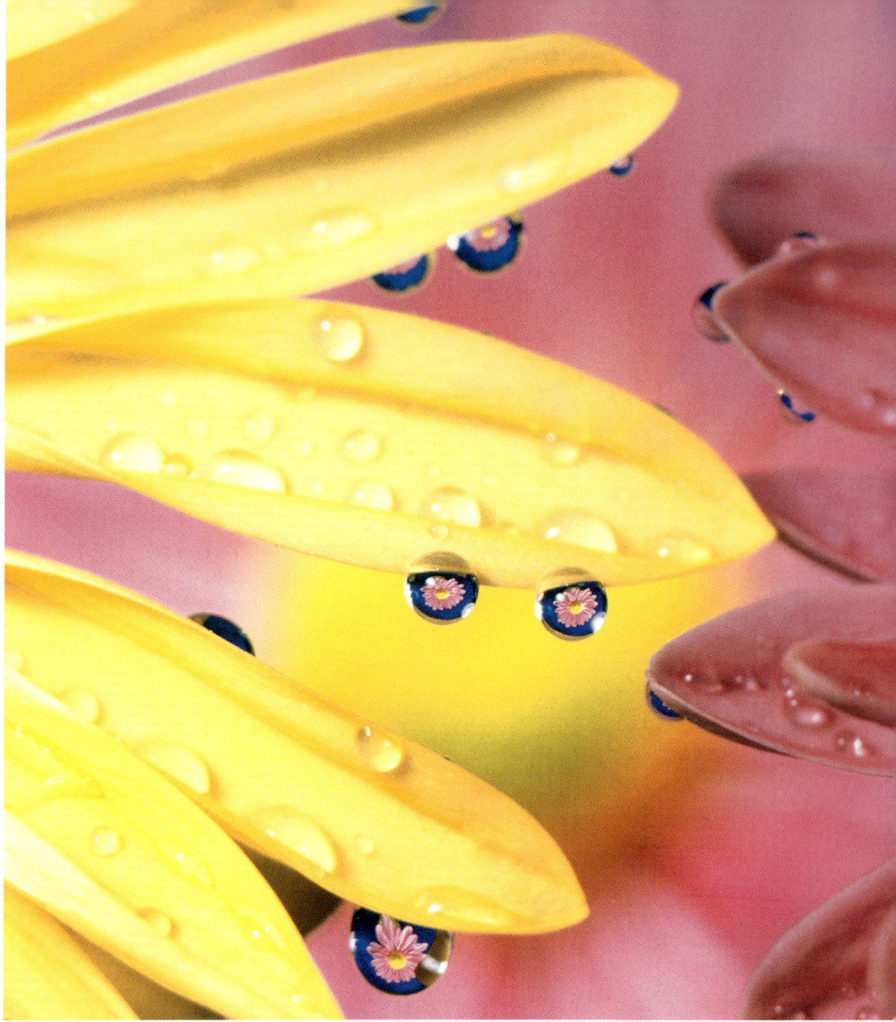

Ein aussagekräftiger Parameter für die elektrische Aktivität des Gehirns und damit für den Status der inneren nervlichen Anspannung bzw. Entspannung ist die Messung der Hirnstromaktivität mittels des so genannten Elektroenzephalogramms, mit dem man in der Medizin vor allem Erkrankungen des Gehirns diagnostiziert (z.B. Epilepsie). Mit Hilfe von Elektroden, die an der Schädeldecke angelegt werden, erhält man ein Kurvenbild, das den Rhythmus der Hirnströme wiedergibt. Die Hirnströme werden auf einer Skala von 0 bis 35 in Hertz (Hz) gemessen. Die nach dem griechischen Alphabet bezeichneten unterschiedlichen Stadien reichen von der tiefen Schlafphase bis zur heftigen, stressbedingten Erregung.

DER DELTA-ZUSTAND
Das Gehirn erzeugt Wellenlängen von 0 bis 4 Hz. Der Körper befindet sich im tiefen, traumlosen Schlaf. Diese Phase ist wichtig für eine umfassende Regeneration.

DER THETA-ZUSTAND
Das Gehirn erzeugt Wellenlängen von 4 bis 7 Hz. Diese Phase ist gekennzeichnet durch einen nicht mehr ganz so tiefen Schlaf und einen Zustand tiefer Entspannung. Visionen oder intuitive Einfälle können sich hier besonders gut entwickeln.

DER ALPHA ZUSTAND
Das Gehirn erzeugt Wellenlängen von 7 bis 14 Hz. Im Alpha-Zustand ist man geistig wach, befindet sich aber in einem Entspannungszustand, der von Ruhe und Harmonie geprägt ist. Dieser Zustand begünstigt Kreativität und Phantasie. Problemlösungen fallen hier leicht. Beide Gehirnhälften (links verstandesbetont, rechts emotional) sind aktiv.

DER BETA-ZUSTAND
Das Gehirn erzeugt Wellenlängen von 15 bis 35 Hz. Man befindet sich in einem leichten bis starken Erregungszustand, u.a. hervorgerufen durch Hektik. Logisches Denken ist in dieser durch Stress, Hektik oder Ärger bestimmten Phase nur erschwert möglich. Die Aufmerksamkeit ist mehr auf äußere Begebenheiten gerichtet, man nimmt meist nur Teilaspekte wahr.
Die meisten Menschen befinden sich als Folge von Stress, Streit oder Zeitdruck überwiegend im Beta-Zustand (15 Hz aufwärts).

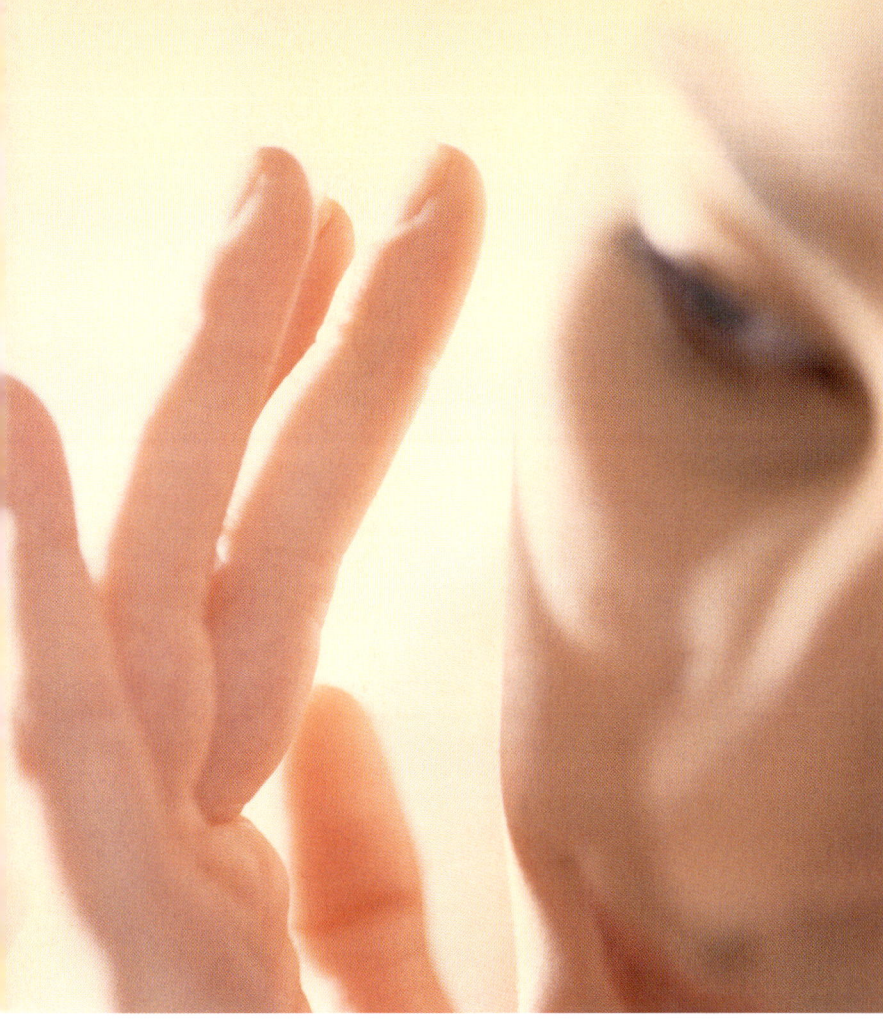

Gereiztheit, Aggression, Fehlentscheidungen, Missverständnisse usw. sind häufig die unmittelbaren Auswirkungen. Im Rahmen einer wissenschaftlichen Untersuchung wurden bei 90 Prozent der Probanden selbst in Phasen stillen Nachdenkens Werte um 20 Hz gemessen – Werte, die für eine harmonische Beziehung zu Menschen, geschweige denn für eine intellektuelle, geistig-kreative Tätigkeit zu hoch sind. Denn im Beta-Zustand ist die rechte Hirnhälfte aus dem Denkprozess weitest gehend ausgeschlossen. Eine ganzheitliche Lösung von beruflichen ebenso wie privaten Problemen kann jedoch nur unter dem harmonischen Zusammenwirken beider Hirnhälften gefunden werden. Befindet man sich im Alpha-Zustand, ist auch die rechte Hirnhälfte aktiviert, wo Intuition, Kreativität und Phantasie angesiedelt sind. Diese Fähigkeiten können im Alpha-Zustand die logischen und intellektuellen Fähigkeiten der linken Hirnhälfte optimal ergänzen. Prominente Vorbilder aus Sport, Politik und Showbusiness nutzen die Erkenntnisse der Gehirnforschung zum Alpha-Zustand schon seit langem. Denn im Zustand der inneren Entspannung ist man in der Lage, den Kern der Probleme direkt zu erkennen, äußere Einflüsse treten in den Hintergrund, lenken nicht mehr vom Wesentlichen ab. Man ist entspannt, aber geistig hellwach.

Auch Sie sollten nicht länger Ihre Kapazitäten brachliegen lassen. Nutzen Sie die Möglichkeiten des Alpha-Trainings. Wenn Sie kontinuierlich an sich arbeiten, werden Sie schon bald merken, dass sich Ihr Leben dadurch völlig verändert – zum Positiven! Ihre innere Unruhe wird verschwinden, Unwichtiges tritt in den Hintergrund, Sie werden zu Ihren Wurzeln finden. Sie werden immer mehr Selbstvertrauen bekommen. Sie werden anwachsenden Stress, Unzufriedenheit und Unruhe ausgleichen können.
Doch wie gelangt man in den erstrebenswerten Alpha-Zustand? Es ist leichter, als Sie vielleicht annehmen. Im Wesentlichen sind es die drei im Folgenden beschriebenen Entspannungsübungen, mit denen Sie sich relativ schnell in den passiven Wachzustand versetzen können.

DAS ALPHA-TRAINING

Den Übergang in den Alphazustand können Sie trainieren. Mit einigen ganz einfachen Techniken werden Sie anschließend diesen Zustand der „kreativen Aufmerksamkeit" für sich nutzen können (nach Till Sukopp, Doktorand am Institut für Kreislauffoschung und Sportmedizin der Sporthochschule zu Köln).

PROGRESSIVE MUSKELRELAXATION - MUSKELTIEFENENTSPANNUNG

Lockern Sie zunächst Ihren Gürtel und alle engen Kleidungsstücke. Ziehen Sie Ihre Schuhe aus. Legen Sie sich bequem mit dem Rücken auf den Boden und legen Sie Ihre Arme seitlich locker am Boden ab. Beginnen Sie nun jede Muskelgruppe Ihres Körpers in der angegebenen Reihenfolge für ca. 5 bis 10 Sekunden anzuspannen und wieder zu entspannen:

- Ballen Sie Ihre Fäuste so fest Sie können zusammen. Halten Sie die Spannung 5 bis 10 Sekunden. Dann lösen Sie die Spannung. Wiederholen Sie An- und Entspannung mehrere Male. Dann öffnen Sie die Hände locker und bleiben ganz entspannt liegen.

- Spannen Sie nun den Bizeps an, indem Sie die Hände auf die Schulter legen. Nach 10 bis 15 Sekunden lösen Sie die Spannung und legen die Arme wieder locker neben den Körper.

- Runzeln Sie nun die Stirn, ziehen Sie die Augenbrauen hoch. Nach 10 bis 15 Sekunden lösen Sie die Spannung wieder.

- Schließen Sie die Augen ganz fest, spitzen Sie die Lippen, spannen Sie das ganze Gesicht an. Nach 10 bis 15 Sekunden lösen Sie die Spannung wieder.

- Ziehen Sie den Kopf nach oben und nach vorn, so dass Ihr Kinn die Brust berührt. Nach 10 bis 15 Sekunden legen Sie den Kopf wieder entspannt ab.

- Krümmen Sie den Rücken, spannen Sie Gesäß- und Bauchmuskulatur an und entspannen Sie!

- Holen Sie tief Luft, halten Sie die Luft kurz an und atmen Sie dann wieder aus!

- Spannen Sie die Bauchmuskulatur so fest an, als fürchteten Sie einen Boxhieb in die Magengrube. Nach 10 bis 15 Sekunden lösen Sie die Spannung wieder.

- Spannen Sie nun die Gesäßmuskeln an. Nach 10 bis 15 Sekunden lösen Sie die Spannung wieder.

- Heben Sie die Beine an, bis sich die Füße ca. 30 Zentimeter über dem Boden befinden, spannen Sie die Oberschenkelmuskulatur an. Lassen Sie die Füße wieder zu Boden sinken und entspannen Sie.

- Ziehen Sie die Zehen soweit wie möglich in Richtung Kopf, spannen Sie die Wadenmuskulatur an. Nach 10 bis 15 Sekunden lösen Sie die Spannung wieder.

Wenn Sie jetzt in irgendeiner Muskelgruppe noch Spannungen verspüren, wiederholen Sie den Spannungs- und Entspannungszyklus für die betreffende Muskelgruppe. Versuchen Sie, die Entspannungsphase immer mehr zu intensivieren. Bleiben Sie am Ende des Programms noch ein paar Minuten still liegen und genießen Sie den tiefen Entspannungszustand. Stehen Sie danach langsam und ohne Hast auf, und Verhalten Sie sich noch eine Weile möglichst ruhig.
In der Regel erzielt man mit der progressiven Muskelrelaxation gute Ergebnisse. Doch einige Menschen haben mit der methodischen Muskelentspannung Schwierigkeiten und erreichen mit ihr nicht den erstrebten Alpha-Zustand. In diesen Fällen bieten sich die beiden folgenden Entspannungstechniken an.

ALPHA-ENTSPANNUNG

PHANTASIEREISE
Denken Sie an einen ganz persönlichen Ort, an den Sie Ihre Reise führen soll. Es sollte ein Ort sein, an dem Sie einmal eine besonders entspannte Situation erlebt haben und an dem Sie sich sehr wohl gefühlt haben. Dies kann z.B. eine einsame Bucht in Griechenland, der weite Ausblick von einer Bergspitze aus oder auch eine Waldlichtung sein. Stellen Sie sich diesen Ort und die dazugehörige Situation bei jeder Entspannungseinheit so genau wie möglich vor. Hierzu gehören auch Geräusche, Gerüche, das Wetter, Gefühle und Gedanken die Sie mit diesem Ort verbinden.
Wenn Sie besondere Naturgeräusche in Erinnerung haben (Wellenrauschen, Vogelgezwitscher, Wind oder fließendes Wasser), dann bietet es sich an, diese Geräusche während der Entspannungsübung auf CD oder Kassette im Hintergrund spielen zu lassen. Der Fachhandel bietet hier ein reichhaltiges Angebot von Naturgeräuschen mit und ohne Musik an. Mit diesen Phantasiereisen in Ihre persönliche Ruheoase wird es Ihnen relativ schnell gelingen, den entspannten Alpha-Zustand zu erreichen.
Führen Sie diese Übung einmal pro Tag durch. Zehn Minuten genügen oft schon.

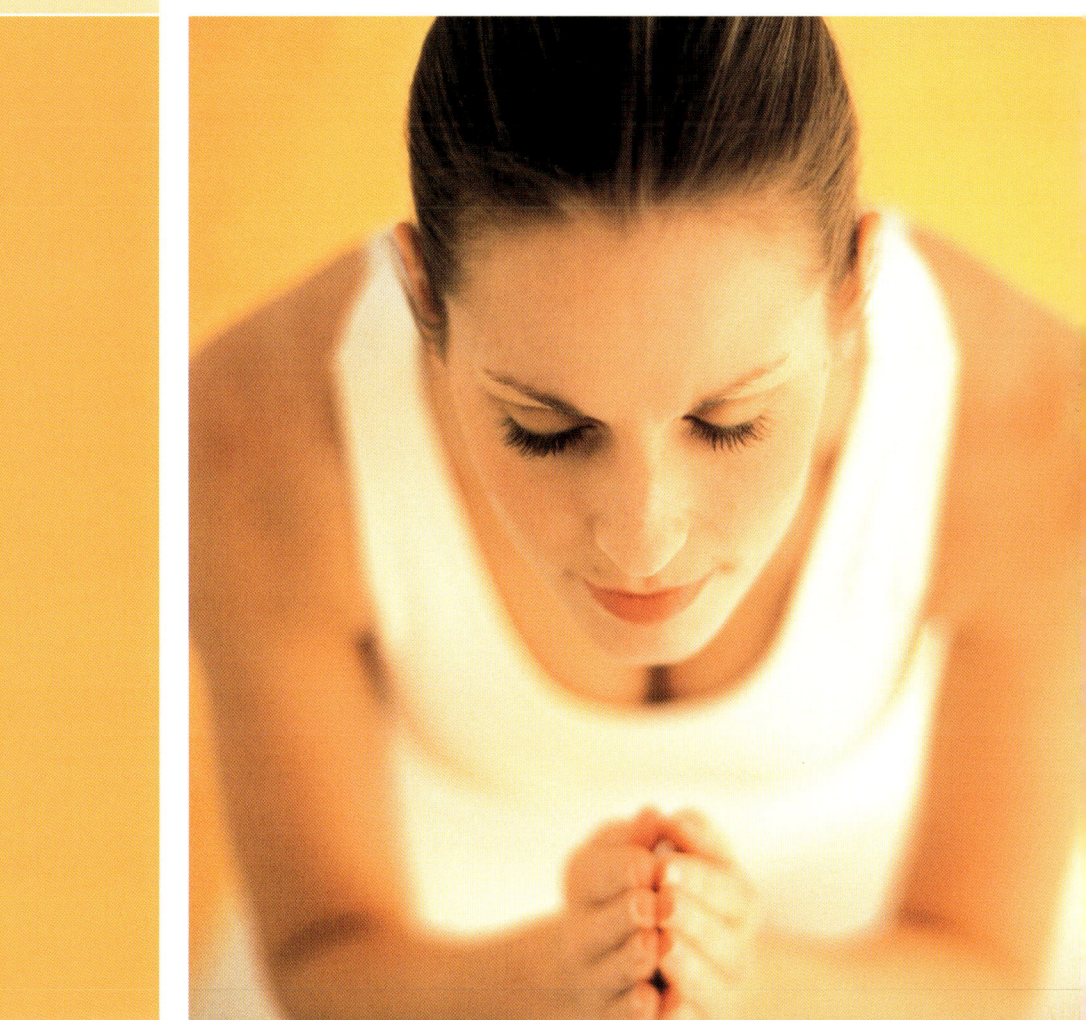

ENTSPANNUNG MIT MUSIK

Musik beeinflusst Körper und Geist - eine Jahrtausende alte Erfahrung: Mit Musik werden Kinder in den Schlaf gesungen, mit Musik zogen die Soldaten in den Krieg, mit Musik machten sich die Menschen schwere Arbeit leichter, z.B. bei der Ernte oder auf See.

Für Musikwissenschaftler ist das nichts Neues. Folgende Geschichte verdeutlicht besonders anschaulich, wie sehr Musik auf den mentalen Zustand eines Zuhörers einwirken kann: Der russische Gesandte Graf Keyserling litt an chronischer Schlaflosigkeit. In seiner Not wandte er sich an Johann Sebastian Bach: „Herr Bach, können Sie mir nicht irgendeine Musik komponieren, die mir beim Einschlafen hilft?" bat er.

Bach erfüllte ihm seinen Wunsch, woraufhin Graf Keyserling den Cembalisten Goldberg engagierte, der eine Kammer in der Nähe des Schlafgemaches des Grafen bezog, um jedes Mal, wenn der Graf nicht schlafen konnte, die Komposition von Bach vorzuspielen. Und siehe da, es half. Der Graf war darüber so erfreut, dass er Johann Sebastian Bach ein großzügiges Geldgeschenk machte. Die Komposition wurde zu Ehren des gefälligen Cembalisten „Goldberg-Variationen" genannt.

Der bulgarische Mediziner Lozanov widmete fast 50 Jahre seiner Forschungstätigkeit der Mobilisierung und Freisetzung schlummernder geistiger Fähigkeiten. Dabei machte er unter anderem eine hochinteressante Entdeckung: Die „Goldberg-Variationen" rufen beim Zuhörer eine Art meditativen Zustand hervor. Die physiologische Erklärung für dieses Phänomen liegt auf der Hand: Barockmusiker wie Vivaldi, Händel und Corelli haben in ihren Kompositionen oft eine „Bachstimme" eingesetzt, die einem Takt von ca. 60 Schlägen pro Minute folgt. Während man dieser Musik lauscht, versucht der Körper, seinen Funktionsrhythmus von 80 Schlägen pro Minute dem Takt der Musik anzugleichen. Durch diese einfache Form der Entspannung entkrampft sich der Körper, und man gelangt mental allmählich in den Alpha-Zustand.

Um mit solcher Musik in den entspannten Alpha-Zustand zu gelangen, brauchen Sie keinen Muskel anzuspannen, Sie müssen sich auch nicht auf die Musik konzentrieren. Sie müssen sie lediglich hören. Zu Hause sollte das Abspielen der geeigneten Musik keine weiteren Probleme bereiten. Für unterwegs und am Arbeitsplatz sollten Sie sich einen Walkman oder einen transportablen CD-Player besorgen. So haben Sie die Gelegenheit, sich vor einer Konferenz oder einem wichtigen Meeting zurückzuziehen, sich binnen einer Viertelstunde in den gewünschten Alpha-Zustand zu versetzen und so Ihre geistige Leistungsfähigkeit zu erhöhen. Zum Erreichen des Alpha-Zustandes durch Musik schlagen wir die folgenden Musikstücke vor, die unter anderem auch von Lozanov getestet wurden:

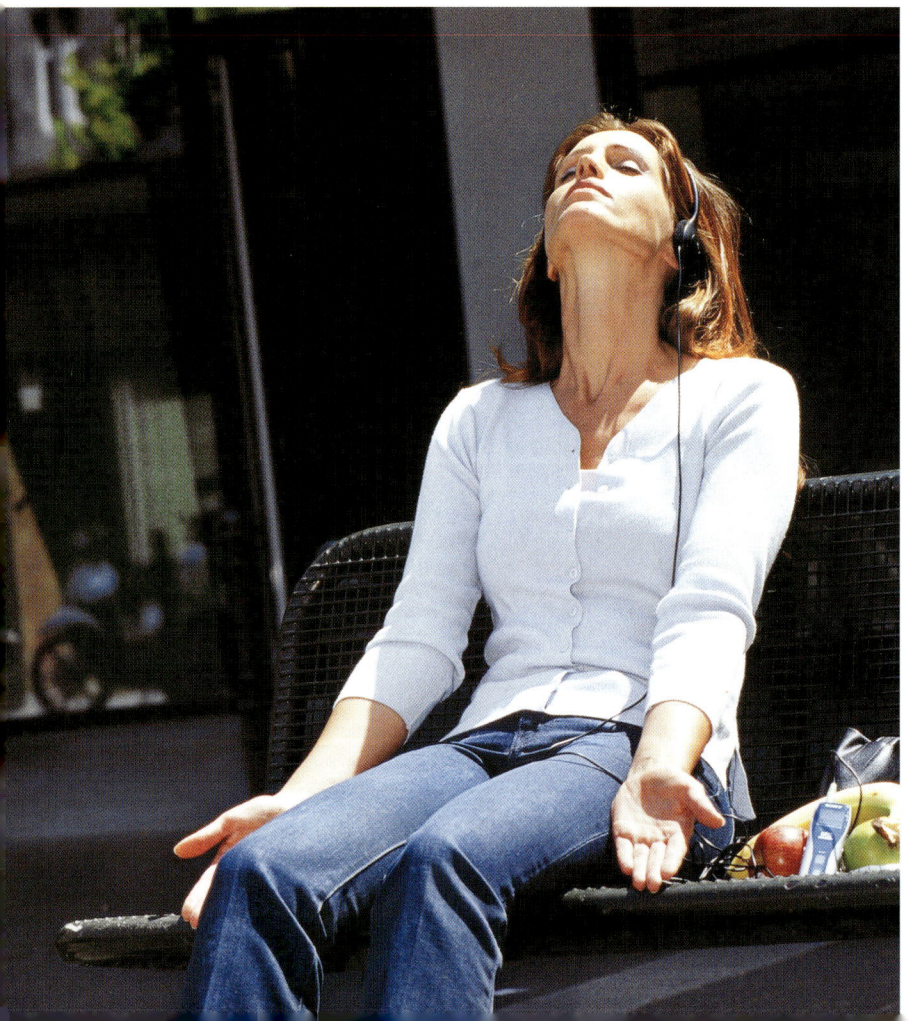

ALPHA-ENTSPANNUNG 101

Johann Sebastian Bach
1. Aria zu den Goldberg-Variationen
2. Largo aus Konzert für Klavier und Streichorchester Nr. 5 F-Moll
3. Largo aus Konzert für Cembalo solo in F-Dur
4. Aria Orchestersuite Nr. 3 in D-Dur

Arcangelo Corelli
Alle langsamen Sätze aus Concerti grossi op. 6, Nr. 1-12

Georg Friedrich Händel
1. Alle langsamen Sätze aus Concerti grossi op. 6, Nr. 1-12
2. Largo aus Konzert für Viola, Streicher und Basso continuo in G-Dur

Antonio Vivaldi
1. Largo aus „Winter", die Vier Jahreszeiten
2. Largo aus Konzert in D-Dur für Gitarre, Streicher und Basso continuo
3. Flautinokonzert in E-Moll, op. 44, Largo

Während Sie die Musik hören, sollten Sie am besten auf dem Rücken liegen, die Arme locker neben dem Körper. Unter den Nacken oder unter die Kniekehlen können kleine Kissen gelegt werden.
Falls Sie am Arbeitsplatz keine Möglichkeit haben, eine derartige Position einzunehmen, können Sie sich auch am Arbeitstisch sitzend nach vorne beugen und den Kopf auf die Arme legen (Stirn auf die Hände). Eine weitere Möglichkeit ist der sogenannte Droschkenkutschersitz. Die Beine werden im Sitzen leicht geöffnet und nachdem man sich geräkelt und gestreckt hat, lässt man den Oberkörper zusammensinken. Die Unterarme liegen auf den Oberschenkeln auf, Kopf und Hände hängen locker nach unten. Zur Not ist jedoch auch im Stehen eine Entspannung mit Musik möglich. Etwaiges Niesen oder Husten sollten Sie nicht unterdrücken. Das deutliche Spüren des Herzschlages ist nichts Beunruhigendes. Auftretende Magengeräusche, starker Speichelfluss und häufiges Schlucken in der Entspannungsphase sind Begleiterscheinungen der vegetativen Umstellung und ganz normal.

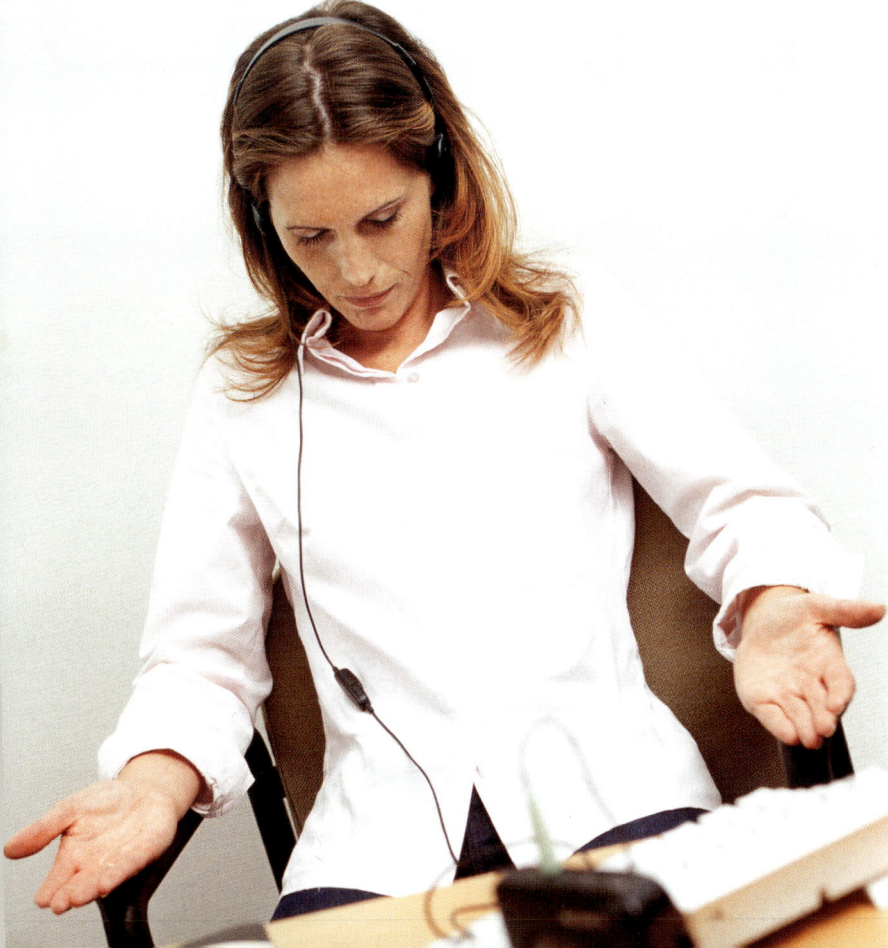

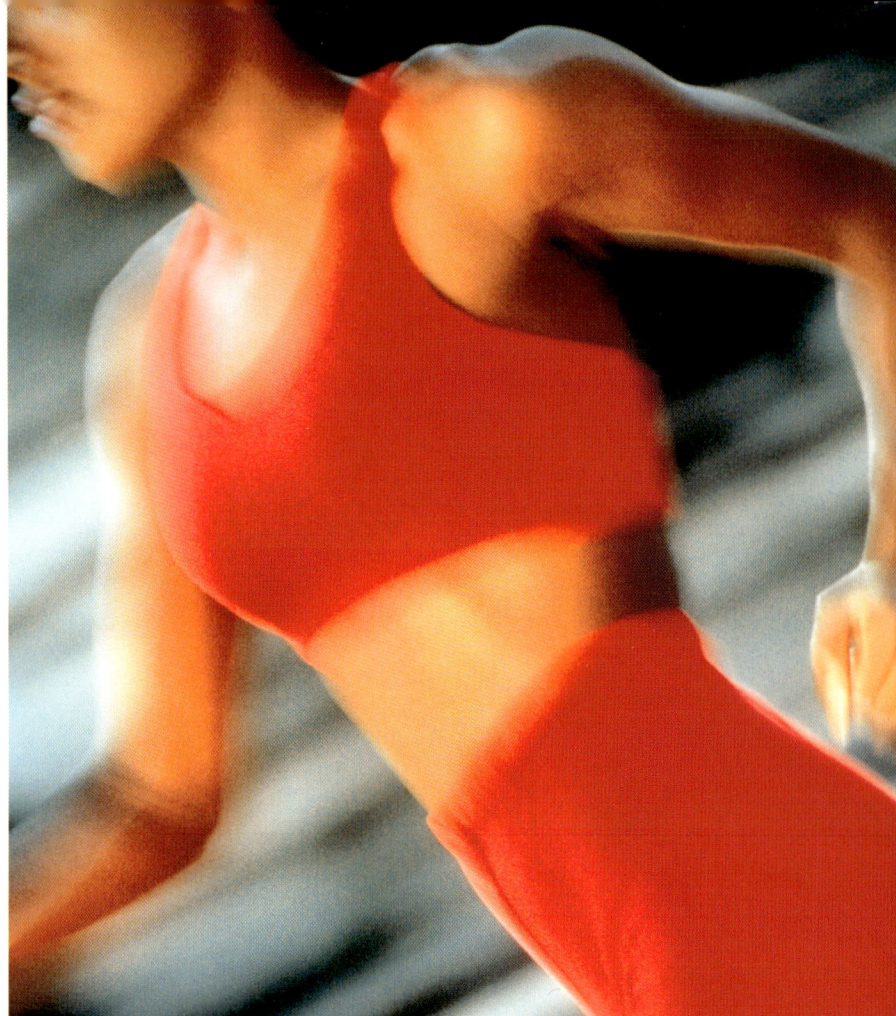

AUSDAUERTRAINING
JUNGBRUNNEN FÜR MENSCHEN JEDEN ALTERS

Es ist das alte Lied: Wir bewegen uns zu wenig, wir ernähren uns falsch, rauchen und trinken zuviel Alkohol. Dazu kommen nicht allzu selten berufsbedingte Stresssymptome. Die Folgen stellen sich mit zunehmendem Alter immer deutlicher ein. Es beginnt meist mit ersten Befindlichkeitsstörungen. Konzentrationsmängel, dauernde Müdigkeit, Gedächtnis- und Merkfähigkeitsstörungen stellen sich ein. Mit anderen Worten: Wir büßen stückweise unsere gewohnte Leistungsfähigkeit ein. Und wenn unsere Lebensqualität bereits spürbar eingeschränkt ist, wenn wir womöglich bereits in Folge der ungesunden Lebensführung erkrankt sind, dann soll der Onkel Doktor es richten, dann wollen wir unsere Vitalität, Power und Leistungsfähigkeit zurück, wollen uns wieder jünger fühlen, wieder schlank und fit sein. Am besten wäre es natürlich, dem bereits mit Mitte zwanzig einsetzenden Abbau unserer Leistungskraft vorbeugend entgegenzuwirken, indem man sich möglichst früh für einen in körperlich und geistiger Hinsicht fitnessorientierten und auf Gesundheit ausgerichteten Lebensstil entscheidet. Doch auch, wenn die Erkenntnis und der Wunsch, etwas gegen die Unbill des Alters tun zu wollen, erst später reift, kann man einen Teil seiner Power und Leistungsfähigkeit zurückbekommen. Ein gezieltes Ausdauertraining kann den altersbedingten Verfall der körperlichen Kräfte nicht nur aufhalten, sondern verlorengegangene Vitalität reaktivieren. Professor Hollmann an der Sporthochschule Köln, dem Meister der Sportmedizin, gelang es 1989, 70-jährige Untrainierte nach einem Jahr Ausdauertraining in einen Fitnesszustand zu versetzen, der es den grauen Panthern erlaubte, 35-jährige untrainierte Schreibtischhengste in einem Leistungsvergleich aus dem Feld zu schlagen.

Das richtige Training und eine entsprechende Lebensführung können Ihnen dabei helfen, Lebensfreude, Zuversicht und Energie zurückzuerobern, äußere Alterserscheinungen aufzuhalten und die häufig chronischen Erkrankungen, die sich in den letzten 20 Jahren unseres Lebens häufig einstellen, zu verhindern. Es gilt, Lebensfreude und Vitalität möglichst lange zu erhalten. Für unsere männlichen Leser ist zudem erstrebenswert, ihre statistisch kürzere Lebensspanne durch körperliches Training gegenüber ihrer Lebensgefährtin oder Ehefrau auszugleichen, um in der älteren Partnerschaft die Zweisamkeit möglichst lange auskosten zu können. Gesund und innerlich und äußerlich jung zu bleiben ist das Ziel dieser Langzeitintervention, die auf den neuesten Erkenntnissen der Sport- und Präventivmedizin beruhen. So gelingt es, auch mit 60 noch topfit zu sein und das Leben in vollen Zügen zu genießen.

TRAINIEREN SIE SICH JUNG UND GESUND

Die Natur hat den Menschen so gestaltet, dass immer wieder Reizschwellen überschritten werden müssen, um eine optimale chemische und physische Anpassung im Sinne der Gesunderhaltung des Organismus auszulösen. Werden diese Reizschwellen durch Ausdauertraining nicht regelmäßig überschritten, verspielt man die einzigartige Möglichkeit, sich funktionell jünger zu halten, als es dem tatsächlichen biologischen Alter entspricht. Eine Untersuchung 20-jähriger Sportstudenten zeigte, dass man innerhalb einer Woche um fünf Jahre altern kann. Der Versuchsaufbau sah vor, dass die Probanden nach einer ausführlichen leistungsdiagnostischen Untersuchung für eine Woche ins Bett gesteckt wurden. Alle Annehmlichkeiten wie beispielsweise Unterhaltung durch Fernsehen, das Abspielen von CDs und Lesen waren erlaubt. Allerdings war jede körperliche Aktivität untersagt, selbst das Umblättern der Buchseiten musste eine Maschine übernehmen. Nach einer Woche Passivität zeigte die erneute Untersuchung erstaunliche Ergebnisse: Die Leistungsfähigkeit hatte sich um 50 Prozent verringert. Die Knochen hatten wichtige Mineralien verloren, und die Muskelkraft entsprach der einer um fünf Jahre älteren Person. Fazit: Die Maschine Mensch muss richtig belastet und bewegt werden.

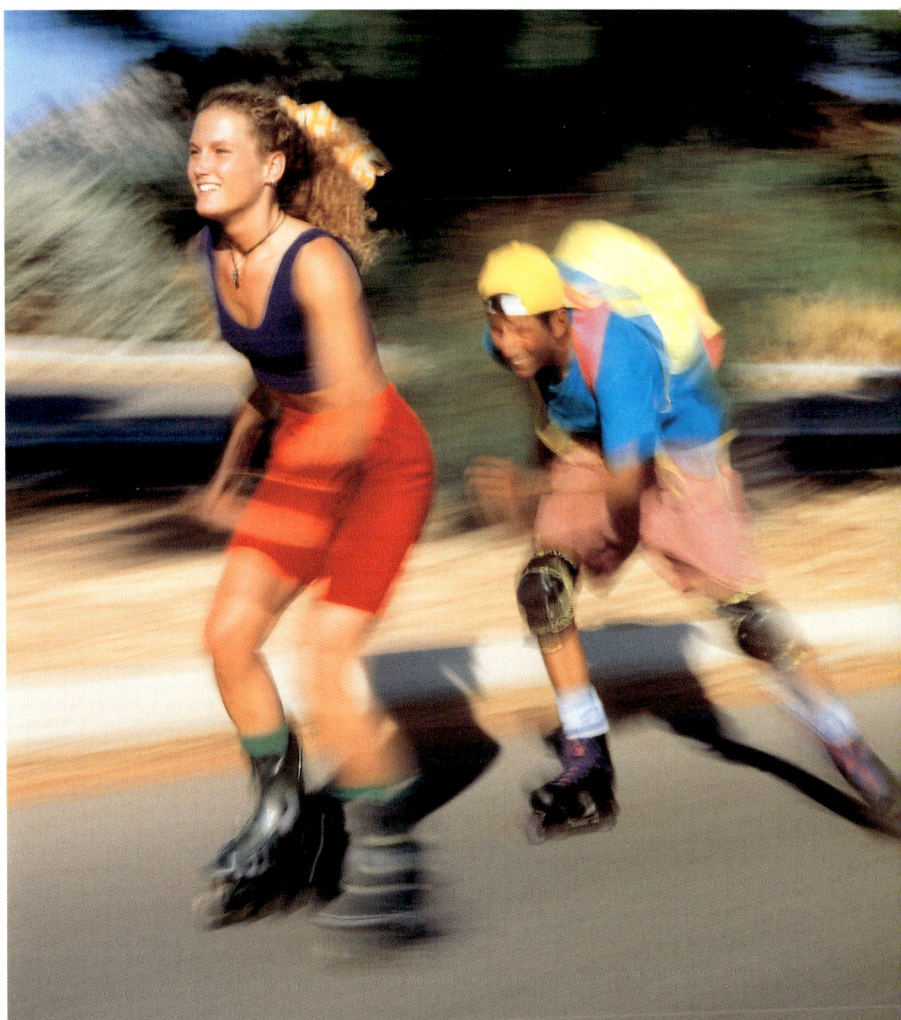

Verbraucht man alleine ca. 2000 Kilokalorien pro Woche mehr durch körperliches Training, blüht der Organismus regelrecht auf, wird das Herz-Kreislauf-System vom Motorroller zum Rennmotor.

Körperliches Training stellt somit die beste und erfolgreichste Anti-Aging-Strategie dar. Und schon bald, nachdem Sie mit einem klassischen Ausdauertraining begonnen haben, werden Sie von Ihrem Organismus die ersten Geschenke als „Dankeschön" erhalten: Sie können (fast) alles essen, worauf Sie Lust haben, ohne ein schlechtes Gewissen zu haben, Sie sehen gut aus, Ihr Geist ist hellwach, Sie strotzen vor Vitalität, werden entsprechend selten krank und sind darüber hinaus auch noch fröhlicher als früher, als Sie noch eine Couchpotato waren. Ihre Medikamente gegen zu hohen Blutdruck, gegen Einschlafstörungen oder zur Förderung der Verdauung werden Sie schon bald in der Apotheke als Sondermüll entsorgen können. Sie werden an Selbstvertrauen gewinnen und in Ihrem Job mehr Verantwortung übernehmen können. Ihre Kollegen werden Sie noch mehr als früher schätzen, die Arbeit wird Ihnen wieder Spaß machen und Sie werden mit Stress sehr viel gelassener umgehen als früher. Mit einem Wort: Lebensqualität pur! Und sie ist für jeden erreichbar!

HERZ UND KREISLAUF

Ausdauertraining ist die beste Medizin für Herz und Kreislauf. Das Herz wird leistungsfähiger, das enorme Pensum von 41 Millionen Herzschlägen pro Jahr und der dabei bewegten Blutmenge von 2,6 Millionen Liter durch den Körper, wird von einem trainierten Herzmuskel ökonomischer verwaltet. Der Lebensmotor wird so optimal gecoached.

Herz u. Kreislauf	Untrainiert	Ausdauertrainiert
Herzgröße	Faustgroß	100 % größer
Blutförderung	5–6 l/min	bis ca. 30 l/min bei Belastung
Herzvolumen	750–850 ml	950–1200 ml
Herzvolumen	9–12 ml/kg	15–20 ml/kg
Herzschlagvolumen	55–110 ml	100–220 ml
Ruhepuls	60–80/min	30–50/min
Blutdruck	135/78 mmHg	120/80 mmHg
Maximale Sauerstoffaufnahme	35–50 ml/kg x min	55–80 ml/kg x min
Blutvolumen Mann	4–5 l	6–7 l
Blutvolumen Frau	4–5 l	5 l
Gesamthämoglobin	12 g/dl	16–18 g/dl

DIE LUNGE

Die Lunge wird besser mit Sauerstoff versorgt, der Atemwiderstand gesenkt. Der gesamte Organismus wird mit mehr Sauerstoff, der für alle Stoffwechselvorgänge lebenswichtig ist, versorgt. Auch die Atmungsleistungsfähigkeit wird durch Ausdauertraining deutlich gesteigert. Die Lungenvitalkapazität, d.h. das Luftvolumen, das maximal ein- und ausgeatmet werden kann, ebenso wie das Atemminutenvolumen, d.h. das pro Minute ein- bzw. ausgeatmete Volumen, werden erhöht.

Lunge	Untrainiert	Ausdauertrainiert
Lungenvitalkapazität	4 l	6 l
Atemminutenvolumen	120 l/min	240 l/min

DIE MITOCHONDRIEN - KRAFTWERKE DER ZELLEN

Die Mitochondrien dienen der Energieerzeugung innerhalb einer Zelle. Diese kleinen Kraftwerke unserer Zellen vermehren sich durch Ausdauertraining und werden größer, die Leistungsfähigkeit steigt.

	Untrainiert	Ausdauertrainiert
Mitochondrien	2 pro Zelle	6 pro Zelle

DAS GEHIRN

Nach neuesten Untersuchungen wird auch das Gehirn besser mit Sauerstoff versorgt. Entgegen der lange verbreiteten Meinung, dieses Organ erhalte grundsätzlich die maximale Zufuhr von Sauerstoff, hat man nun herausgefunden, dass das Gehirn durch Ausdauertraining mit der doppelten Menge Sauerstoff versorgt wird. Volle Konzentration, Merkfähigkeit und Kreativität sind das „Dankeschön" unserer Denkmaschine.

DAS IMMUNSYSTEM

Täglich finden in unserem Körper 300 Milliarden Zellteilungen statt und täglich entstehen während dessen Tumorzellen. Ein leistungsfähiges Immunsystem überprüft und erkennt die gefährlichen Zellen und eliminiert sie. Die Zahl der Killerzellen – eine Spezialeinheit des Immunsystems – steigt stark an und macht den Tumorzellen die Existenz streitig.

DIE HORMONE

Unser Organismus gleicht einer gewaltigen Datenbank. Er ist sozusagen ein biologisches Internet. Die interne Kommunikation findet durch Botenstoffe, unsere Hormone, statt. Gedächtnisleistung, Immunfunktion, Stressabbau und vieles mehr wird durch Hormone optimiert. Ausdauertraining sorgt auch dafür, dass Hormone in genügender Menge vorhanden sind.

DER STOFFWECHSEL

Ausdauertraining erhöht den Anteil des „guten" HDL-Cholesterins, das die Aufgabe hat, das Fett im Blut aufzuspüren und in die Leber zu transportieren, wo es verarbeitet wird. Ein hoher HDL-Anteil im Blut hat also eine das Herz schützende Wirkung. Das schlechte LDL-Cholesterin hingegen nimmt das Fett im Blut auf und verstopft die Gefäße. Der Anteil des LDL-Cholesterins sollte nicht über 120 mg/dl liegen.

Stoffwechsel	Untrainiert	Ausdauertrainiert
Gesamtcholesterin	230 mg/dl	130 mg/dl
HDL	Mann: 35-50 mg/dl Frau: 45-60 mg/dl	Mann: 60-70 mg/dl Frau: 70-80 mg/dl
LDL	160 mg/dl	80 mg/dl

DIE ENZYME

Enzyme sind Eiweißbausteine, die Stoffwechselreaktionen des Körpers beschleunigen. Gerade für die Fettverbrennung sind aerobe Enzyme sehr wichtig. Wird das Ausdauertraining richtig betrieben, bildet der Organismus vermehrt Enzyme.

Enzyme	Untrainiert	Ausdauertrainiert
Aerobe Enzymkapazität		2-3fach erhöht
Körperfettanteil	Männer: 15-25 % Frauen: 23-30%	Männer: 6-13 % Frauen: 12-20 %
Fettspaltende Enzyme/ Kohlehydratspaltende Enzyme	2 : 8	8 : 2
Triglyceride	180 mg/dl	80 mg/dl

DIE MUSKULATUR

Die Leistungsfähigkeit der ausdauertrainierten Muskulatur setzt voraus, dass die Energie, die der Muskel dringend benötigt, vermehrt bereit gestellt wird. Energie kann aber nur vermehrt bereit gestellt werden, wenn das Sauerstoffangebot an die Muskulatur groß genug ist. Hierzu tragen ein hoher Muskelglycogengehalt (Brennstoff) genauso wie ein hoher Myoglobingehalt (Sauerstoffbindungsfähigkeit der Muskulatur) entscheidend bei. Auch der Fettspeicher der für eine Ausdauerleistung entscheidend ist, verdoppelt sich. Die Kapillaren (kleinste Blutgefäße), die die Blutversorgung bis in die entlegensten Winkel des Organismus sichern, sind bei Ausdauertrainierten vermehrt vorhanden.

Muskulatur	Untrainiert	Ausdauertrainiert
Muskelgewebe	weich, viel Fett	hart, austrainiert
Muskelmyoglobingehalt		75-80% höher
Glykogendepot	350 g	600 g
Anteil St-Muskelfasern	50 %	60-85 %
Muskelkapillaren	200-300 pro mm^2	300-500 pro mm^2
Muskellipidvorrat		verdoppelt

AUSDAUERTRAINING SORGT FÜR EINEN GESUNDEN ERHOLSAMEN SCHLAF

Untersuchungen haben deutlich gezeigt: Wer regelmäßig trainiert, schläft tiefer, länger und ist am nächsten Morgen topfit und ausgeruht. Der Trick: Das schädliche Stresshormon Cortisol wird durch das Ausdauertraining reduziert. Das für das Einschlafen wichtige Hormon Melatonin wird vermehrt ausgeschüttet. Melatonin lässt Stress vergessen, die Augen fallen zu und Sie schlummern selig. Ein dunkles Schlafzimmer ist übrigens eine weitere Voraussetzung für die Produktion von Melatonin. Das Schlummerhormon mag keine hellen Räume, selbst das Licht der Straßenlaterne oder das Licht des Mondes stören – die Melatoninproduktion wird dann reduziert.

AUSDAUERTRAINING STÄRKT DAS ALLGEMEINE WOHLBEFINDEN, DAS SELBSTBEWUSSTSEIN UND DAS KÖRPERWERTGEFÜHL

Ausdauertraining verändert die Biochemie des Gehirns. Es werden vermehrt körpereigene Opiate gebildet. Auch die durch das Training vermehrt produzierten Glückshormone wirken sich positiv auf unser Wohlbefinden aus: Die angenehm gelöste Stimmung nach körperlichem Training ist auf eine gesteigerte Serotoninbildung zurückzuführen.

Weitere Untersuchungen haben darüber hinaus erwiesen, dass die Psyche von trainierten Läufern ausgeglichener ist, dass Läufer in der Regel selbstbewusster als untrainierte Menschen sind und dass sie eine ausgeprägtere Fähigkeit besitzen, mit Stress fertig zu werden. Und weil trainierte Menschen ihren Körper in der Regel auch mit Saunabesuchen, Aromabädern und Duftölen in Form halten, erhöhen sie auf diesem Weg zusätzlich ihr Körperwertgefühl und die Lust am Leben.

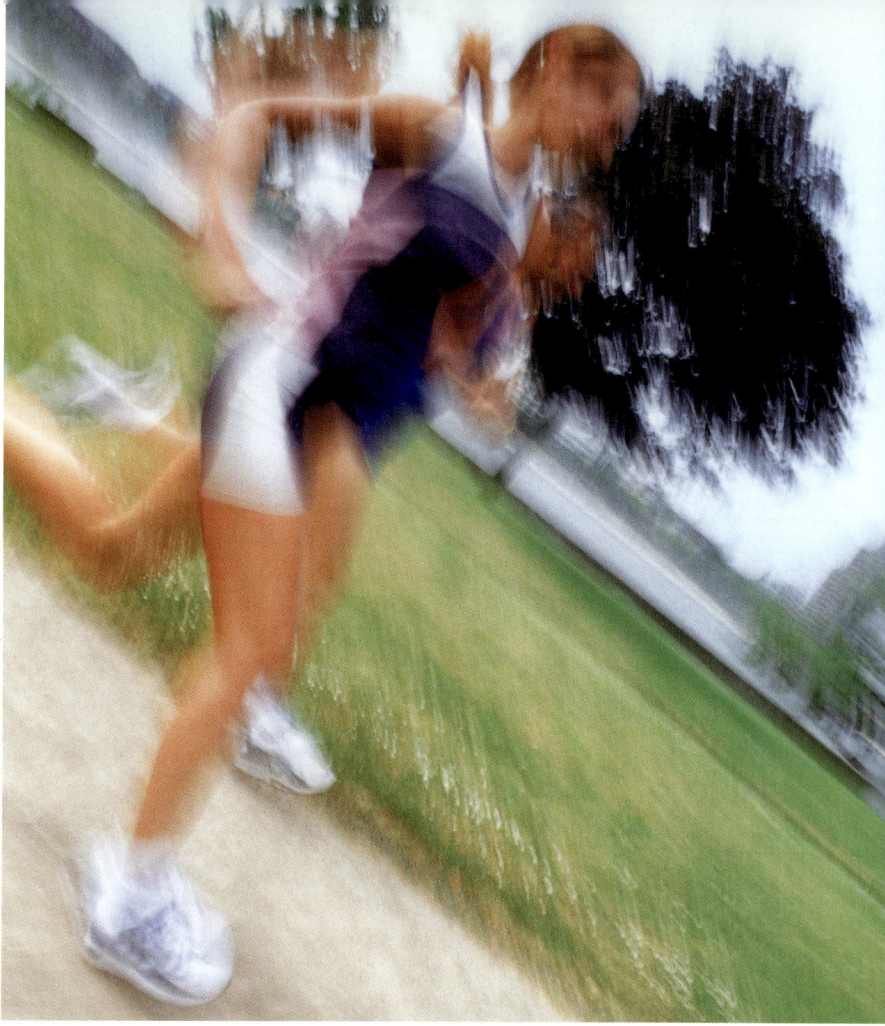

AUSDAUERTRAINING HÄLT JUNG

Der Körper schenkt uns als Antwort auf ein regelmäßiges Ausdauertraining Jugendlichkeit:

- glatte Haut
- starke Muskeln
- straffes Bindegewebe
- wenig Fettansatz
- starke Knochen
- eine hohe Sauerstoffbindungsfähigkeit des Blutes
- erhöhte maximale Leistungsfähigkeit

Darüber hinaus trägt Ausdauertraining entscheidend zur Lebensverlängerung bei. Untersuchungen der American Heart Association haben gezeigt: Untrainierte sterben durchschnittlich früher, Trainierte leben durchschnittlich länger und dies vor allem mit einer höheren Lebensqualität.

AUSDAUERTRAINING LÄSST DEM KREBS KAUM EINE CHANCE

Eine Krebserkrankung, vor allem wenn sie nicht frühzeitig erkannt wird, stellt bei allen Fortschritten in den medizinischen Behandlungsmöglichkeiten nach wie vor eine ernste Gefahr dar. Dass ein Tumor überhaupt entstehen kann, hat viele Ursachen: Genetische Dispositionen, Umweltgifte, Bewegungsmangel, Rauchen und falsche Ernährung werden heute als die Hauptverursacher betrachtet. Um so entscheidender ist es also, einer Krebserkrankung vorzubeugen. Nicht zu rauchen, senkt beispielsweise das Lungenkrebsrisiko um 90 Prozent. Falsche Ernährung hingegen erhöht das Risiko, an Krebs zu erkranken, um 50 Prozent. Mit der richtigen Ernährung kann man vielen Krebsarten vorbeugen.

Eine große Bedeutung in der Tumorprophylaxe kommt jedoch auch der Bewegung zu. Die Mehrzahl der Studien zum Thema Krebs und Sport deuten auf einen entscheidenden Vorteil der Aktiven hin. Wichtig ist es, möglichst früh mit einem Ausdauertraining zu beginnen. So konnten Studien an Harvard-Absolventen zeigen, dass die Aktiven, die seit frühester Jugend trainierten, ein geringeres Dickdarmkrebsrisiko aufwiesen. Doch es ist nie zu spät, um mit einem Ausdauertraining zu beginnen. In Skandinavien wurden 18 000 Frauen in einer 4-jährigen Studie auf die Erkrankung an Brustkrebs hin beobachtet. Die Frauen, die vier Mal in der Woche ein Ausdauertraining absolvierten, erkrankten bis zu 38 Prozent seltener an Brustkrebs als inaktive Frauen. Auch das Gebärmutterhalskrebsrisiko scheint durch Ausdauertraining reduziert zu sein. Amerikanischen Untersuchungen zufolge wirkt sich der Fitnesslevel auch auf dieses Tumorrisiko positiv aus. So lag die Krebsrate bei den überdurchschnittlich trainierten Frauen unter der Rate der untrainierten. Eine weitere Studie an 130 000 Männern und Frauen zeigte, dass das Krebsrisiko bei Laufmuffeln vier Mal höher war als bei Aktiven. Der Schutz vor Tumoren greift bereits ab einem Trainingsumfang von 4 bis 5 Stunden Ausdauertraining in der Woche. Beim Tumorvermeidungstraining liegt die Priorität vor allem auf der richtigen Belastung (s.S. 131). So zeigten Leistungssportler, aufgrund ihres sehr intensiven Trainingspensums, ein erhöhtes Risiko, an Krebs zu erkranken. Vor allem die Kombination von psychischem und physischem Stress scheint das Krebsrisiko zu erhöhen. So stellte Professor Liesen (Sportmedizinisches Institut Paderborn) bei Leistungssportlern vermehrt Blutkrebs fest.

Doch welche Mechanismen sind an diesen positiven Effekten auf die Tumorprophylaxe beteiligt? Es ist wohl vor allem das durch moderates Ausdauertraining stimulierte Immunsystem, das die Entstehung von Tumoren zu verhindern hilft. So treten bei Ausdauersportlern die angriffslustigen Fresszellen des Immunsystems vermehrt auf, ebenso wie die aggressiven Killerzellen. Diese Killerzellen können Krebszellen im Frühstadium angreifen und zerstören. Wer jedoch zu stark trainiert, reduziert diese Killerzellen. Also auf die Dosis kommt es an! Eine krebsvorbeugende Wirkung hat es darüber hinaus, wenn die Stressoren im Alltag möglichst niedrig gehalten werden. Und auch hier hilft ein moderates Ausdauertraining: Wer beispielsweise abends joggt, baut seine Stresshormone in optimaler Weise ab und schützt sich so besser vor Krebs als derjenige, der seinen Feierabend auf der Couch verbringt.

Einen weiteren, wesentlichen Schutz bietet die Gewichtsreduktion, die der Ausdauertrainierte spielend erreicht. So wird der Östrogenspiegel der Frau, der eine Rolle beim Brustkrebsrisiko spielen kann, durch den Abbau von Körperfett reduziert.

Mit einem moderaten Ausdauertraining erzielt man nicht zuletzt auch dadurch einen Tumorschutz, dass die Verdauung angeregt wird. Dickdarmtumore treten häufiger bei Menschen mit Verdauungsschwierigkeiten auf. Die Stuhlausscheidung des Ausdauersportlers ist jedoch beschleunigt und somit die Kontaktzeit der Darmwände mit krebsauslösenden Gallensäuren reduziert.

AUSDAUERTRAINING STEIGERT DIE LUST BEIM MANN

Der 20-jährige Mann denkt alle 30 Minuten an Sex, der 30-jährige alle zwei Stunden und der 40-jährige ist zufrieden, wenn er seine Ruhe hat. Der Ausdauertrainierte weist ca. 30 Prozent mehr Testosteron auf. So wird die Libido zu neuem Leben erweckt. Dies belegen u.a. amerikanische Studien. Voraussetzung ist allerdings regelmäßiges Training. Nach vier Wochen Trainingspause fällt das Hormon auf den Stand des Untrainierten zurück.

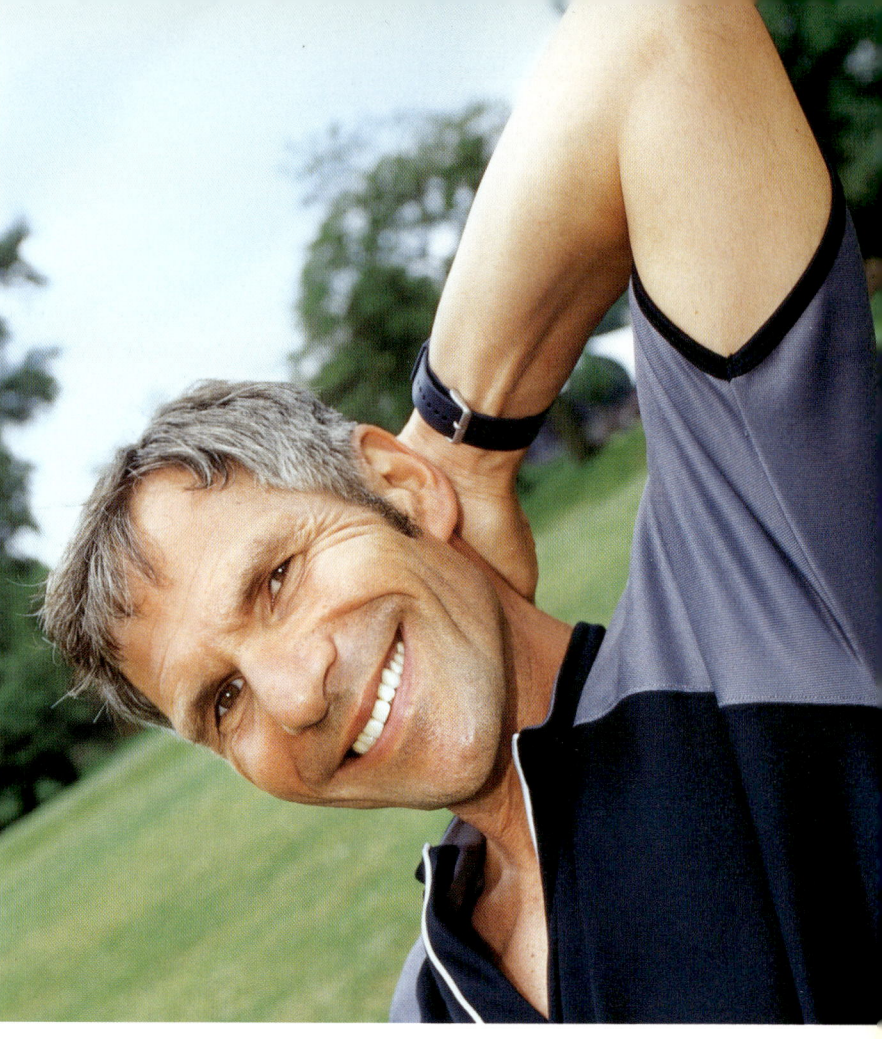

AUSDAUERTRAINING MACHT GLÜCKLICH

Zwei den Opiaten sehr ähnlich wirkende, körpereigene Stoffe sind es, die unsere Stimmung während und nach dem Ausdauertraining aufhellen. Zum einen sind es die so genannten Endorphine, Neurotransmitter, die uns Schmerzen vergessen lassen, die wirklich high machen. Diese Endorphine werden vom Organismus immer dann erzeugt, wenn wir uns intensiv belasten. Offensichtlich ist es die Aufgabe dieser Endorphine, uns schwere körperliche Arbeiten zu erleichtern. Das legendäre Wohlbefinden von Ausdauerläufern, als „runners high" bekannt, ist vermutlich auf die körpereigene Ausschüttung jener Endorphine zurückzuführen. Die Stimmungsaufhellung hält ca. 70 bis 90 Minuten nach dem Laufen an. Um ins „runners high" zu gelangen, muss man allerdings das gesundheitlich optimale Tempo überschreiten. Der Organismus muss also auf der Suche nach den Glücks-Endorphinen künstlich überfordert werden. Die gesündere Alternative besteht darin, langsam zu laufen und so die körpereigene Produktion des glücklich und zufrieden machenden Serotonins anzuregen. Serotonin wird vom Körper maßgeblich aus der Aminosäure Tryptophan gewonnen, die z.B. in Milchprodukten vorhanden ist. Wird vermehrt Serotonin gebildet, vermeldet unsere Zirbeldrüse – die verantwortliche Glücksfabrik - gute Laune und gelöste Stimmung, wir sind glücklich und zufrieden. Die Ursache hierfür liegt in einer biochemischen Verbindung zwischen Gehirnfunktion, Skelettmuskulatur, dem System von Herz und Kreislauf sowie der Atmung. So lässt sich auch die seit gut 60 Jahren bekannte Erkenntnis erklären, dass Sport süchtig macht. Ohne die durch Sport angeregte Produktion der Glückshormone fühlen wir uns deprimiert und unmotiviert. Doch schon nach wenigen Laufkilometern geht es uns wieder besser. Das sporterzeugte Serotonin ist also auch als Antidepressivum zu empfehlen. Zur Anhebung der Stimmung werden nicht unbedingt Psychopharmaka benötigt, Laufen in der richtigen Dosis bringt den gleichen Effekt.

Skandinavische Untersuchungen beweisen darüber hinaus: Auch die saisonale Winterdepression, die bei vielen Menschen vermehrt dann entsteht, wenn die Tage kürzer werden, lässt sich durch Ausdauertraining deutlich bessern. Die Tatsache, dass die tägliche Sonnenscheindauer von November bis Februar deutlich zurückgeht, trägt verstärkt dazu bei, dass weniger Glückshormone produziert werden. Über den Sehnerv gelangt das Licht der Sonne direkt in das limbische System, eine Funktionseinheit des Gehirns, die viele Aspekte des Verhaltens, so z.B. Gefühlsausdrücke sowie die Speicherung und den Abruf von Erinnerungen steuert. Hier erzeugt die Zirbeldrüse als Reaktion vermehrt Serotonin. Ist kein Sonnenlicht vorhanden, wird die Produktion der Glückshormone drastisch reduziert, was die Stimmung sinken lässt. In solchen Momenten greifen wir unbewusst besonders gern zu Schokolade und auch Rotwein, durch deren Genuss der Serotoninpegel steigt.

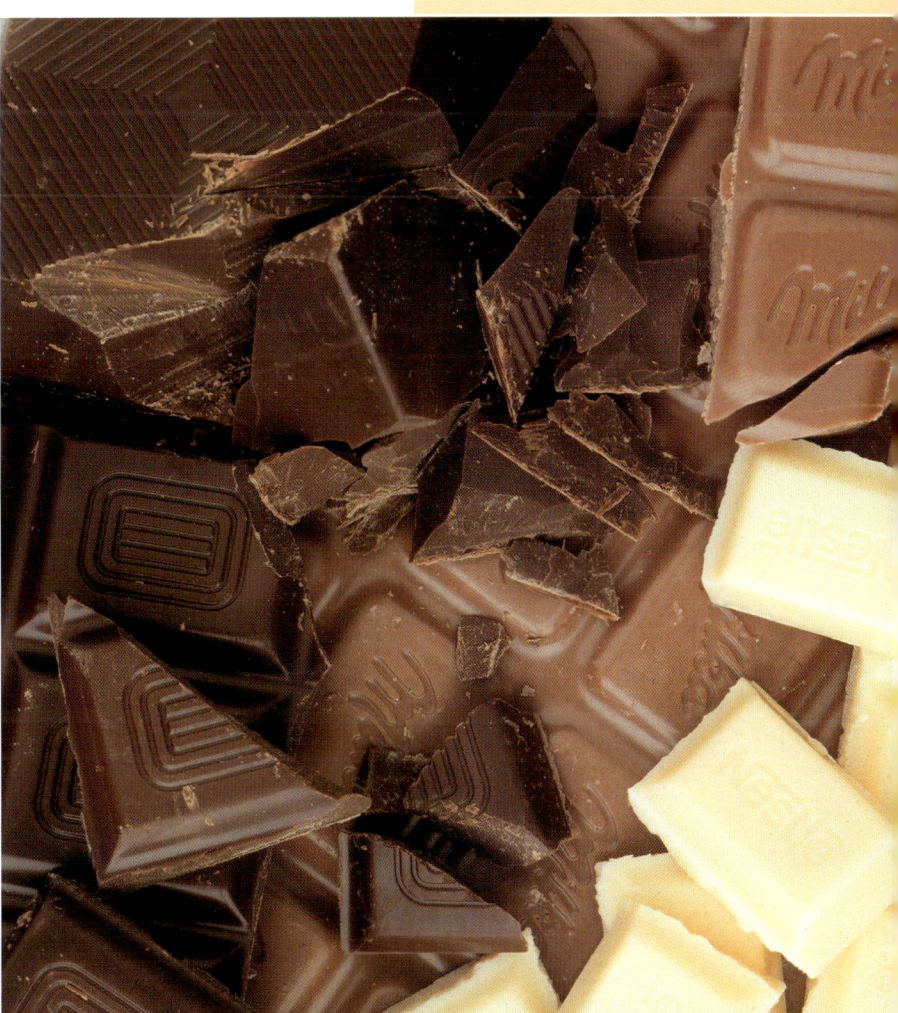

Doch um den Winterspeck nicht zu sehr in seinem Wachstum zu fördern, empfiehlt sich zur Serotoninproduktion doch eher das Laufen. So halten Sie auch während der Wintermonate die Alltagsprobleme in Schach und fühlen sich fit und glücklich. Das Durchstarten im Frühling ist damit schon vorprogrammiert.

AUSDAUERTRAINING IST DIE BESTE MEDIZIN DER WELT UND NEBENWIRKUNGSFREI

Die moderne Medizin hat es geschafft, die Lebenserwartung der Menschen von 1900 bis heute um 100 Prozent zu steigern. Eines ist ihr und der Pharmakologie allerdings bisher noch nicht gelungen: ein nebenwirkungsfreies Medikament herzustellen, das alle bekannten Risikofaktoren der Arteriosklerose positiv beeinflusst und darüber hinaus die Leistungsfähigkeit sogar steigert. Die Arteriosklerose, d.h. die Verdickung und Verhärtung der Blutgefäßwand, ist maßgeblich für die Volkskrankheiten Herzinfarkt und Schlaganfall verantwortlich. Doch was Medizin und Pharmakologie bisher nicht schafften: Mit Ausdauertraining können Sie völlig nebenwirkungsfrei der Arteriosklerose vorbeugen. Durch ein moderates Training wird Ihr Herz leistungsfähiger, das die Arteriosklerose begünstigende und im Blut befindliche Cholesterin wird ebenso reduziert wie der Blutdruck, der, wenn er zu hoch ist, ebenfalls Herzinfarkt und Schlaganfall begünstigt. Der Blutspiegel des guten Cholesterins, HDL, steigt an. Die Fette reduzieren sich. Die Stresshormone werden weniger. Das Gehirn wird besser durchblutet. Sie sind geistig topfit. Herzinfarkte werden bis zu 50 Prozent reduziert. Ihre Leistungsfähigkeit kann sich um bis zu 100 Prozent steigern.

Mit anderen Worten: Ausdauertraining ist die Pille ohne Nebenwirkungen. Und diese Pille für ein langes und gesundes Leben sowie für einen glücklicheren Alltag steht Ihnen frei zur Verfügung – Sie müssen nur zugreifen.

DIE AUSDAUERSPORTARTEN – EIN ÜBERBLICK

Wie oben beschrieben, beugt Ausdauertraining dem Alter vor, stärkt das Herz-Kreislauf-Atmungs-System, kräftigt die Muskulatur, stärkt das Immunsystem, lässt überflüssige Pfunde schmelzen, sorgt für Ausgeglichenheit und Zufriedenheit und macht schön. Rundum wohlfühlen und damit jünger bleiben – das können Sie auch. Finden Sie Ihr persönliches Trainingskonzept. Dass es dazu nie zu spät ist, darauf verweist auch Professor Uhlenbrock, einer der führenden Immunologen Europas an der Universität Köln: „Durch Ausdauertraining kann ein Teil des gesundheitlichen Vorstrafenregisters gelöscht werden."

Doch welche Sportarten eignen sich eigentlich zum Ausdauertraining und wodurch zeichnet sich ein solches Training aus? Die Antwort ist eigentlich relativ einfach: Eine Sportart muss folgenden Ansprüchen genügen, um als Ausdauersportart zu gelten:

- Mindestens 1/6 der Muskulatur muss bei der Ausführung dieser Sportart eingesetzt werden, d.h. mindestens ein Bein muss beteiligt sein.

- Es muss sich um eine zyklische Beanspruchung handeln. Das bedeutet, die Bewegungen müssen fließend sein und mindestens 10 Minuten lang ausgeführt werden.

- Die Intensität, mit der die Sportart ausgeübt wird, muss mindestens 50 Prozent der maximalen Leistungsfähigkeit des Herz-Kreislauf-Atmungssystems beanspruchen.

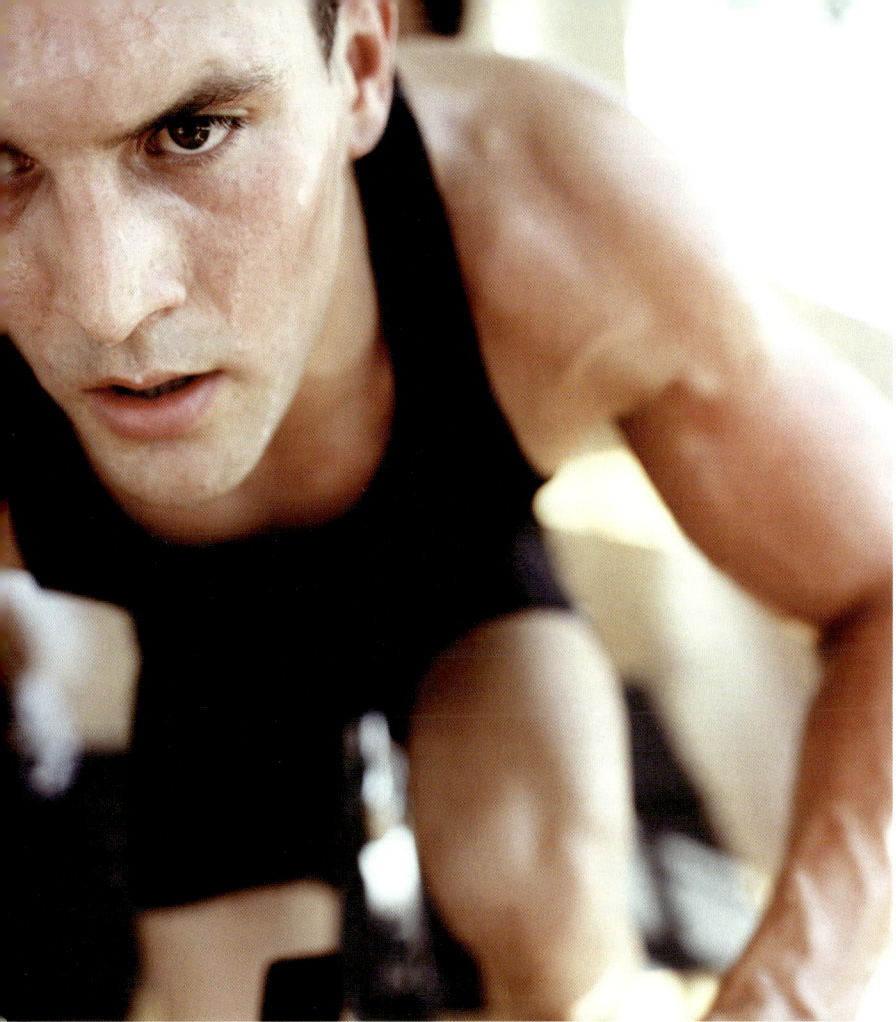

Achtet man exakt auf die Erfüllung der genannten Voraussetzungen, so bleiben gar nicht so viele Sportarten übrig. Als klassische Ausdauersportarten gelten:

- Bergwandern
- Walking
- Laufen
- Rad fahren
- Rudern
- Skilanglauf
- Schwimmen
- Tanzen
- Indoor-Cardio-Training (Ergometer, Laufband, Crosstrainer, Ruderergometer u.a.)

AUSDAUERSPORT IM ALLTAG - EINE EMPFEHLUNG

Welche Sportart Sie für sich wählen, sollten Sie natürlich Ihren persönlichen Vorlieben entsprechend entscheiden. Bedenken Sie jedoch, dass die von Ihnen bevorzugte Sportart auch in Ihren Alltag passen muss. Wählen Sie z.B. Schwimmen nur dann, wenn sicher gestellt ist, dass ein gut erreichbares Schwimmbad in Ihrer Nähe ist. Entscheiden Sie sich eher fürs Laufen, sollte der Start der Laufstrecke am besten vor der Haustür liegen oder nach kurzer Anfahrt mit dem Auto oder Fahrrad erreichbar sein. Das spart Zeit! Und ein wichtiger zu berücksichtigender Faktor ist Ihr zur Verfügung stehendes Zeitkontingent. Um eine Ausdauersportart regelmäßig und auf Dauer ausführen zu können, sollten die Anfahrwege also nicht zu groß sein. Länger als 10 Minuten Anfahrweg sind erfahrungsgemäß auf Dauer unrealistisch. Ausdauertraining wird von den meisten Menschen nur dann regelmäßig betrieben, wenn es in den Alltagsablauf integriert werden kann. Zu empfehlen sind aus besagten Gründen folgende Sportarten:

- Walking
- Laufen
- Rad fahren
- Indoor-Cardio-Training im Studio oder zu Hause

Diese Trainingsmethoden haben die größten Erfolgsaussichten für eine dauerhafte Umsetzung. Mit ihnen sichern Sie sich eine sehr ökonomische Methode, Ihre Gesundheit und Leistungsfähigkeit auf „Vordermann" zu bringen, mit ihnen erzielen Sie eine maximale gesundheitliche Wirkung bei minimalem Aufwand.

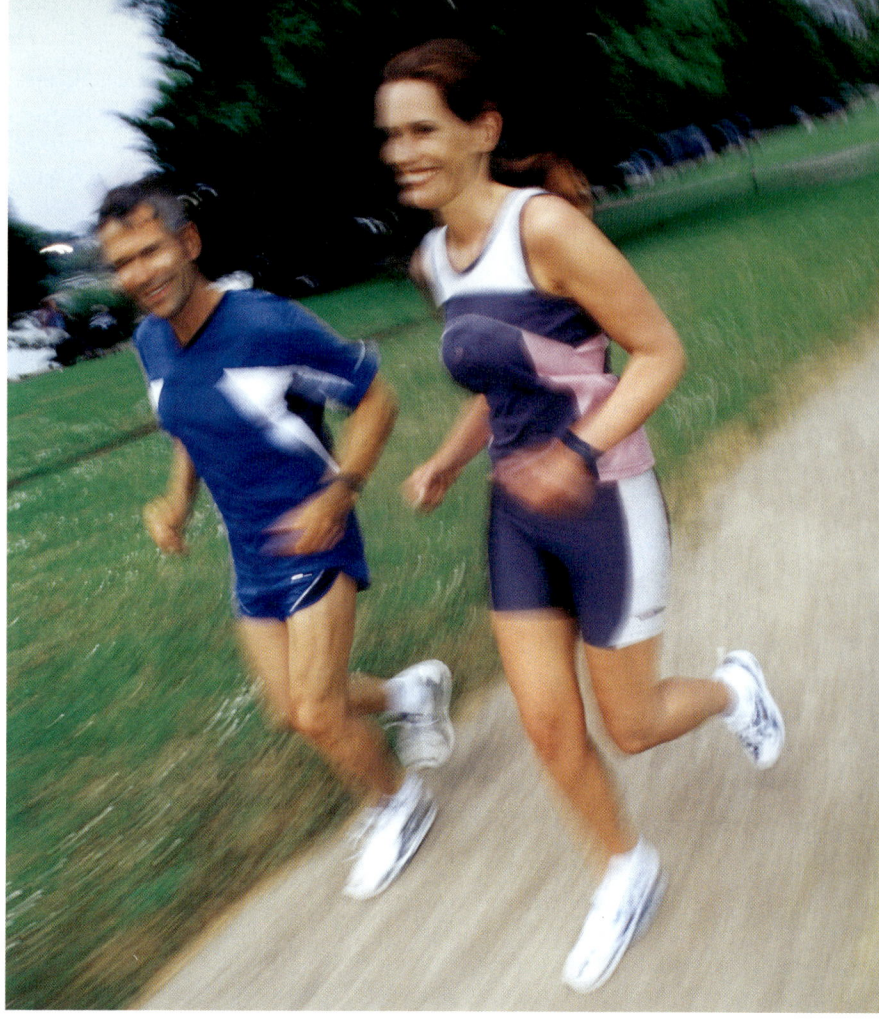

WALKING UND JOGGING
WAS MAN BRAUCHT!

DER GESUNDHEITS-CHECK

Um es deutlich vorweg zu sagen: Walken oder Laufen kann grundsätzlich jeder. Allerdings sollten Sie, bevor Sie mit dem Training beginnen, mit Ihrem Hausarzt abklären, ob Ihr gegenwärtiger Gesundheitsstatus eine sofortige Aufnahme des Trainings erlaubt oder ob aus medizinischer Sicht zuvor noch einige Vorkehrungen getroffen werden müssen. Der Hausarzt wird neben einer Abklärung Ihrer Krankengeschichte (falls vorhanden) vor allem eine Überprüfung Ihrer Herz-Kreislauf-Atmungs-Leistungsfähigkeit vornehmen. Darüber hinaus sollten Risikofaktoren im Blut (Gesamt-Cholesterin, HDL, LDL, Glucose, Triglyceride, Harnsäure) bestimmt werden, ein etwaiger Bluthochdruck sollte eingestellt sein, eine Diabetes überwacht und eine Immunschwäche berücksichtigt werden. Sobald das o.k. Ihres Hausarztes vorliegt, können Sie weitere Vorbereitungen treffen. Das wichtigste Instrument des Walkers und Joggers ist natürlich das Schuhwerk, das Sie mit besonderer Sorgfalt aussuchen sollten.

DAS RICHTIGE SCHUHWERK

Wer in einem Sportgeschäft die Abteilung „Laufschuhe" betritt, wird überrascht sein, wie viele verschiedene Modelle in den unterschiedlichsten Qualitäts- und Preiskategorien angeboten werden. Und es ist in der Tat nicht einfach, aus diesem reichhaltigen Angebot den richtigen Schuh für Ihren Fuß zu finden – ob fürs Walking oder fürs Jogging. Denn im Zeitalter der Problemfüße gibt es kaum noch „Normalfüßler". Die meisten Menschen wandeln auf dem Modell „Ente", also auf Senk-, Spreiz- oder Plattfüßen, über den Erdball.

Deshalb sollten Sie einen gerne gemachten Fehler in jedem Fall vermeiden: Suchen Sie Ihren Schuh nicht passend zur Farbe des Stirnbands aus. Sie laufen sonst Gefahr, orthopädische Probleme zu provozieren, denn die Fehler, die Sie an den Füßen begehen, werden sich beim Laufen nach oben hin fortsetzen. Jeder Mensch läuft anders, der eine rollt den Fuß mehr über die Außenseite ab, der andere mehr über die Innenseite. Der Schuh sollte, diesem individuellen Laufstil entsprechend, den Fuß an der Außen- bzw. Innenseite stützen. Tut er das nicht, kann es beispielsweise zu einer so genannten Protrusionsverstärkung kommen, das heißt der Fuß knickt vermehrt nach außen um. So sind Gelenküberbelastungen vorprogrammiert!

LAUFSCHUH-CHECK

Der Fuß besteht aus 28 Knochen und nahezu ebenso vielen Gelenken. 20 Muskeln und 114 Bänder haben die Aufgabe, unsere Füße zu stützen. Da macht es also wirklich Sinn, den optimalen Schuh für das Lauftraining zu finden. Der sieht für jeden Läufer anders aus. Geschlecht, Größe, Gewicht und Alter sind Kriterien, die beim Kauf in die Waagschale geworfen werden. Auch anatomische Voraussetzungen wie z.B. Fußform, mögliche Fehlstellungen oder Beinachse (X-Beine, O-Beine) sind von Bedeutung. Dietmar Redle, Geschäftsführer des Ganganalysezentrums Medisport in Schloss Bad-Waldsee weiß, worauf Sie beim Kauf eines optimalen Schuhs achten sollten:

1) Suchen Sie ein Fachgeschäft mit geschultem Personal auf.
2) Am besten ist eine Analyse der Abrollbewegung auf einem Laufband mit Videokontrolle.
3) Das Tragen einer kurzen Hose ermöglicht dem Experten den Blick auf die Beinachse (Knie).
4) Die Fersenschale sollte wie eine zweite Haut sitzen.
5) Der Schaft vorne sollte eine ganze Fingerbreite Platz lassen. (Tageszeit berücksichtigen, da die Füße morgens ein bis zwei Nummern kleiner sind!)
6) Der Schuh darf nirgendwo drücken.
7) Abstützelemente im Innern des Schuhs müssen auf die jeweilige Fußproblematik abgestimmt sein.
8) Je mehr Stabilisierung notwendig, desto härter muss der Schuh sein.
9) Die Dämpfung hängt von den jeweiligen Lauferfordernissen ab. Sie mindert den harten Aufprallschock unter der Ferse und schützt während der Abrollbewegung.
10) Waldpfade erfordern ein grobstolligeres Profil.
11) Ab 2-3 mal laufen pro Woche sollte man zwei Paar Schuhe im Wechsel tragen.
12) Unter einem Kaufpreis von 190,- bis 250,- DM erhält man kaum einen Schuh, der all den genannten Bedingungen genügt.

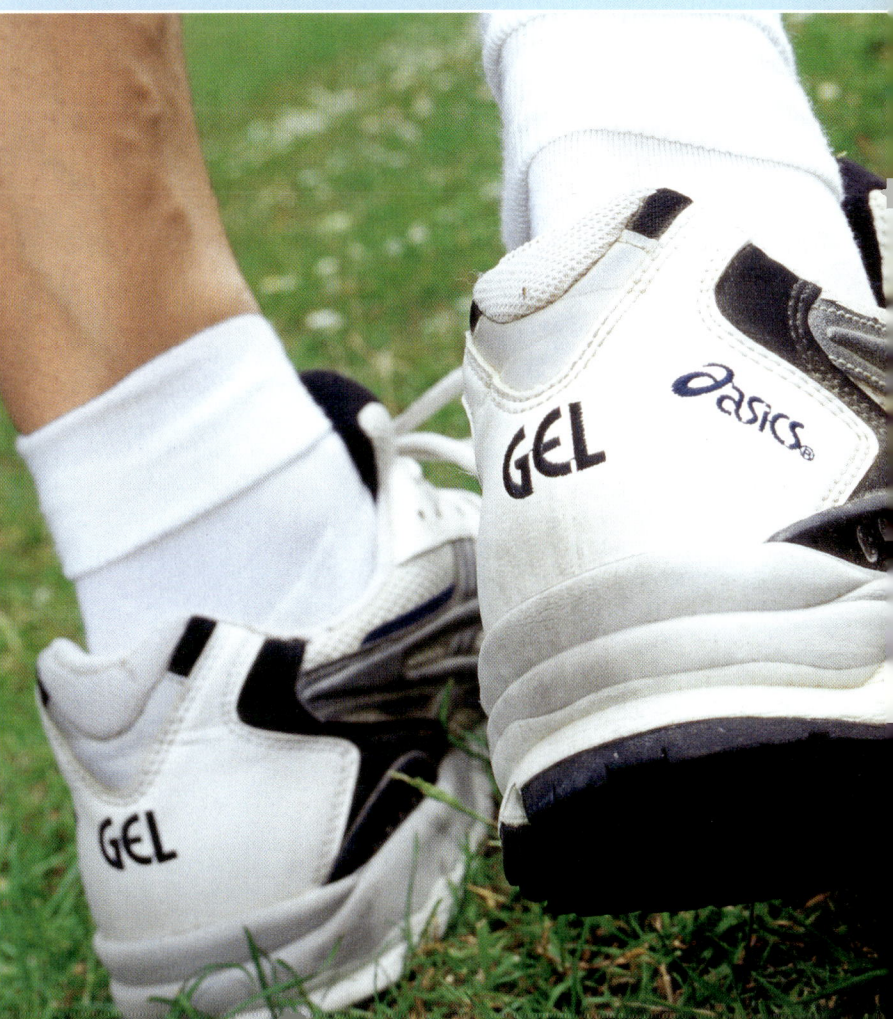

LAUFBANDANALYSE UND ORTHOPÄDIESPEZIALISTEN – SO LÄUFT'S AM BESTEN

Wenn Sie auf Nummer sicher gehen wollen, sollten Sie sich an Spezialisten wenden, die Ihnen bei der Wahl des richtigen Schuhs weiterhelfen können. Über ein Team von Orthopäden, Schuhorthopädiemechanikern und Sportgeschäften gelingt es, den Schuh zu finden, der die genannten Schwierigkeiten löst. Auf der Website www.healthconception.de finden Sie eine Liste dieser Zentren, die in ganz Deutschland vertreten sind. Über eine orthopädische Untersuchung und eine Laufschuhanalyse, gestützt durch 4 Videokameras ist es möglich, Ihren Bewegungsablauf optimal zu analysieren. Zusammen mit dem Sportgeschäft gelingt es dann den Orthopädiemechanikern eine spezielle Einlage zu formen und diese mit dem Schuh, abgestimmt auf Ihren Fuß, maßzuschneidern.

NUR WER DRUCK MACHT, ERKENNT SEINE FORM

NORMALFUSS
Der Abdruck macht Vor-. Mittel- und Rückfußbereich sichtbar. Normalfußläufer setzen mit der Außenseite der Ferse auf, knicken nach innen ab (Pronation), um den Aufprall abzudämpfen, und rollen über den Vorderfuß ab. Dieser biomechanisch korrekte Laufstil erfordert einen Schuh mit einem leicht gebogenen Leisten und guter Stabilität.

SENKFUSS
Betrifft 90 % Prozent aller Fehlstellungen. Erkennbar sind diese (Platt-)Füße an einem sehr breiten Abruck. Das Fußgewölbe ist zu schwach, auch die Innenseite des Fußes knickt beim Abrollen ein und hat Bodenkontakt (Überpronation). Empfohlen: Laufschuhe mit einem geraden oder leicht gebogenen Leisten. Sie sollten eine feste Zwischensohle und eine gute Pronationsstütze haben.

HOHLFUSS
Läufer mit einem Hohlfuß neigen dazu, nur mit dem Rück- und Vorfuß aufzusetzen, und drehen sehr stark über die Außenkante des Fußes weg (Supination). Es findet kaum ein Abrollen über den Mittelfuß statt – damit fehlt die natürliche Dämpfung des Fußgewölbes. Geeignet sind Schuhe mit einem gebogenen Leisten, guten Dämpfungseigenschaften und großer Flexibilität.

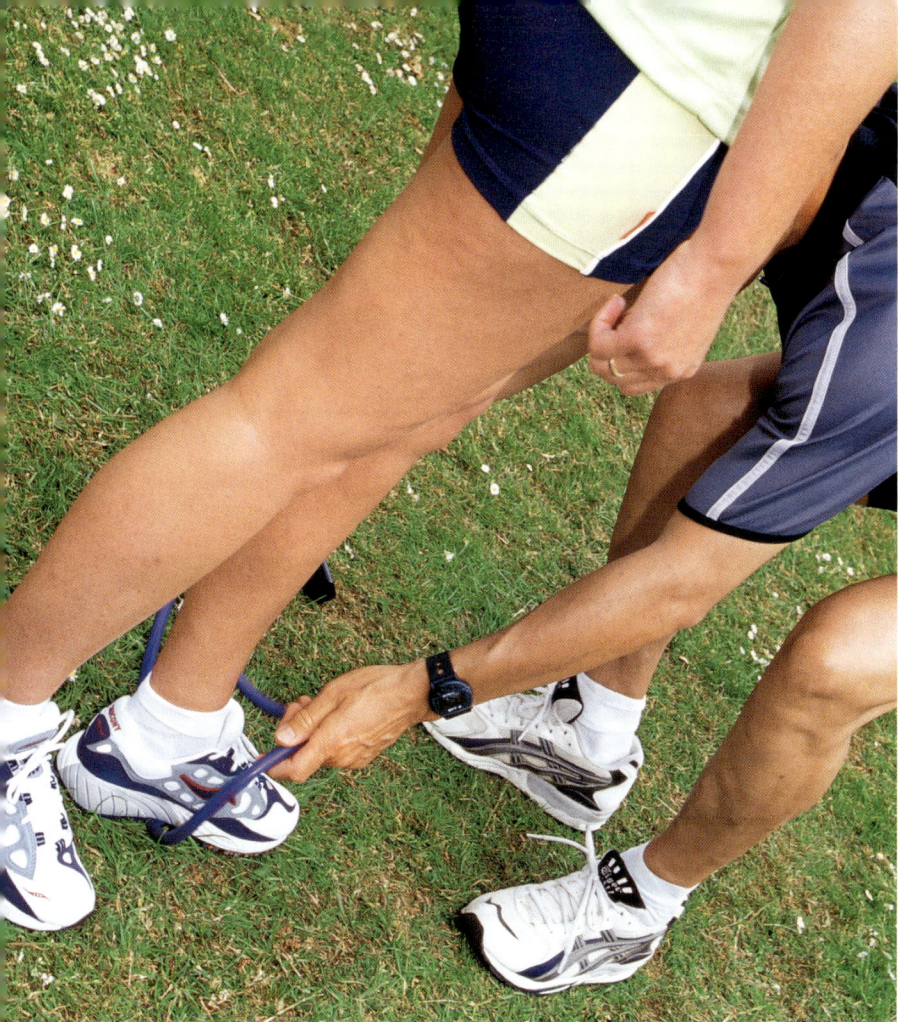

Die Wahl des richtigen Schuhwerks dient also der Verhinderung von gesundheitlich negativen Folgen für den gesamten Bewegungsapparat. Grundsätzlich jedoch gilt: Walken und Joggen mit dem richtigen Schuhwerk schädigt Ihre Gelenke entgegen der landläufigen Meinung nicht im geringsten. Im Gegenteil: Diese Art der Bewegung fördert die Zufuhr von Nährstoffen für das passive Bewegungssystem (Sehnen, Bänder und Gelenke). Nur durch Be- und Entlastung erfolgt die wichtige Knorpelernährung mit Nährstoffen. Allerdings ist die Voraussetzung, dass der Läufer normalgewichtig ist (nicht schwerer als 90 kg) und gerade Körperachsen aufweist. O- und X-Beine können ein Problem darstellen, das jedoch in Zusammenarbeit mit den oben genannten Spezialisten lösbar ist.

Wenn Sie, wie oben beschrieben, nun den richtigen Schuh gefunden haben, sind Sie bereits mit dem wichtigsten Utensil ausgerüstet und vor Gelenkproblemen geschützt. Ein guter Schuh hält ungefähr 800 Kilometer. Der nächste Schritt auf Ihrem Weg, ein Jogger bzw. Walker zu werden, ist nun die Wahl der richtigen Funktionskleidung.

DES LÄUFERS KLEIDER

Auch hier sei vor einem grundsätzlichen Fehler gewarnt: Starten Sie Ihre Ausdauersportkarriere nicht mit jener Kleidung, die Sie eigentlich schon für die nächste Altkleidersammlung vorgesehen hatten! Erstens werden Sie sich in dieser Kleidung nicht wohl fühlen, und zweitens fehlt dieser Kleidung eine wichtige Funktion: Sie schützt weder vor Regen und Wind noch vor Hitze und Kälte. Funktionskleidung hingegen verhindert je nachdem ein Auskühlen des Körpers, sorgt für die richtige Belüftung oder hält trocken. Die im Fachhandel angebotene Funktionskleidung arbeitet wie eine Klimaanlage für Ihren Körper. Und die braucht er auch, denn der Körper fühlt sich am wohlsten bei 37°C. Abweichungen ab 2,5°C nach oben oder unten können gefährlich sein, Überhitzung oder Unterkühlung drohen. Die Kunstfasern der Funktionskleidung helfen hier, ein Wohlfühlklima zu schaffen. Baumwolle hingegen ist ungeeignet, die nassen Fasern quellen auf und verhindern die Abgabe von Schweiß nach außen.

Für die Laufsocken gilt: Um sich vor Blasen zu schützen, sollten Sie Strümpfe aus Naturfasern tragen. Doch auch die Passform ist sehr wichtig, deshalb sollten die Socken für den rechten und linken Fuß markiert sein, um die Gefahr der Blasenentwicklung durch Nähte weitest gehend auszuschließen.

Ihre Laufkleidung sollten Sie immer abhängig von der Temperatur zusammenstellen. Am besten

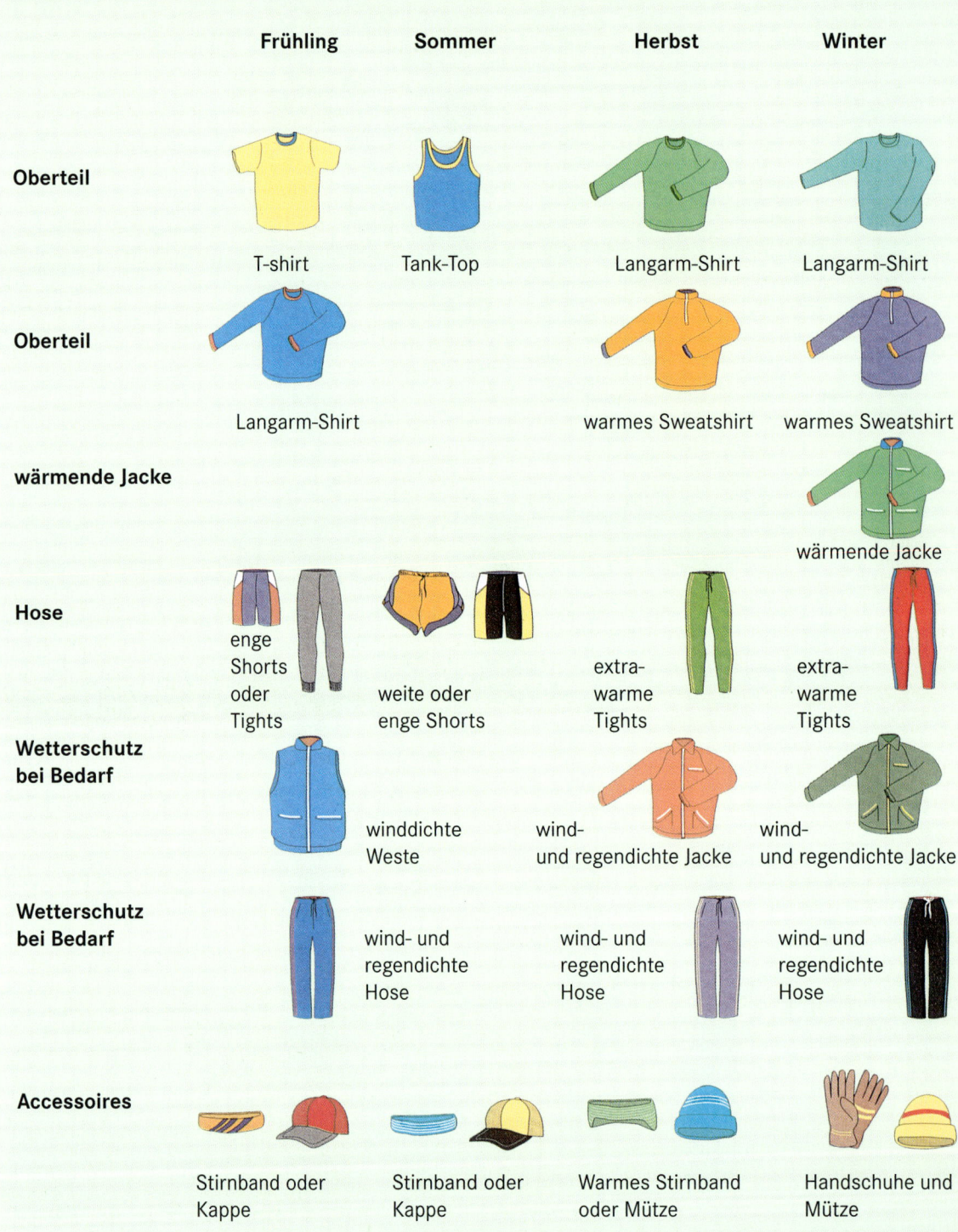

bekleiden Sie sich nach dem Zwiebelprinzip – eine „Haut" liegt über der anderen, und je nach Wetterlage können Sie sich „schälen". An kühlen, nassen und windigen Tagen sollten Sie direkt auf der Haut ein Kunstfaserhemd tragen, darüber ein weiteres, dünnes Kunstfaser-Shirt (Lang- oder Kurzarm), darüber eine atmungsaktive und wasserfeste Jacke.

Wenn Sie auch auf Streckenabschnitten mit Autoverkehr oder abends in der Dunkelheit laufen, sollten Sie auf helle und leuchtende Farben achten, um besser gesehen zu werden. Je stärker Sie leuchten, umso besser sind Sie geschützt. Besonders hilfreich für das Laufen in der Dämmerung oder gar in der Dunkelheit sind reflektierende Streifen an Schuhen, Hemd oder Hose bzw. Stirnlampen und separate Leuchtstreifen für Arme und Beine.

DIE PULSUHR

Ob Walking oder Jogging: Nur mit einem exakt gesteuerten Training erreichen Sie Ihr Ziel schnell und sicher. Deshalb benötigen Sie noch ein wichtiges Ausrüstungsstück: eine Pulsuhr. Ohne Pulsuhr ist ein Training für Gesundheit und Schönheit nicht möglich. Niemand käme auf die Idee, ein Auto ohne Tachometer zu erwerben. Denn ohne Tachometer wäre es einfach unmöglich, vorgeschriebene Geschwindigkeiten nicht zu überschreiten. Gleiches gilt auch für den menschlichen Motor. Mit einem Tacho ausgerüstet, können Sie sich optimal belasten. Bezugsquellen und Tipps für die richtige Pulsuhr finden Sie im Anhang.

Wählen Sie in jedem Fall ein Gerät mit Brustgurt. Nur diese Pulsuhren sind EKG-genau und können wirklich helfen, Ihre individuell berechnete Belastungsintensität im Training auch umzusetzen. Pulsuhren sind in der Regel einfach zu bedienen. Und im Prinzip genügt auch eine einfache Version, mit ca. 80.- DM sollten Sie eine gute Qualität erhalten. Lassen Sie sich im Fachhandel beraten.

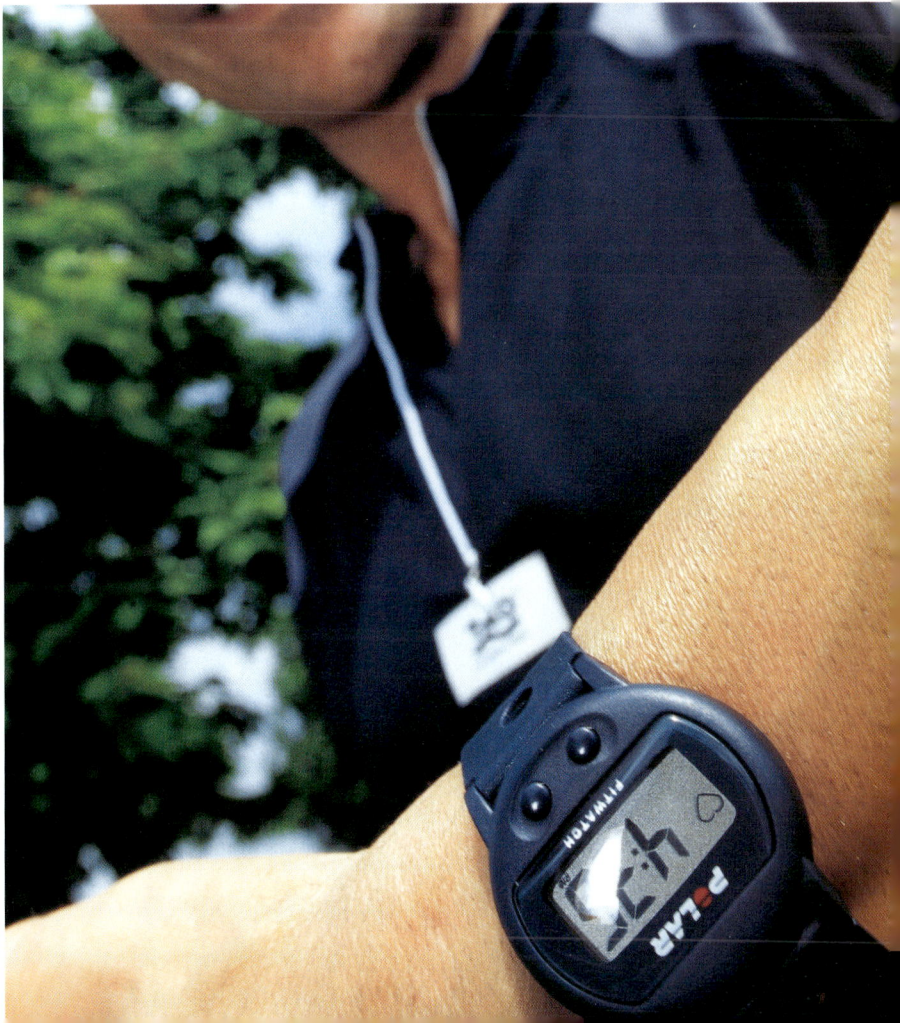

WALKING – WIE ES GEHT

Biologische Systeme – so auch unser Organismus – benötigen zur Erhaltung Ihrer Leistungsfähigkeit Belastungsreize. Besonders auf die Leistungsfähigkeit bezogen reagiert unser Körper sehr sensibel: Fehlen die Trainingsreize, dann stellt sich sehr schnell ein Leistungsverlust ein. Nur durch dauerhafte Trainingreize können wir unsere biologische Kapazität erhalten oder einen Leistungsgewinn erzielen. Wer einmal die Zwangsleistungspause in einem Gipsverband erlebt hat, weiß, wie schnell sich die Muskulatur zurückbildet und die Leistungsfähigkeit des Körpers insgesamt abnimmt.

Damit das Training wirklich effektvoll ist, müssen also die Trainingsreize stimmen, die bestimmt werden durch:

- Belastungsintensität
- Belastungshäufigkeit
- Belastungsdauer
- Belastungspause

BAUSTEINE DER TRAININGSBELASTUNG

Belastungsintensität
ist der Maßstab für die Intensität einer Belastung
100 % Belastung = Training mit voller Kraft
75 - 90 % Einsatz = submaximale Belastung
50 - 75 % Einsatz = mittlere Belastung
30 - 50 % Einsatz = geringe Belastung

Belastungshäufigkeit
bedeutet, wie oft Sie eine Übung wiederholen. Die Anzahl der Übungen hängt natürlich von der Belastungsintensität ab

Belastungsdauer
ist die zeitliche Trainingsbelastung

Belastungspause
ist die Erholungsphase zwischen den einzelnen Übungen und Übungsserien

Wenn Sie in den letzten Jahren eher inaktiv waren, schwerer als 90 kg sind und älter als 50 Jahre, dann sollten Sie zunächst mit Walking beginnen, denn Walken ist hervorragend geeignet, Sie in den Ausdauersport einzuführen. Sie werden sehen: Der im Laufe der Jahre angesetzte Rost wird sich schnell lösen und schon bald werden Sie neue Kondition erhalten. Doch das Wichtigste vor dem Walken wie vor dem Joggen ist, Muskeln und Sehnen ausführlich zu dehnen.

DAS RICHTIGE DEHNEN

Das Dehnen ist ein wichtiger Schritt vor jedem Training und auch danach. Dehnen macht den Muskel weich und flexibel. Nur ein weicher Muskel ist leistungsfähig. Ein verkürzter Muskel ist hart und unelastisch. Deshalb gewöhnen Sie sich vor und nach dem Walken und Joggen an Ihr Dehnprogramm – es wird Ihnen bald in Fleisch und Blut übergehen!

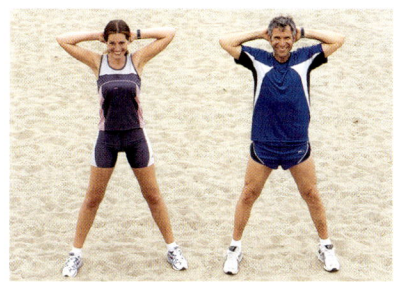 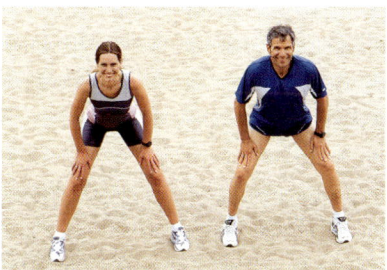

Zu Beginn können Sie mit kurzen Atemübungen den Alltagsstress hinter sich lassen, indem Sie beim Einatmen die Arme angewinkelt hinter den Kopf halten und sich beim Ausatmen auf den Knien abstützen. Mehrmals wiederholen.

Links: Bei der Ganzkörperstreckung strecken Sie die Hände von unten weit nach oben und machen Sie sich groß.
Rechts: Zur Dehnung der Brustmuskeln ziehen Sie den gebeugten Ellenbogen auf Schulterhöhe nach hinten.

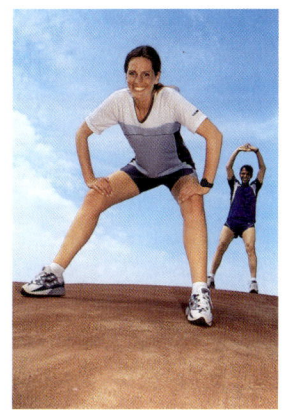 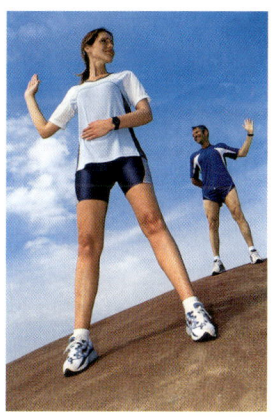

Links: Oberschenkelinnenseiten: Stellen Sie die Füße weit auseinander, beugen Sie das rechte Bein und verlagern Sie das Gewicht auf diese Seite. Dann kommt das linke Bein an die Reihe.
Rechts: Nun zur Oberschenkelrückseite: Verlagern Sie das Gewicht auf das hintere rechte Bein, strecken sie den Po nach hinten und beugen Sie sich mit geradem Rücken nach vorne. Dann kommt das linke Bein an die Reihe.

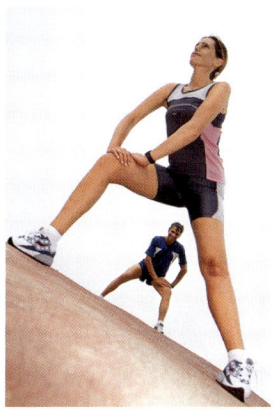 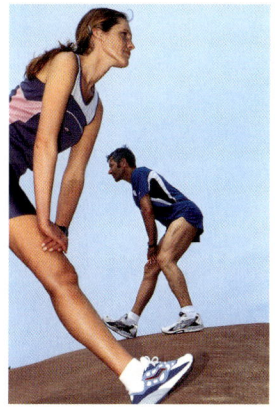

WALKING – WIE ES GEHT

Hier ergänzend das Dehn-Einmal-Eins:

- Rucken und zerren Sie nicht an den Muskeln. Spannen Sie sie gefühlvoll an und halten Sie den Dehnreiz für 15 Sekunden bei 2 bis 3 Wiederholungen.

- Atmen Sie gleichmäßig weiter. Pressen erhöht nur den Blutdruck und verbessert nicht die Dehnleistung.

- Dehnen Sie nie in den Schmerz hinein, sondern stoppen Sie die Intensitätssteigerung kurz vorher.

- Auch nach dem Walken oder Joggen ist der Muskel deutlich verkürzt. Führen Sie im Sinne einer schnelleren Regeneration und Leistungssteigerung auch jetzt das Dehnprogramm durch.

DIE WALKING-TECHNIK

Oft wird Walken mit Schlendern oder Spazierengehen verwechselt. Walking ist aber etwas ganz anderes. Sie benötigen zum Walken die gleiche Ausrüstung wie später zum Laufen bzw. Joggen. Hier gibt es also keinen Unterschied. Walken unterscheidet sich vom Laufen durch die fehlende Flugphase. Beim Joggen haben beide Füße kurzfristig keinen Bodenkontakt. Beim Walken berührt immer ein Fuß den Boden. Das bedeutet auch, dass beim Joggen pro Schritt das Dreifache des Körpergewichtes abgefedert werden muss. Beim Laufen einer Strecke mit 40 000 Schritten entsteht eine Belastung von 7,5 Tonnen. Hier ist der Walker im Vorteil. Er hat pro Schritt lediglich das 1- bis 1,5-fache seines Gewichtes abzufedern. Des-

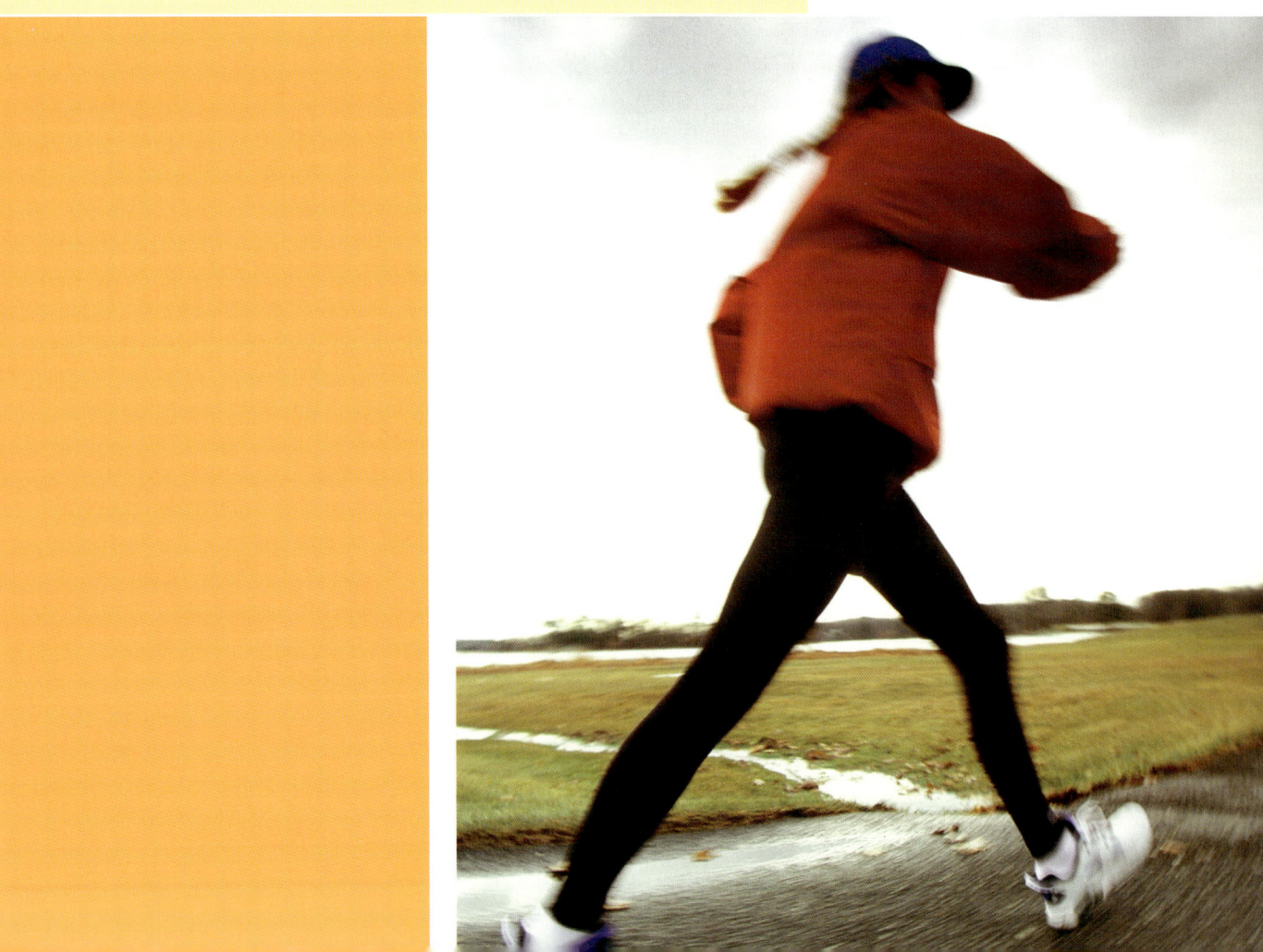

halb ist Walken der ideale Start für Anfänger.

Walking ist eine rhythmische Bewegungsform. Der Unterschied zum normalen Gehen besteht im Tempo und im Arm-Einsatz. Beim Walken sind die Arme in einem Winkel von 90 Grad angewinkelt. Sie sind so aktiver in den Bewegungsablauf integriert als beim Joggen, um die Belastung, die im Vergleich zum Joggen natürlich niedriger ist, zu erhöhen. Beim Joggen schwingen die Arme lediglich leicht angewinkelt seitlich am Körper.

Die Beckenkippung der olympischen Schnellgeher kennt der Walker nicht. Sie ist wegen der orthopädischen Belastung auch in jedem Fall zu vermeiden.

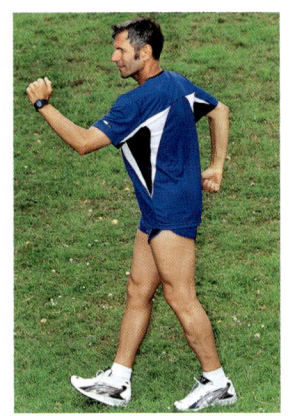 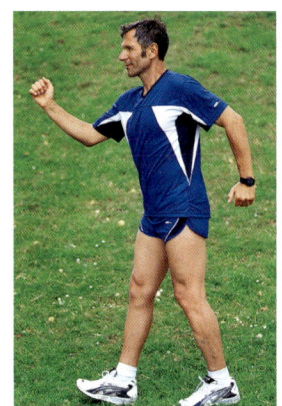

Folgende 10 Punkte sollten Sie beim Walking berücksichtigen:

1. Gemäßigtes Tempo zu Beginn des Walking

2. Die Fersen müssen bei leicht gebeugtem Knie aufgesetzt werden

3. Füße über die gesamte Fußsohle abrollen

4. Fußspitze in Gehrichtung setzen

5. Die Arme sind in 90 Grad anzuwinkeln und sollen seitlich mitschwingen

6. Arme gegengleich schwingen

7. Bewusst ein- und ausatmen

8. Etwa vier bis fünf Meter nach vorne schauen

9. Schultern locker hängen lassen

10. Brustkorb anheben

DAS WALKING-TRAINING

Das gesundheitlich effektivste Trainingsprogramm können Sie allein über eine Laktatwertmessung (s.S. 135) in einem Labor ermitteln lassen. Mit dieser einfachen Methode wird Ihr POW, Punkt des optimalen Wirkungsgrades (s.S. 131), analysiert und darauf basierend ein einfaches und leicht durchzuführendes Trainingsprogramm erstellt. Mit einem Nachcoaching (s.S. 143) wird Ihr Trainingsplan unter Berücksichtigung Ihrer Trainingserfolge nach einer gewissen Zeit neu erstellt. Wie gesagt, dies ist die einzige wirklich effektive Form des Anti-Aging-Walkens. Schon wenige Prozent Abweichung vom optimalen Trainingspuls machen alle gesundheitlichen Effekte zunichte. Wenn Sie jedoch nach all dem, was Sie bisher erfahren haben, erst einmal anfangen wollen, um zu prüfen, ob Walking überhaupt das Richtige für Sie ist, dann sollten Sie sich, ausgerüstet mit einer Pulsuhr, an dem folgenden Trainingsplan orientieren:

Trainingsplan

	Anfänger	Fortgeschrittene (nach 8 Wochen regelmäßigem Anfängertraining)
Dauer	20 Minuten	45-60 Minuten
Häufigkeit	3-4 x die Woche	3-4 x die Woche
Puls	180-Lebensalter-10 %	180-Lebensalter

Führen Sie Ihr Programm 3 bis 4 mal in der Woche durch. Die ersten 10 Einheiten sollten mit 20 Minuten beginnen, dann steigern Sie jede weitere Trainingseinheit um 3 Minuten bis Sie 45-60 Minuten erreicht haben. Der Puls sollte den nach der Formel

180 minus Lebensalter minus 10 Prozent

errechneten Trainingspuls keinesfalls um mehr als 9 Schläge überschreiten. Die Atmung sollte rhythmisch, aber ohne besondere Regel erfolgen. Lediglich die Ausatmung sollte forciert werden.

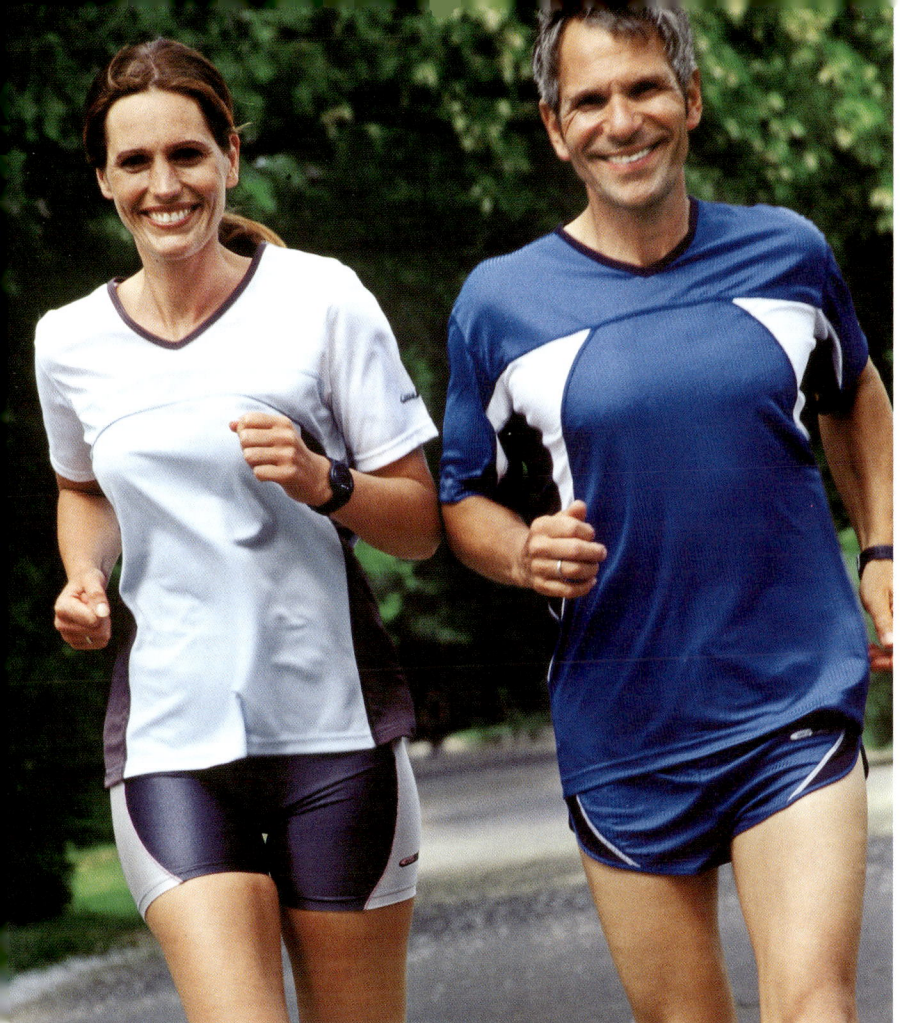

WALKING-TECHNIKEN FÜR FORTGESCHRITTENE

Wenn durch normales Walking die optimale Pulsfrequenz (POW) nicht mehr erreicht wird, kann man zu den folgenden Formen des Walkens übergehen:

Wogging: Hier wird das Walken durch kleine Hanteln, die in den Händen getragen werden, unterstützt. Die Hanteln sind 0,5 bis 1 kg schwer und in jedem Sportgeschäft oder Kaufhaus erhältlich.

Hillwalking: Hiermit ist das Walken im hügeligen Gelände gemeint.

Power-Walking: Wie Wogging mit Gewichten, aber mit maximaler Geschwindigkeit.

Body-Walking: Hier wird die Wahrnehmung der Umwelt berücksichtigt, was Körper und Seele vereint. Die Körperreaktionen werden ganz bewusst gespürt. Die Atmung ist besonders aktiv, d.h. Sie atmen tief ein und aus und nehmen Ihren Körper bewusst wahr.

Sie werden sehen: Schon bald werden Sie mit diesen Methoden Ihre optimale Herzfrequenz (POW) nicht mehr erreichen können und dann ist es soweit: Sie sind bereit, ein Jogger zu werden!

JOGGING – WIE ES LÄUFT!

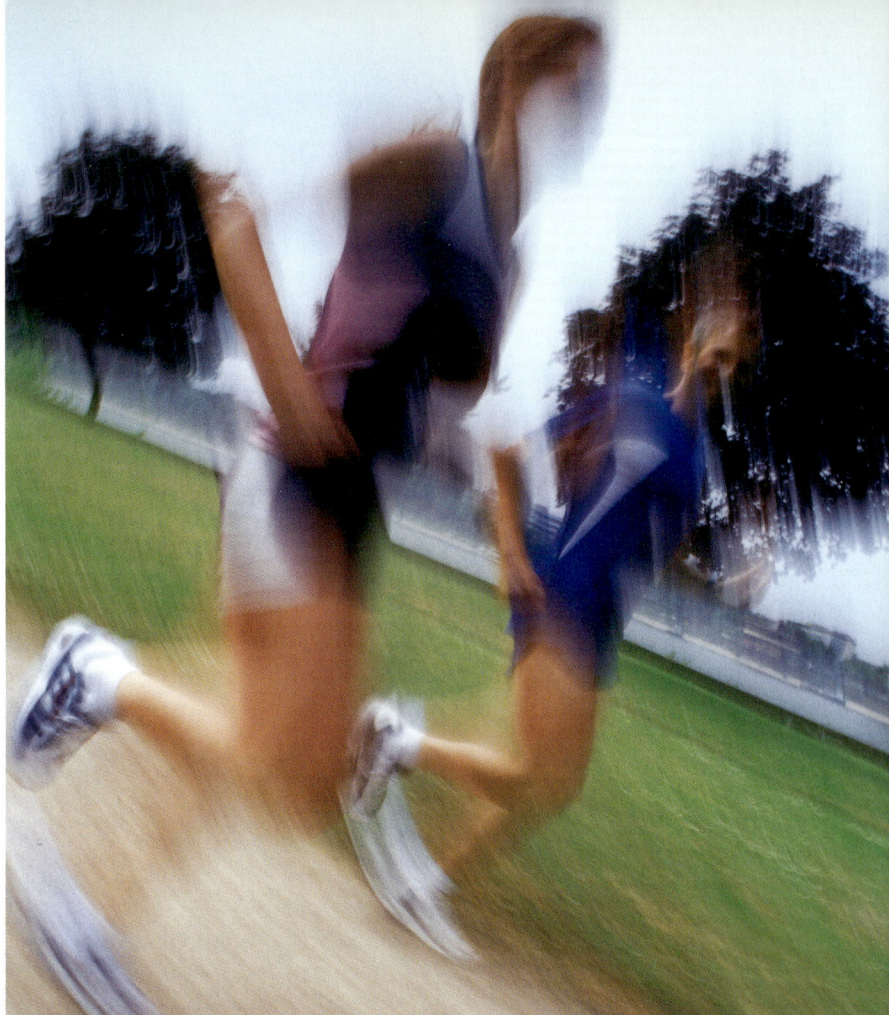

Das richtige Maß an Bewegung ist der Schlüssel zu einem gesünderen und längeren Leben. Eine Studie der amerikanischen Gesundheitsministerien macht deutlich: Die Lebenserwartung steigt durch regelmäßiges Ausdauertraining wie Laufen, oder Ski-Langlauf um durchschnittlich 3½ Jahre. Das Risiko von Herz-Kreislauf-Erkrankungen (z.B. Herzinfarkt), Diabetes und Darmkrebs, sinkt. Die Herzschlagfrequenz sinkt, das Herz wird größer und leistungsfähiger. Das Blut wird fließfähiger, das Herz spart Pumpenergie, die Atmung wird tiefer und kräftiger, die Lungenkapazität verbessert sich, Knochen, Gelenke und Bänder werden stärker. Das Gehirn wird besser durchblutet, der Stoffwechsel arbeitet reibungsloser, das Immunsystem (Abwehrkraft) wird gestärkt. Stress wird besser verkraftet, weil die Stresshormone Kortisol, Adrenalin und Noradrenalin besser und schneller abgebaut werden.

Natürlich muss, um diese Ziele zu erreichen, ein dauerhaftes Konzept gelebt werden, mehr noch: Eine neue Alltagslogistik muss her. Sanfte, ausdauernde Bewegung muss einen festen Platz in Ihrem Alltagsablauf einnehmen – wie Zähneputzen, Schlafen, Essen und Trinken. Anti-Aging-Vorteile kann man sich nicht bequem kaufen, man kann sie sich aber erlaufen! Für den Gewinn oder Verlust von Lebensqualität sind Sie somit ganz alleine verantwortlich. Wenn Sie sich für mehr Gesundheit und für mehr Lebensqualität entschieden haben, dann lesen Sie aufmerksam weiter, wie sanftes Joggen geht.

LAUFEN GEGEN DEN INNEREN SCHWEINEHUND

Gesundheit und Leistungsfähigkeit, soviel ist sicher, wünscht sich nahezu jeder Mensch. Aber allzu häufig hapert es mit der Umsetzung. Warum? Leider ist es oft die schlichte Faulheit, die ein gesundheitsorientiertes Verhalten mit ausreichender Bewegung und gesunder Ernährung torpediert!

Sobald der Körper regelmäßig belastet wird, gewöhnt er sich schnell an das gute Gefühl nach dem sanften Joggen und wünscht sich dieses Gefühl regelmäßig. Zugegeben, es vergehen bis zu acht Wochen Dauertraining, bis dieser Mechanismus greift, aber dann lässt er Sie nicht mehr los. Denn sanftes Laufen befreit und macht tatsächlich glücklich. Es beginnt im Kopf: Sorgen und Ärger verfliegen in gleichem Maße wie die Stresshormone Cortisol und Noradrenalin unter der sanften Belastung des Laufens abgebaut werden. Nach wenigen Wochen spüren Sie eine vermehrte Spannkraft und eine zunehmende Freude an der körperlichen Bewegung. Sie werden über sich selbst hinaus wachsen, Sie werden zum Sieger über den Alltag. Nach spätestens acht Wochen werden Sie diesen Zustand nicht mehr missen wollen. Diese Zeit gilt es also zu überbrücken. Doch keine Angst: Auch Sie schaffen das!

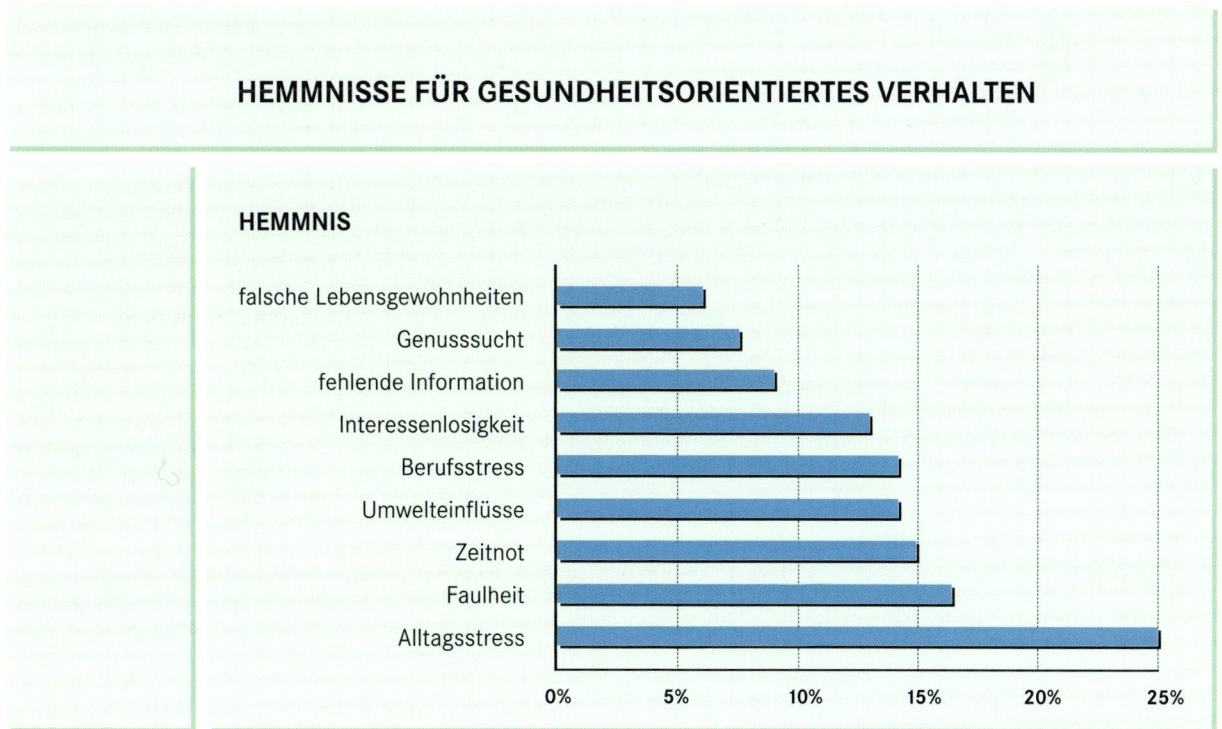

HEMMNISSE FÜR GESUNDHEITSORIENTIERTES VERHALTEN

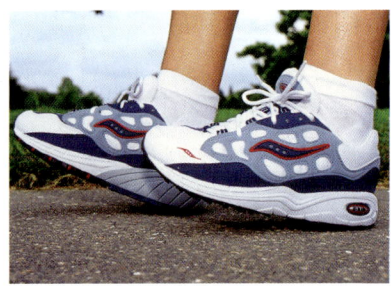
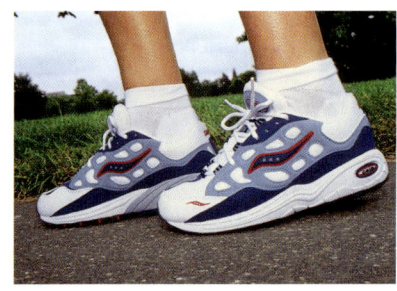
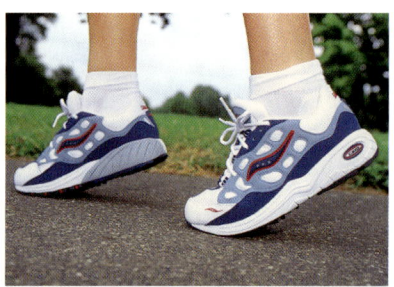

DIE RICHTIGE LAUFTECHNIK

Wenn Ihr Hausarzt grünes Licht gegeben hat, wenn Sie das passende Schuhwerk gefunden haben und mit der richtigen Funktionskleidung ausgerüstet sind, dann ist es an der Zeit, endlich loszulaufen.

Vor allem Anfänger seien an dieser Stelle vor einem klassischen Fehler gewarnt: Laufen Sie nicht zu schnell! Wenn Sie zu große, kraftvolle Schritte machen, wird Ihnen der Puls davonjagen, die Muskulatur wird nach wenigen Minuten bereits schlapp machen, und Sie werden nach Luft jappsen. Wer als Anfänger diese Erfahrung macht, legt in der Regel die neuen Jogging-Schuhe bereits nach dem ersten Laufversuch frustriert in die Abstellkammer, wo sie fortan ein trostloses Dasein fristen, bis sie irgendwann dem Sondermüll überantwortet werden. Wenn Sie sich eine solche Erfahrung ersparen wollen, dann trippeln Sie! Kleine, gleichmäßige, kurze Schritte führen zum Erfolg. So lässt sich der Puls hervorragend kontrollieren und bleibt nahezu konstant. Versuchen Sie, mit dem Mittelfuß aufzusetzen und sich im Bereich des Vorderfußes abzudrücken.

Nutzen Sie auch Ihre Arme. Sie schwingen locker neben dem Körper, verkrampfen Sie nicht! Und achten Sie auf Ihre Atmung. Sie sollten gleichmäßig und unverkrampft im Laufrhythmus drei bis vier Schritte ein- und wiederum drei bis vier Schritte ausatmen.

TECHNIK DES SANFTEN JOGGENS

Schritte	Klein, fast trippelnd
Arme	Schwingen locker neben dem Körper – leicht und rhythmisch, nicht zackig
Kopf	Aufrecht halten. Schauen Sie sich ruhig um, was es in der Umgebung alles zu sehen gibt
Körper	Gestreckt und gerade. Den Kopf nicht in den Nacken legen, Hohlkreuz vermeiden
Fußaufsatz	Mit dem Mittelfuß aufsetzen, mit dem Vorderfuß abstoßen
Atmung	3 bis 4 Schritte ein-, 3 bis 4 Schritte ausatmen

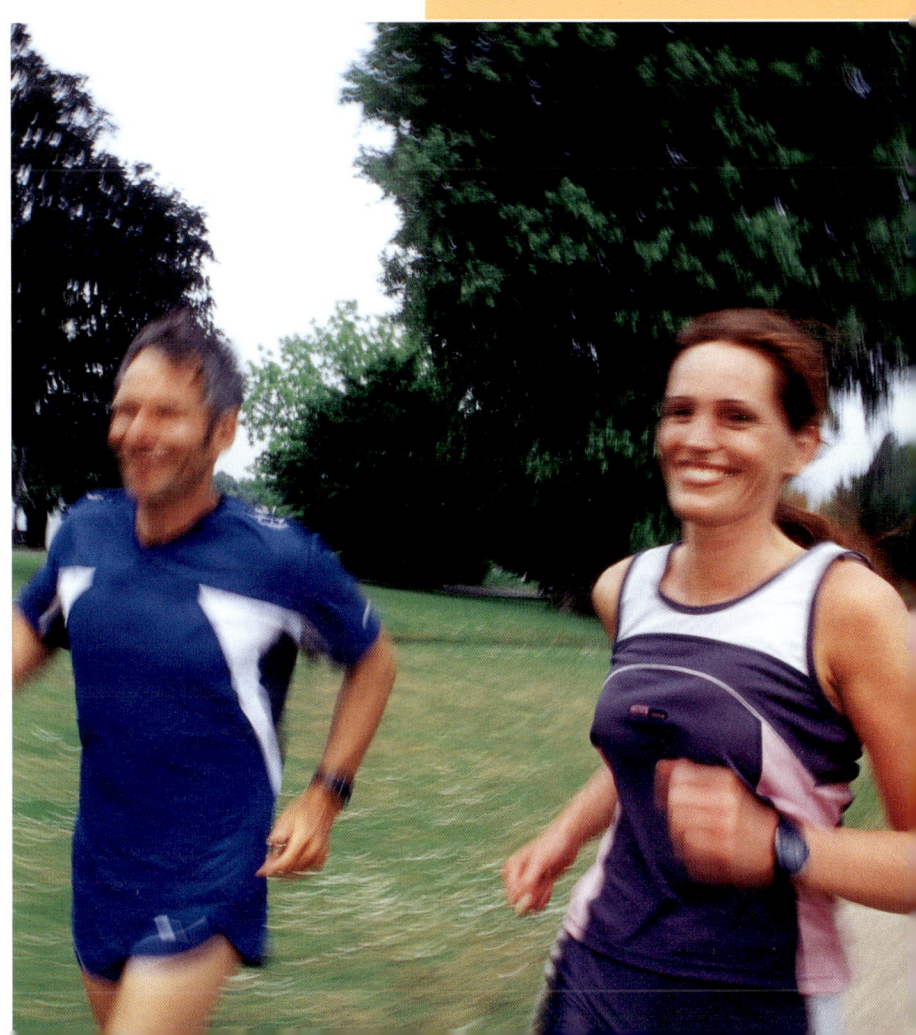

INTERVIEW mit Dietmar Redle
(Geschäftsführer des Ganganalysezentrums Medisport,
Schloss Bad-Waldsee)

■ **Das von Dr. Strunz empfohlene Vorfußlaufen ist in die Kritik geraten. Warum?**
Das Laufen über den Vorfuß ist im Grunde eher für geübte Läufer geeignet als für untrainierte. Beim Vorfußlaufen bewirkt die geringere Auflagefläche des Fußes einen geringeren Energieverlust. So kann eine Spannung aufgebaut werden, die zum Vortrieb genutzt werden kann. Man wird schneller. Bei Anfängern ist das überhaupt nicht von Bedeutung.

■ **Welche Erfahrungen haben Sie in Ihren Analysen gemacht?**
Es gab einige Kunden, die gerade angefangen hatten zu laufen. Die beschriebene Vorfußtechnik führte bei ihnen schnell zu Achillessehnenreizungen, stark überbeanspruchter Wadenmuskulatur mit Schmerzen und Zerrungen. Dabei spielt auch der Schuh eine Rolle. Vorfußläufer benötigen einen torsionsfreudigen Schuh.

■ **Was würden Sie jemandem, der zu Laufen anfangen möchte, mit auf den Weg geben?**
Dass man nicht alles über einen Kamm scheren kann. Jeder ist anders. Am Anfang sollte man sich meiner Meinung nach gar nicht zu viele Gedanken machen, sondern erst einmal loslaufen, so wie es einem natürlicherweise entspricht – mit den richtigen Schuhen, versteht sich.

DER POW - DAS GEHEIMNIS DES RICHTIGEN TEMPOS

Nun ist es an der Zeit, Sie in das Geheimnis des richtigen Tempos einzuweisen. Denn ob Sie die oben aufgeführten gesundheitlichen Ziele erreichen, hängt entscheidend davon ab, mit welchem Tempo Sie Ihr Training beginnen und weiterhin ausführen. Einfach loslaufen und schon stellen sich die gewünschten gesundheitlichen Anpassungen ein, so einfach geht das nicht.

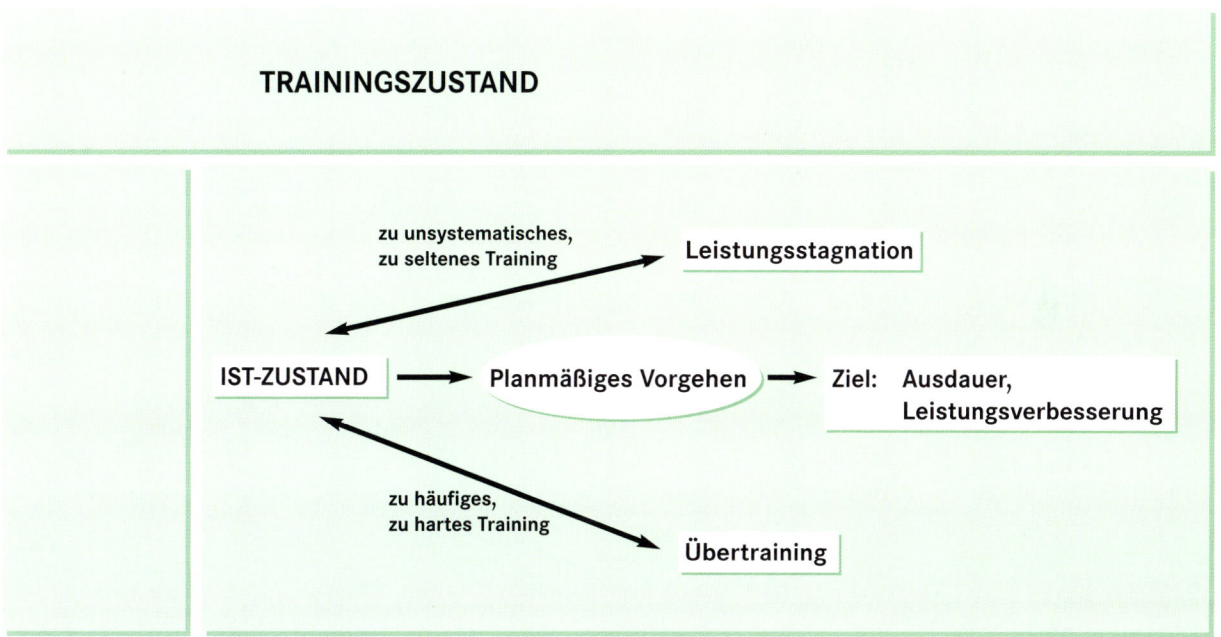

Grundvoraussetzung für ein Training ohne Reue ist der sogenannte POW – der Punkt des optimalen Wirkungsgrades. Nur wenn Sie diesen Punkt ermitteln und während Ihres Trainings treffen, erzielen Sie den größten Trainingsgewinn im oben genannten medizinischen Sinn. Denn der POW ist genau der Punkt, an dem der Körper ausreichend intensiv, aber noch nicht zu stark belastet wird. Wird der POW unterschritten, ist der Trainingsreiz zu schwach, um gesundheitliche Effekte zu erzielen. Überschreiten Sie den POW, wird der Organismus zu sehr belastet, um gesundheitliche Effekte zu erzielen.

Wenn Sie beispielsweise den Blutwert des guten Cholesterins, HDL, erhöhen wollen, werden Sie dieses Ziel nur erreichen, wenn Sie zwölf Wochen lang am POW trainieren. Auch eine Gewichtsreduktion durch ein gezieltes Ausdauertraining wird Ihnen nur gelingen, wenn Sie den POW, der ein optimaler Fettverbrennungspuls ist, nicht über- oder unterschreiten. Nur das Training am POW lässt die Pfunde purzeln!

AEROBE UND ANAEROBE TRAININGSBELASTUNG

Training am Punkt des optimalen Wirkungsgrades bedeutet, Training im Sauerstoff-Flow, das heißt im Sauerstoffüberschuss. Sauerstoff ist das Element, das unser Organismus für alle Stoffwechselvorgänge benötigt und somit entscheidend für die Aufrechterhaltung der organischen Gesundheit. Der Körper kann zwar auch im Sauerstoffmangel laufen, zumindest eine Zeit lang, profitieren wird er aber vom Laufen im Mangelbereich nicht. Man unterscheidet also in aerobe (sauerstoffreiche) und anaerobe (sauerstoffarme) Trainingsbelastung.

Beim aeroben Training arbeiten Herz, Kreislauf und Atmung exzellent, der eingeatmete Sauerstoff deckt den Bedarf des Körpers. Vor allem Kohlenhydrate und Fette werden beim Training am POW in der Muskulatur verbrannt und verwertet – und zwar noch zehn Stunden nach dem Training.

Anders beim Training im Sauerstoffmangelbereich. Anaerobes Training führt zu einer Übersäuerung der Muskulatur. Blutlaktat – die Milchsäure – häuft sich an.

JOGGING – WIE ES LÄUFT

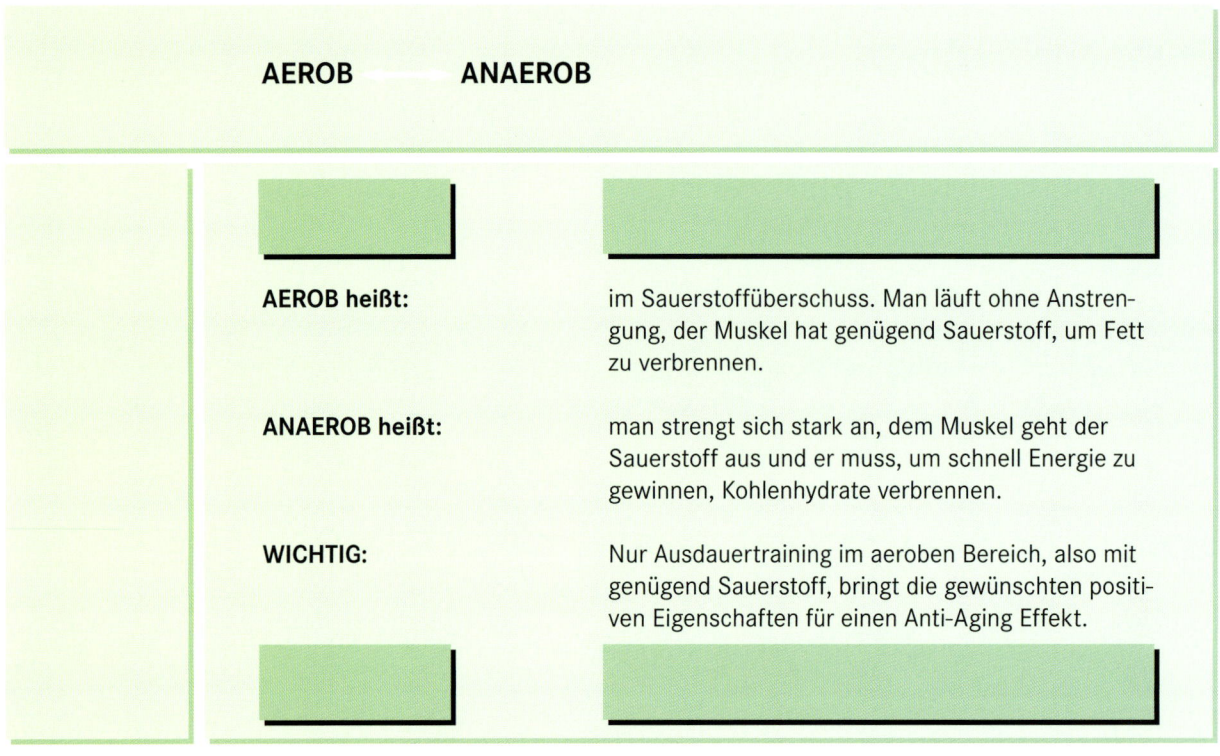

AEROB heißt: im Sauerstoffüberschuss. Man läuft ohne Anstrengung, der Muskel hat genügend Sauerstoff, um Fett zu verbrennen.

ANAEROB heißt: man strengt sich stark an, dem Muskel geht der Sauerstoff aus und er muss, um schnell Energie zu gewinnen, Kohlenhydrate verbrennen.

WICHTIG: Nur Ausdauertraining im aeroben Bereich, also mit genügend Sauerstoff, bringt die gewünschten positiven Eigenschaften für einen Anti-Aging Effekt.

Im aeroben Bereich kann ein trainierter Läufer über lange Zeit trainieren. Erhöht er aber das Tempo, verlangt er also von seinem Biosystem mehr, als sein Körper durch die bis dahin erbrachte Trainingsentwicklung geben kann, dann schaltet er um auf die anaerobe Energiebereitstellung. Im Bereich anaerober Belastung werden nur Zucker und Kohlenhydrate verbrannt.
Bei einer Milchsäurekonzentration, die deutlich im anaeroben Bereich ist, gewinnen Sie also nichts. Stattdessen überfordern und gefährden Sie Ihr Immunsystem, blockieren Makrophagen, Killerzellen und Helferzellen.

TRAINING MIT PULSBERECHNUNG

Wir empfehlen Ihnen zwar, Ihr Training nach einem individuell auf Sie abgestimmten Plan zu richten, der sich auf die Ergebnisse einer Laktatanalyse stützt. Für den Fall, dass Sie beim Lesen dieses Buches jedoch überhaupt nicht mehr zu bremsen sind, sollten Sie Ihre ersten Trainingseinheiten - ausgestattet mit einer Pulsuhr - nach der folgenden Pulsformel ausrichten:

180 – Lebensalter = POW

Ein Beispiel: Der Trainingspuls eines 41 Jahre alten Mannes liegt dieser Formel zufolge bei maximal 139 Schlägen (180 minus 41). Demnach liegt der POW in diesem Fall zwischen 135 und maximal 139 Schlägen. Aber bedenken Sie, dass dieser Wert nur eine Annäherung an den POW darstellt. Länger als zehn Trainingseinheiten sollte ohne eine exakte Bestimmung des POW über den Blutlaktatwert (s. S. 133) nicht trainiert werden!
Einsteiger können die ersten 3 bis 4 Wochen nach dem folgenden Trainingsplan vorgehen:

■ TRAININGSPROGRAMM FÜR EINSTEIGER

Häufigkeit	Dauer	Intensität	Steigerung
2-3 x in der Woche	20 Minuten	180 – Lebensalter = Trainingspuls	3 Minuten pro Woche, bis Sie 45-60 Minuten erreicht haben

JOGGING – WIE ES LÄUFT

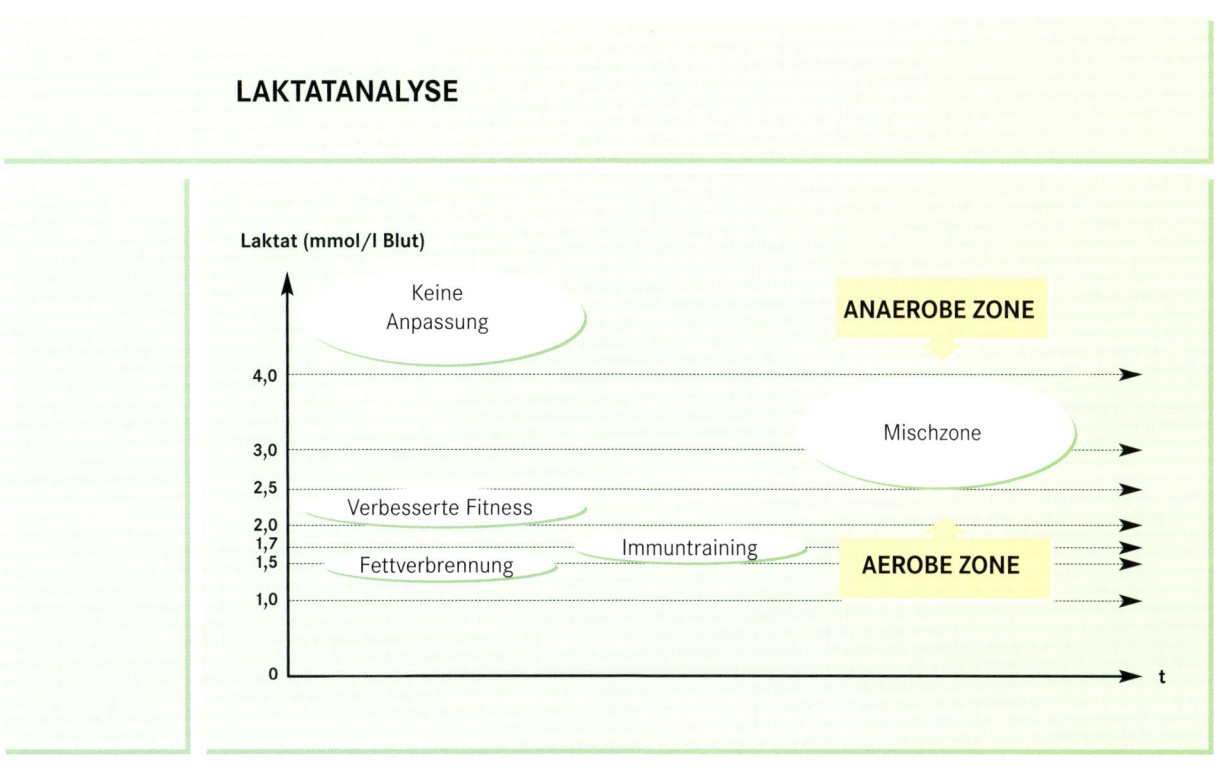

TRAINING MIT LAKTATANALYSE

Den POW nach der oben genannten Pulsformel zu errechnen ist nur eine ungenaue Methode. Weil aber bereits leichte Abweichungen vom POW Ihren Trainingseifer konterkarieren können, sollten Sie einen weiteren sportmedizinischen Check-Up (neben dem Check durch Ihren Hausarzt) durchführen lassen. In der Liste „Netzwerkpartner-Leistungsdiagnostik" unter www.health-conception.de werden Sie auch in Ihrer Nähe ein Institut finden, das Ihren persönlichen Laktatwert bestimmen kann.

Und wie gehen Sie da vor? Ganz einfach: Sie vereinbaren einen Termin, dann stellen Sie sich mit Ihren Sportsachen vor. Nach einer Belastung auf dem Laufband oder draußen auf einer Laufstrecke werden Puls, Blutdruck und das Blutlaktat, also die Milchsäure, bestimmt, wozu man nach einem kleinen Stich ins Ohrläppchen mit einer Ringkapillare einen Tropfen Blut abnimmt und anschließend labortechnisch analysiert.

Anhand dieser Werte wird Ihr persönlicher POW bestimmt.

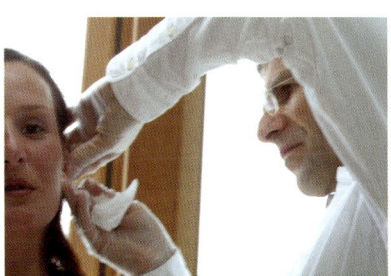
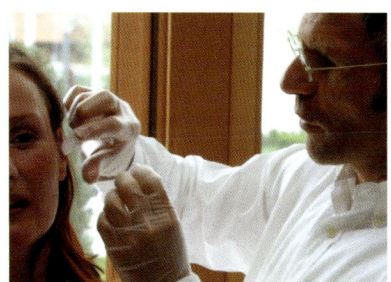

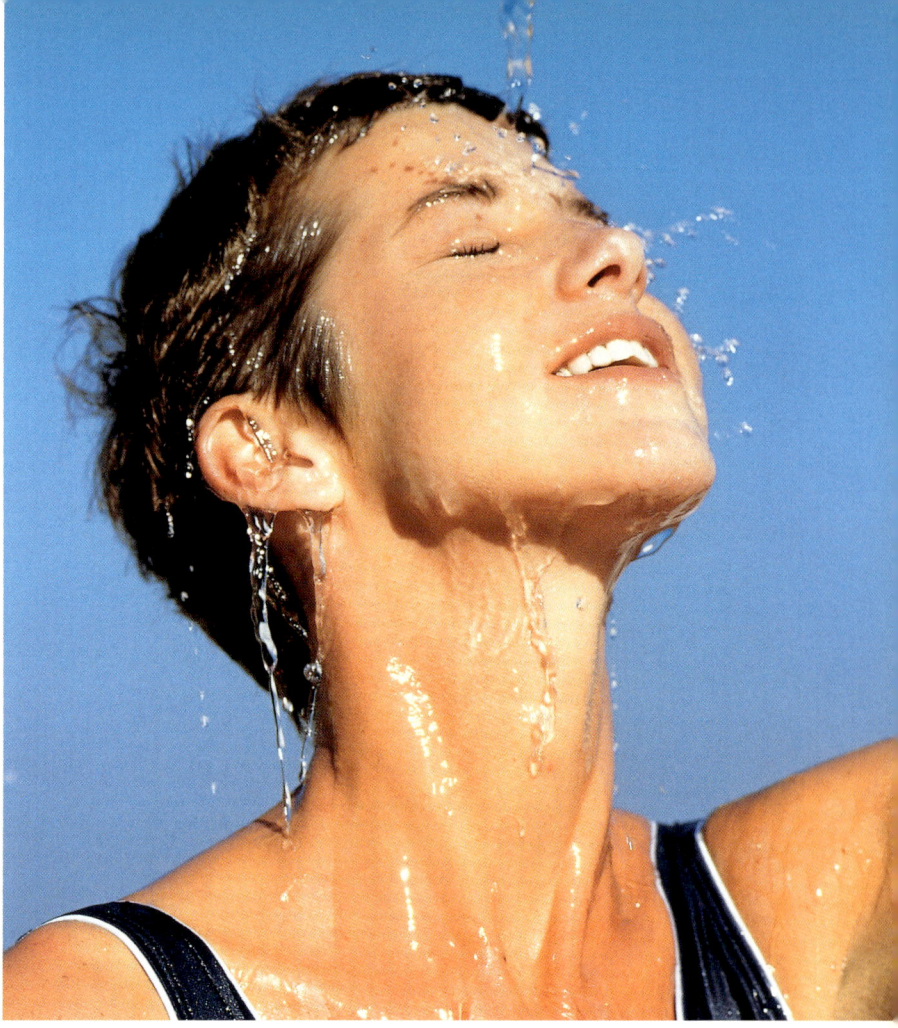

DIE 3 ANTI-AGING-TRAININGSBEREICHE

1) Das Training mit einem Laktatgehalt von bis 1,5 mmol/l dient ausschließlich der Entwicklung der Fettverbrennung. Das heißt, durch Training von 4 bis 8 Wochen in diesem Bereich wird der Fettstoffwechsel und die Produktion der dafür notwendigen Enzyme angeregt. Wer also hauptsächlich Fett verbrennen will, sollte maßgeblich in diesem Bereich trainieren.

2) Das Training mit einem Laktatgehalt von 1,8 mmol/l dient der Optimierung des Stoffwechsels, der Reduzierung von zu hohem Cholesterin, zu hoher Zuckerwerte, zu hoher Harnsäure und zur Leistungsoptimierung des Immunsystems.

3) Das Fitnesstraining mit einem Laktatgehalt von 2,0 bis 2,5 mmol/l dient der Verbesserung der Fitness und der Stoffwechseloptimierung. Die Fettverbrennung wird in diesem Bereich jedoch nicht optimal berücksichtigt.

Um mit dem Anti-Aging-Jogging-Programm länger jung zu bleiben muss die Belastungsdosis exakt eingehalten werden. Am Anfang wird Ihnen dieses Programm sehr, sehr leicht erscheinen, Hartgesottene werden es verpönen. Doch gerade in der ruhigsten Form des Joggens – im Intensitätsbereich von 1,5 bis 1,8 mmol/l - jubiliert Ihr Organismus: Die Kernkraftwerke der Zellen, die so genannten Mitochondrien, beginnen zu wachsen und vermehren sich im Verhältnis 1:6 (untrainiert : trainiert). Alle für die Energieversorgung zuständigen Systeme optimieren sich.

Ab einer Laktatkonzentration von 3,0 mmol/l liegen alle Anpassungssysteme des Bioorganismus quasi still. Die Fettverbrennung ist blockiert, die Immunsystemfunktion beeinträchtigt. Das Training im Bereich von 3,0 mmol/l an aufwärts ist im Sinne des Anti-Aging-Konzeptes nicht geeignet.

IHR PERSÖNLICHER TRAININGSPLAN

Bestimmt und ermittelt über den Blutlaktat-Check erfahren Sie im Rahmen der Leistungsdiagnostik Ihren persönlichen Trainingspuls. Mit dem so ermittelten Wert können Sie nun genau eingestellt die nächsten zwölf Wochen nach einem einfachen und übersichtlichen Plan trainieren. Danach hat sich Ihre Leistungsfähigkeit bereits deutlich gesteigert. Eine erneute Analyse ist notwendig. Die veränderten Ausgangswerte werden dann im neuen Trainingskonzept – wiederum für 12 Wochen – berücksichtigt. Nach zwei bis drei Laktat-Checks wird man einen Trainingswert ermittelt haben, mit dem Sie ein Jahr lang trainieren können. Von nun ab reicht es, einmal im Jahr eine Anpassung durchzuführen.

Falls Sie sich entschlossen haben, Ihrem Training eine wissenschaftliche und damit genaue Basis zu geben und zu einer Laktatwertmessung übergehen wollen (siehe Seite 133), dann finden Sie auf der unserer Website www.healthconception.de neben ausführlicher Informationen zum Thema auch eine Liste der Testzentren in Deutschland, in Österreich und der Schweiz. Einfach anklicken und herunterladen!

Die geschilderte Methode mag Ihnen als sehr aufwendig erscheinen, aber nur über eine Stoffwechselanalyse lässt sich ein individuell perfektes Ausdauertraining entwickeln. Erwiesenermaßen weichen die über die Pulsformel 180 minus Lebensalter ermittelten Pulswerte um bis zu 15 Schläge vom POW, der über eine Laktatwertmessung errechnet wird, ab. Und damit ist der Erfolg eines Trainings absolut gefährdet. Genaue und exakte Werte erhalten Sie nur durch die Stoffwechselanalyse im Labor. Scheuen Sie also nicht den Aufwand. Sie werden der Gewinner sein, dem die Beschwerden schlecht eingestellter Jogger fremd bleiben werden.

WIE OFT SOLL ICH TRAINIEREN?

Neben der richtigen Dosierung (Training am POW) bestimmt vor allem auch der richtige wöchentliche Trainingsumfang den Erfolg von Anti-Aging-Jogging. Dass ein Verbrauch von 2000 Kilokalorien in der Woche durch Laufen sich lebensverlängernd auswirkt, ist wissenschaftlich bewiesen. Das bedeutet umgerechnet 4 x wöchentlich 45 bis 60 Minuten sanftes Joggen am POW. Ob man am POW trainiert (also mit der blutchemisch errechneten Herzfrequenz) und ob man während des Trainings tatsächlich genügend Kilokalorien verbraucht, lässt sich mit der Pulsuhr POLAR M 51 feststellen und überprüfen. Durch Knopfdruck erfährt man nach dem Laufvergnügen, wie lange man bei welcher durchschnittlichen Herzfrequenz trainiert hat und wie viele Kilokalorien man dabei verbraucht hat. Darüber hinaus addiert diese Pulsuhr bei jedem weiteren Anti-Aging-Trainingstag die verbrauchten Kilokalorien hinzu. So sind am Ende der Trainingswoche exakt Soll und Haben aufgelistet und abrufbar.

DIE GEEIGNETE TAGESZEIT FÜR DAS ANTI-AGING-LAUFTRAINING

Es bieten sich unterschiedliche Tageszeiten an. Morgens starten Sie in der einzigen „Nüchternphase", vorausgesetzt Sie haben nachts Ihren Kühlschrank nicht geplündert! So helfen Sie Ihrem Körper, sich zu entgiften. Schadstoffe, die im Zuge der Nachtregeneration im Fettgewebe gespeichert wurden, schwitzen Sie einfach aus - Biocleaning für Ihren Organismus.
Um in diesen Genuss zu kommen, müssen Sie allerdings zwischen 6.00 und 8.00 Uhr früh aufstehen. Legen Sie die Kleidung nebst Pulsuhr direkt neben Ihr Bett. So fallen Sie quasi in Ihre Schuhe, brauchen Ihre Trainingsutensilien nicht erst zu suchen, und es fehlt eine weitere Ausrede, weshalb Sie gerade heute nicht trainieren sollten.
Nach sechs Wochen regelmäßigem Laufen ist Ihr Organismus auf dieses morgendliche „Well Feeling" konditioniert! Dann sind Sie infiziert und wollen auf Ihre Portion Glückshormone nicht mehr verzichten. Die halbe Stunde, die Sie eventuell später zum Job kommen, holen Sie spielend wieder auf. Sie sind leistungsfähiger, konzentrierter und haben eine deutlich gesteigerte Merkfähigkeit.
Für das Training nach Büroschluss am Nachmittag oder Abend wiederum spricht, dass man jetzt die Stresshormone besonders effizient abbauen kann. Man lässt den Bürodunst hinter sich, steigt in die Lauf-

schuhe und kompensiert den Ärger und Frust des Tages durch die Produktion von Glückshormonen. Der Biologe Dr. Zulley aus Regensburg, der sich seit Jahren wissenschaftlich mit dem Thema Laufen und den Auswirkungen auf den Organismus beschäftigt, plädiert für den Nachmittagslauf wegen der höheren Belastbarkeit des Organismus. Andererseits ist am frühen Morgen besonders in der Stadt die Luft besser. Wer den Nachmittagssmog scheut, kann auch abends im Dunkeln laufen. Man sollte sich aber aus Sicherheitsgründen eine beleuchtete Strecke aussuchen und Reflektionsstreifen an der Kleidung bzw. spezielle Lauflampen tragen, um besser gesehen zu werden.

LAUFEN IN DER STADT – AUF WAS SIE ACHTEN SOLLTEN

Optimal und sehr entspannend ist natürlich das Laufen im Grünen – im Stadtpark oder in den Grüngürteln der Stadt. Wenn der Anfahrtsweg jedoch zu weit ist, kann man das tägliche Training auch in der Stadt selbst durchführen und als Highlight die Läufe in der freien Natur aufs Wochenende verlegen.

Natürlich ist in der Stadt besonders in der rush hour die Schadstoffbelastungshöhe hoch. Auch stark befahrene Straßen eignen sich nicht zum Joggen. Sie sollten also auf Nebenstraßen und Grünstreifen ausweichen.

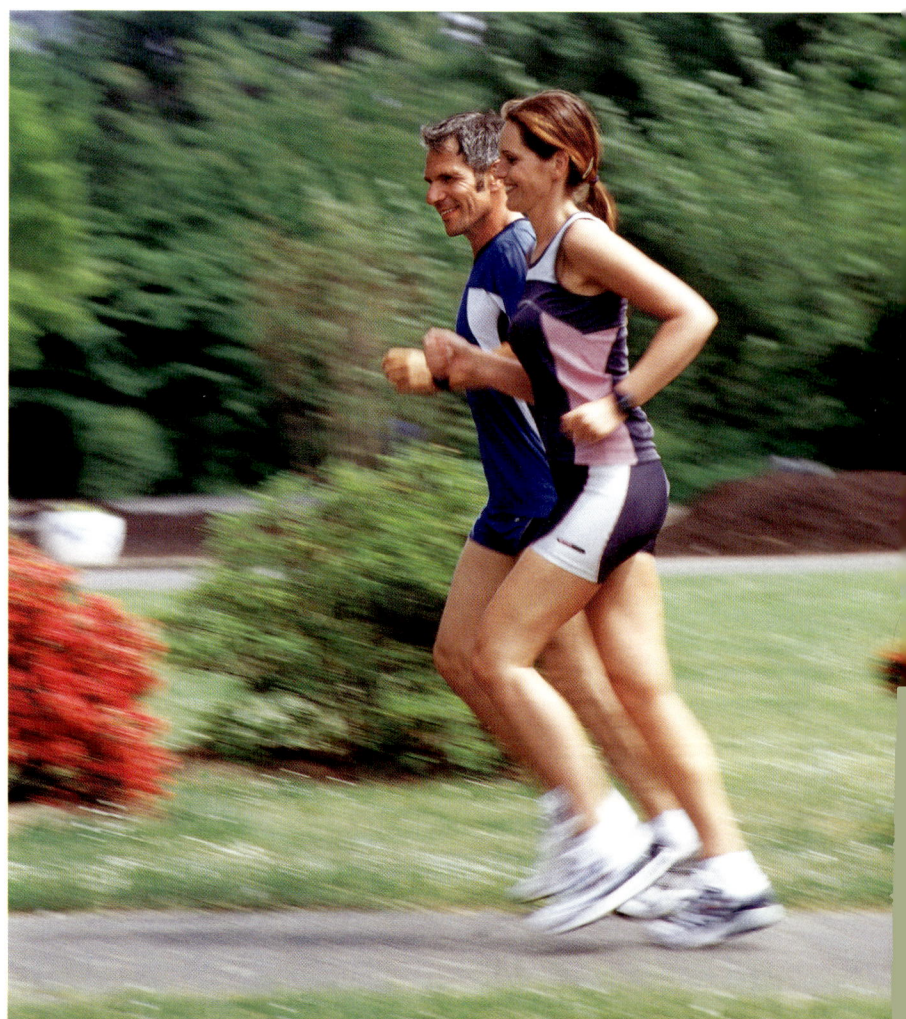

LAUFEN BEI OZON-WARNUNG

Wenn Sie Ihr Training morgens durchführen, ist die Luft messbar frischer. Auch die im Sommer tagsüber bisweilen erhöhten Ozonwerte sind morgens sehr viel niedriger. Zwar machen sich einer Untersuchung der Universität München zufolge nur bei jedem siebten Jogger erhöhte Ozonwerte negativ bemerkbar, doch bei Konzentrationen über 150 m/cm³ Ozon sollte man besser nicht mehr laufen. Achten Sie auf die in den Regionalsendern im Radio durchgegebenen aktuellen Ozonwerte.

LAUFEN AUF ASPHALT

Der Irrglaube, dass Laufen auf Asphalt Gelenke und Knorpel schädigt, ist durch biochemische Analysen der Deutschen Sporthochschule Köln längst widerlegt. Verglichen mit einem unebenen Feldweg ist das Laufen auf der Straße sogar sicherer. Sie übersehen keine Bodenlöcher und knicken nicht so schnell um. Übrigens hat Asphalt aufgrund der Bitumenbeimischung sogar recht gute Dämpfungseigenschaften. Wenn Sie die Wahl zwischen einem Beton- und einem Asphaltweg haben, sollten Sie sich in jedem Fall für den Asphaltweg entscheiden.

DIE AMPEL ZEIGT ROT – WAS TUN?

Natürlich gilt dieses Signal auch für die Anti-Aging-Jogger und sollte dringend beachtet werden. Aber Sie sollten deshalb nicht stehen bleiben. Das abrupte Stehen bleiben kann zu Kreislaufstörungen führen. Und bei Grün müsste sich der Kreislauf erst wieder aufs Lauftempo hocharbeiten. Laufen Sie bei Rot also noch einmal ein Stück zurück oder vor der Ampel auf und ab.

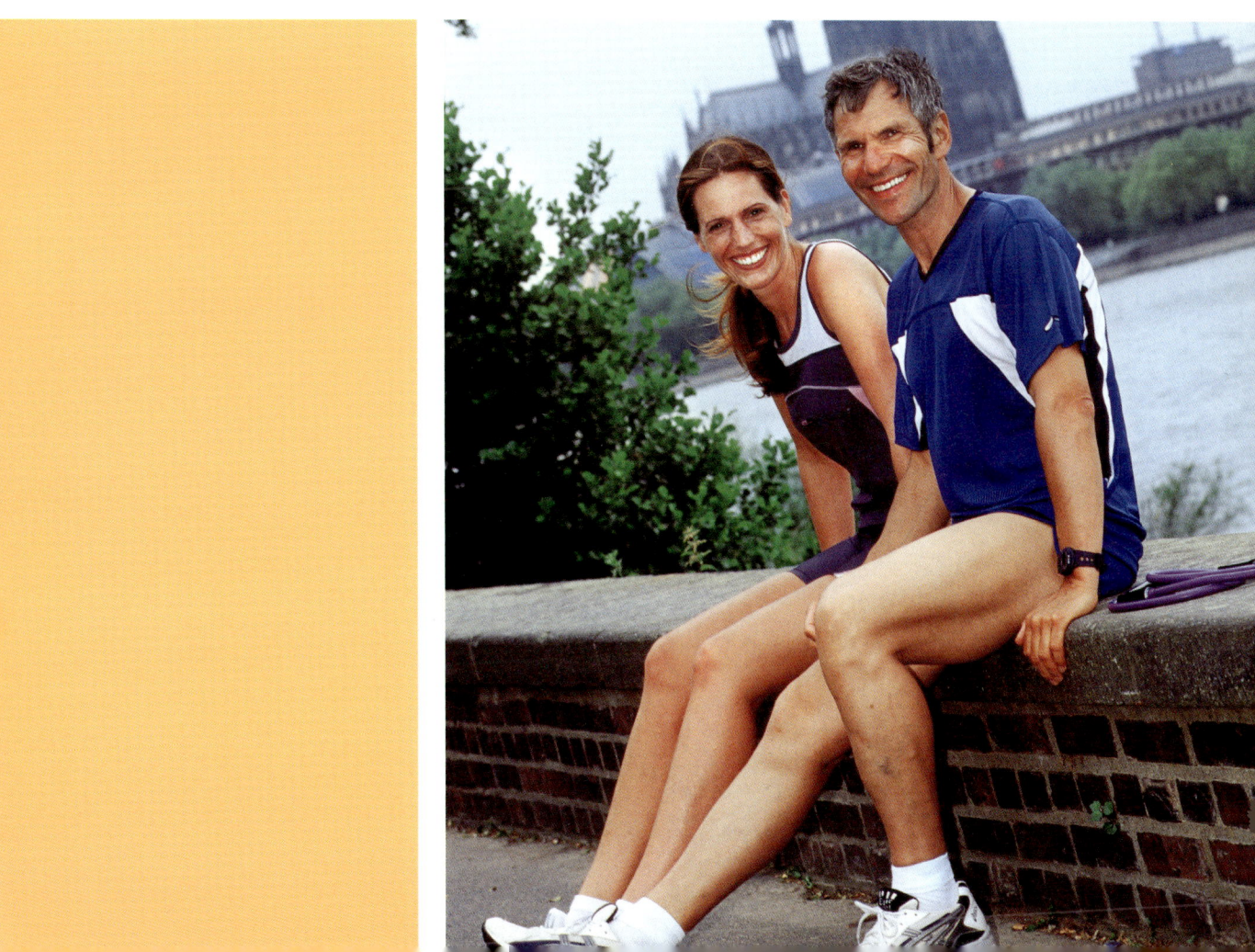

EINIGE ERGÄNZENDE KRAFTÜBUNGEN – EINFACH UND MIT VIEL EFFEKT

Zum Schutz Ihrer Muskelmasse sollten Sie ergänzend zu Ihrem Lauf- oder Walkingprogramm regelmäßig, d.h. mindestens einmal die Woche, einige Kraftübungen durchführen. Am einfachsten geht dies mit einem „Gummiband" (bodytube, in jedem Sportgeschäft erhältlich). Einige der unten aufgeführten Übungen sind am leichtesten zu Zweit durchzuführen, andere können Sie ganz einfach an die Dehnübungen anschließen, mit denen Sie Ihr Lauftraining abschließen.

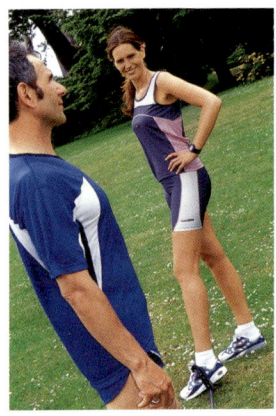
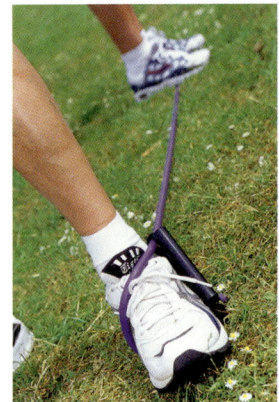

Zur Kräftigung der Oberschenkelinnenseiten: Führen Sie ein Bein gegen den Widerstand des Bandes nach innen. Die Fußspitze zeigt dabei leicht nach außen. Nicht vergessen, erst das rechte dann das linke Bein trainieren!

Äußere Po- und Oberschenkelmuskeln: Spannen Sie in der Bauchlage zunächst Bauch und Po an und führen Sie die Beine abwechselnd auseinander und zusammen.

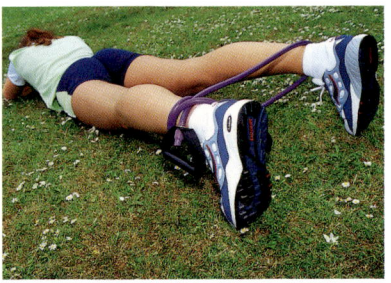
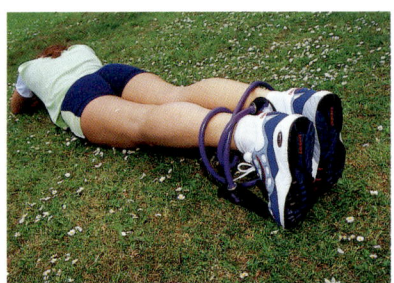

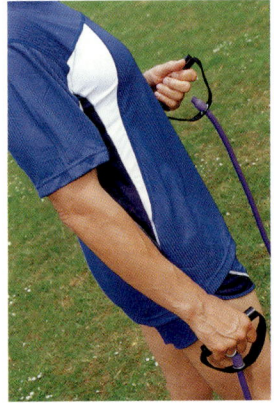
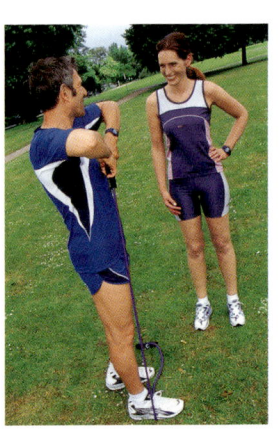

Schultermuskeln: Stellen Sie einen Fuß auf die Bandmitte und führen Sie die Griffe dicht am Körper nach oben. Dabei sollten die Ellenbogen möglichst hoch gehoben werden. Achtung: Nicht ins Hohlkreuz gehen!

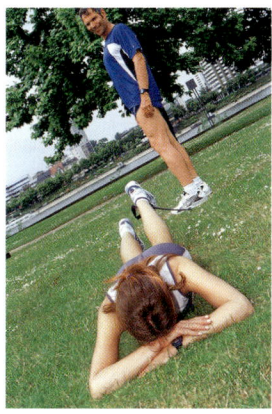 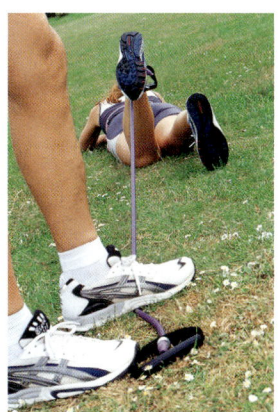 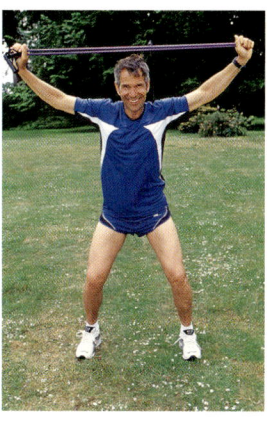

Jetzt werden die Oberschenkelrückseiten trainiert, abwechselnd das rechte und das linke Bein: Spannen Sie in der Bauchlage Bauch und Po

an und ziehen Sie einen Fuß gegen den Widerstand des Bandes zum Po. Drücken Sie dabei das Becken fest auf den Boden.

Rückenmuskeln: Stellen Sie sich schulterbreit hin, spannen Sie Bauch und Po an und ziehen Sie das Band hinter dem Kopf auseinander.

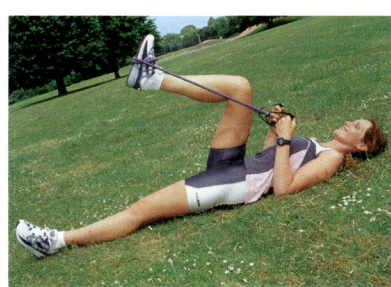 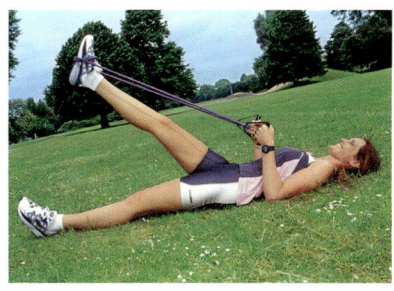 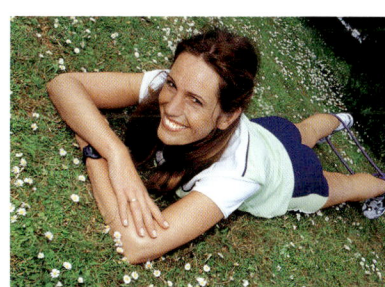

Oberschenkelvorderseite: Strecken Sie in Rückenlage ein Bein gegen den Widerstand des Bandes schräg

nach vorne. Achten Sie dabei darauf, dass Sie das Bein kontrolliert und gerade durchdrücken.

Zusammen mit den Dehnübungen haben Sie hier ein Komplettprogramm zu Ihrer Verfügung, dass Ihr Ausdauertraining in sehr sinnvoller Weise begleitet. Denn zur Ausdauer gehört auch eine gesunde Muskelmasse.

DAS CARDIO-INDOOR-TRAINING – DIE ALTERNATIVE BEI SCHLECHTEM WETTER

Nicht immer lädt uns das Wetter zum Joggen ein. Kalter Wind, Regen, frühe Dunkelheit und spätes Hellwerden in den Monaten November bis Februar erschweren das regelmäßige Training. Der innere Schweinehund wartet nur auf solche Gelegenheiten, um Sie zu überzeugen, dass es in der warmen Stube oder dem warmen Bett doch viel angenehmer ist! Hier helfen nur exakte Vorbereitungen: Entweder Sie sind komplett mit einer Funktionskleidung für alle Wetterlagen ausgerüstet, oder Sie nutzen das sogenannte Cardio-Indoor-Training.

Das Training auf dem Fahrradergometer entlastet das Bewegungssystem und ist deshalb als Ausgleichstraining ab und zu durchaus sinnvoll.

Neben dem Ergometer eignen sich auch der Crosstrainer und das Laufband für ein Indoortraining. Allerdings können das Laufband und der Crosstrainer in geeigneter Qualität durchaus ca. 5000 Mark kosten. Gerade für den Anti-Aging-motivierten Sportler, der das sanfte Joggen bevorzugt, eine hohe Investition, da er ja nur alternativ auf diesen Geräten trainieren wird. Das Ergometer schlägt alternativ mit 1400 Mark zu Buche und ist somit als auch im Preis vertretbar einzustufen.

TIPPS ZUM ERGOMETERTRAINING

Beim Ergometertraining sollte aufgrund der auf das Joggen eingestellten Muskelmasse der Trainingsumfang erhöht werden. Hier gilt der Faktor 1 : 2 für die Umrechnung. Beispiel: Wenn Sie normalerweise 30 Minuten sanft joggen, dann sollte das Ergometertraining 1 Stunde dauern, um den gleichen Effekt wie beim Joggen zu erreichen. Die Pulsfrequenz liegt ca. 15 Schläge unter der Pulsfrequenz beim Joggen. Auch beim Ergometertraining sollten Sie 3–4 mal in der Woche trainieren, um Ihren 2000-Kilokalorienverbrauch zu erreichen!

TIPPS FÜR DEN KAUF EINES ERGOMETERS

Im Handel gibt es eine große Palette von Trainingsgeräten. Darauf müssen Sie beim Kauf eines Ergometers achten:

- Stellen Sie vorab klar: Soll das Gerät für therapeutische oder für Fitness-Zwecke genutzt werden?
- Achten Sie darauf, dass eine Schwungscheibe statt Bremsriemen vorhanden ist. Das garantiert den angenehm runden Lauf ohne „Ruckeln", auch bei Niedrigbelastungen.
- Das Handling sollte robust sein.
- Die Anwendung sollte bedienungsfreundlich sein, z.B. Sattel und Griffe müssen leicht und in verschiedenen Stufen verstellbar sein.
- Achten Sie darauf, dass die Verarbeitung solide ist. Ein unsolides Gerät ist nicht nur gefährlich, sondern auch hinausgeworfenes Geld.
- Vertrauen Sie Ihrem Gefühl: Die Probefahrt sollte sich gut anfühlen.
- Checken Sie, ob alle Cockpitfunktionen vorhanden und gut leserlich sind: Widerstand, Zeit, verbrauchte Kalorien, zurückgelegte Strecke, Geschwindigkeit, Pulskontrolle.
- Der Anschaffungspreis kann zwischen 1000,- und 5000,- DM liegen. (Auskünfte von Michael De Toia, Spezialist für Aquatraining, Aerobic und Fitness).

TRAINIEREN IM FITNESS-STUDIO

Wenn Ihnen der Kauf eines Ergometers oder der anderen Geräte nicht zusagen, dann weichen Sie ins Fitness-Center aus. Hier können Sie sich für die schlechten Tage im Winter einbuchen. Neben den geeigneten Cardiogeräten finden Sie im Fitness-Studio auch noch Ablenkung und Aufforderung durch Gleichgesinnte. Outdoor- plus Indoortraining im Doppelpack macht Sie unschlagbar.

DIE REGENERATION

Die Regenerationsfähigkeit ist für den Erfolg des Trainings ausschlaggebend. Im Phänomen der so genannten „Überkompensation" liegt das eigentliche Geheimnis eines erfolgreichen Trainingskonzepts. Denn nur, wenn wir unseren Körper so belasten, dass Intensität, Dauer, Umfang und Erholung aufeinander abgestimmt sind, erzielen wir einen Trainingsgewinn. Wird unser Körper durch Ausdauersport gereizt, reagiert er wie folgt:

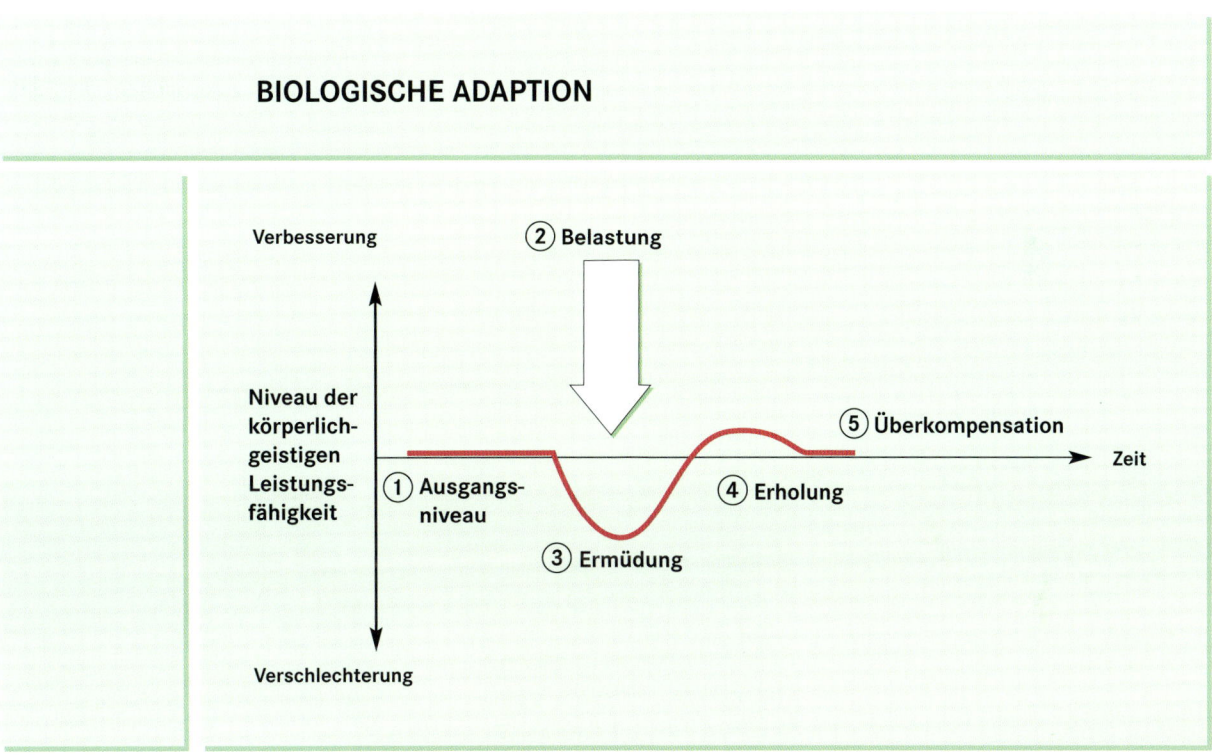

BIOLOGISCHE ADAPTION

Training mit einer Belastung, die mindestens dem mit der Formel 180 minus Lebensalter errechneten Trainingspuls entspricht, löst im Organismus eine Alarmfunktion aus. Der Körper reagiert unter der Belastung: Kohlenhydrate, Eiweiß, möglicherweise auch Fett und natürlich Hormone, Enzyme und Wasser gehen verloren, indem chemische Energie in physikalische Energie umgewandelt wird. Der Körper wird katabol, d.h. er wird müde, manchmal ist er auch erschöpft. In diesem Stadium kann man labortechnisch im Blut über eine Blutsenkung eine Entzündungsreaktion des Organismus messen.

Während des Trainings kommt es also zu einer vorübergehenden Abnahme der Leistungsfähigkeit und Ermüdung des Körpers. In der Erholungsphase beginnt der Körper sich zunehmend zu regenerieren. Aufgrund der Trainingsreize regeneriert er sich in einer bestimmten Phase jedoch sogar über das Ausgangsniveau der Leistungsfähigkeit hinaus: Diesen Bereich nennt man Überkompensation.
Sind die Trainingsreize zu hart, muss sich der Körper aus einem viel größeren Belastungstief erholen, was die Regeneration erschwert und verlängert. Werden die Trainingsreize jedoch optimal gesetzt,

also mit dem so genannten POW, kommt es zu einer kontinuierlichen Leistungssteigerung, zu einer Anpassung der gesundheitlichen Systeme (Blut, Atmung, Enzyme etc.) und zu einer beschleunigten Regeneration. So ist es nach sechs Wochen Trainingsdauer möglich, die Regenerationszeit nach einem moderaten Ausdauertraining auf zwölf Stunden zu verkürzen, was ein tägliches Training ermöglicht.

Die eigentliche Leistungsverbesserung geschieht also auch in der Regenerationsphase, wenn wir die Schuhe schon ausgezogen haben, unter der Dusche stehen. Aus diesem Grunde ist es sehr wichtig, die Regeneration nach dem Ausdauertraining zu unterstützen:

Füllen Sie nach dem Training sofort die körpereigenen Wassertanks wieder auf. Flüssigkeitsdefizite blockieren die Regeneration und damit die körperliche und mentale Leistungsfähigkeit. Schon ein Defizit von 2 % im Flüssigkeitshaushalt mindert drastisch die Konzentrations- und Lernfähigkeit. Machen Sie es sich zur Gewohnheit, nach dem Training in den nächsten zwei Stunden 1½ bis 2 Liter Flüssigkeit zu trinken. Die klassische Apfelschorle (der Apfelsaft sollte aus 100 Prozent Frucht bestehen und keinen Zuckerzusatz aufweisen), bestehend aus zwei Teilen Apfelsaft und einem Teil Mineralwasser ist hierzu bestens geeignet, weil die Kombination aus Natrium und Glucose eine schnelle Aufnahme der Flüssigkeit durch die Darmwand garantiert. Apfelschorle kann der Körper also schneller und besser aufnehmen als reines Wasser.

Der größte Fehler ist jedoch, innerhalb von sieben Stunden nach dem Training Alkohol zu trinken. Schon der Genuss von geringen Mengen (eine Flasche Bier oder ¼ Liter Wein) blockiert die Regeneration. So wird unter Alkoholeinwirkung in den Keimdrüsen die Produktion des Testosterons blockiert, das für das Umschalten von katabol auf anabol notwendig ist. Wer also abends trinken will, sollte morgens trainieren. Essen Sie Obst und Gemüse, um Ihrem Körper die notwendigen Mineralien und Vitamine für die Regeneration zu liefern. Eiweiß in Form von Milch (1,5 Prozent Fett), Magerquark oder Joghurt helfen, das unter der Trainingsbelastung verlorengegangene Eiweiß zu ersetzen.

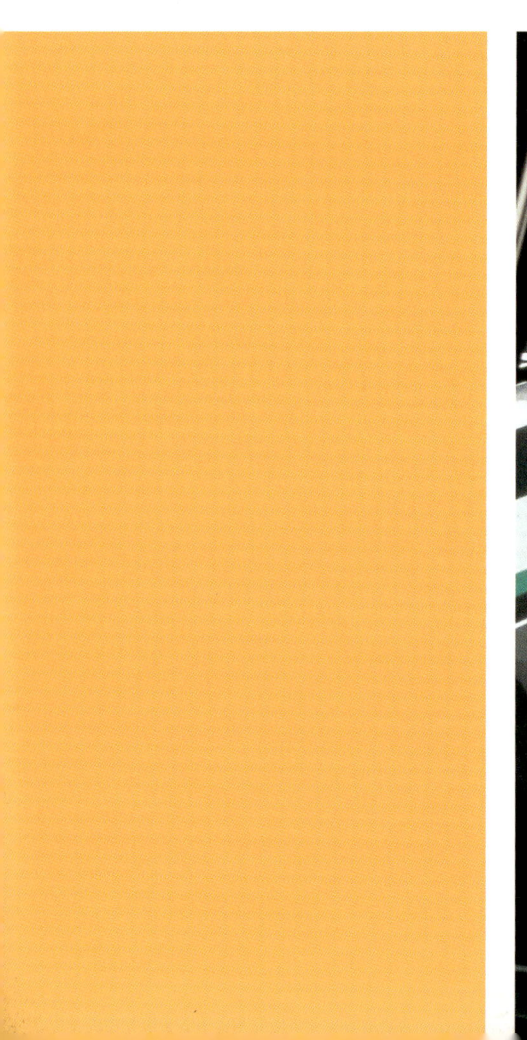
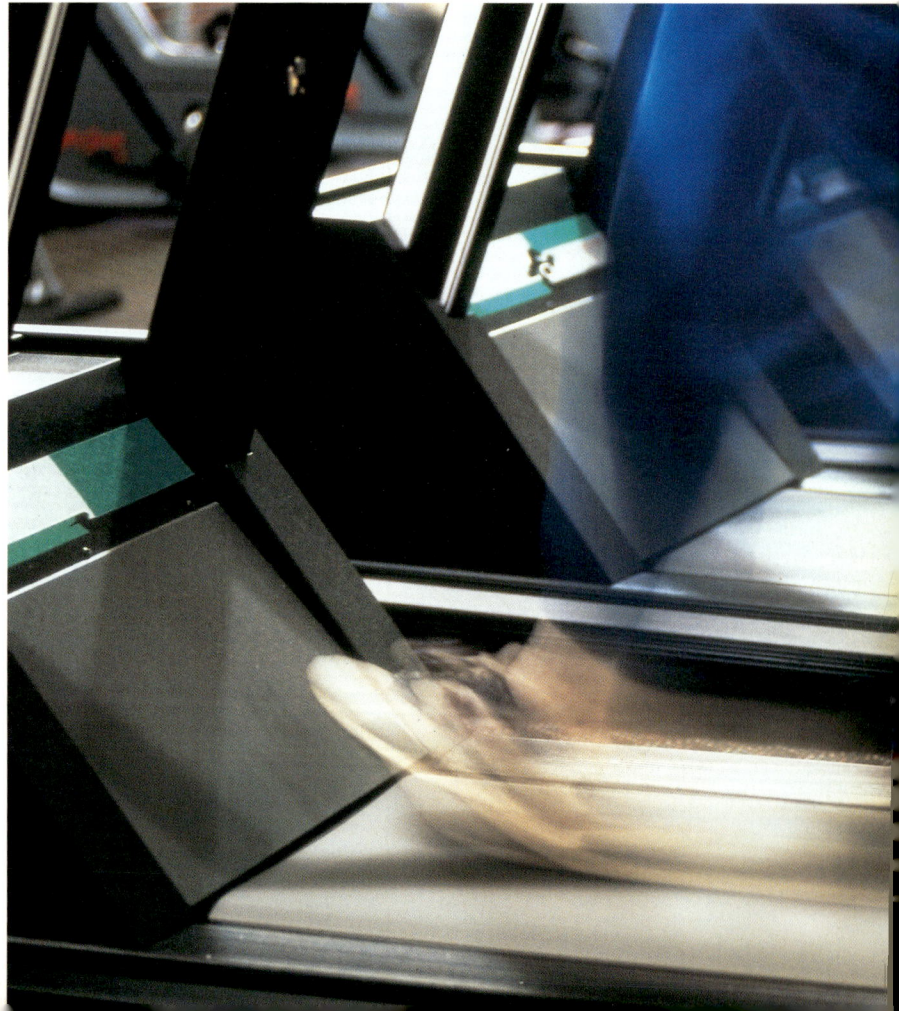

DAS FERNCOACHING

Zur Erreichung Ihrer Ziele bieten wir Ihnen ein 8-Wochen-Ferncoaching per FAX, E-Mail oder Post an. Wir erhalten von Ihnen:

1) eine Unbedenklichkeitsbescheinigung Ihres Hausarztes
2) einen Laktattest

(Adressen der Diagnosezentren finden Sie unter www.healthconception.de)
Sie schicken diese Unterlagen per Post, per E-Mail oder per Fax an:

COACHING
Anna Maria Bodden
Frenzenstr. 2
50374 Erftstadt
Tel.: 0 22 35/95 21 50
Fax: 0 22 35/95 21 52
E-Mail: coaching.bodden@health-conception.de

Sie erhalten von uns:

Ein Trainingstagebuch, in dem wir Ihnen exakt Trainingsumfang, Trainingsdauer und Pulsfrequenz vorgeben.

Sie trainieren und schicken uns Ihre Trainingsdaten vorzugsweise per E-Mail (es geht aber auch über Fax oder per Post) zu. Wir analysieren anhand der erhobenen Daten (Ruhepuls, Trainingspuls, Flüssigkeits- und pH-Kontrolle) Ihre Leistungssteigerung. Nach acht Wochen sind Sie ein sanfter Jogger geworden.

Kosten:
180,00 DM plus MWSt für ein 8-Wochen-Ferncoaching

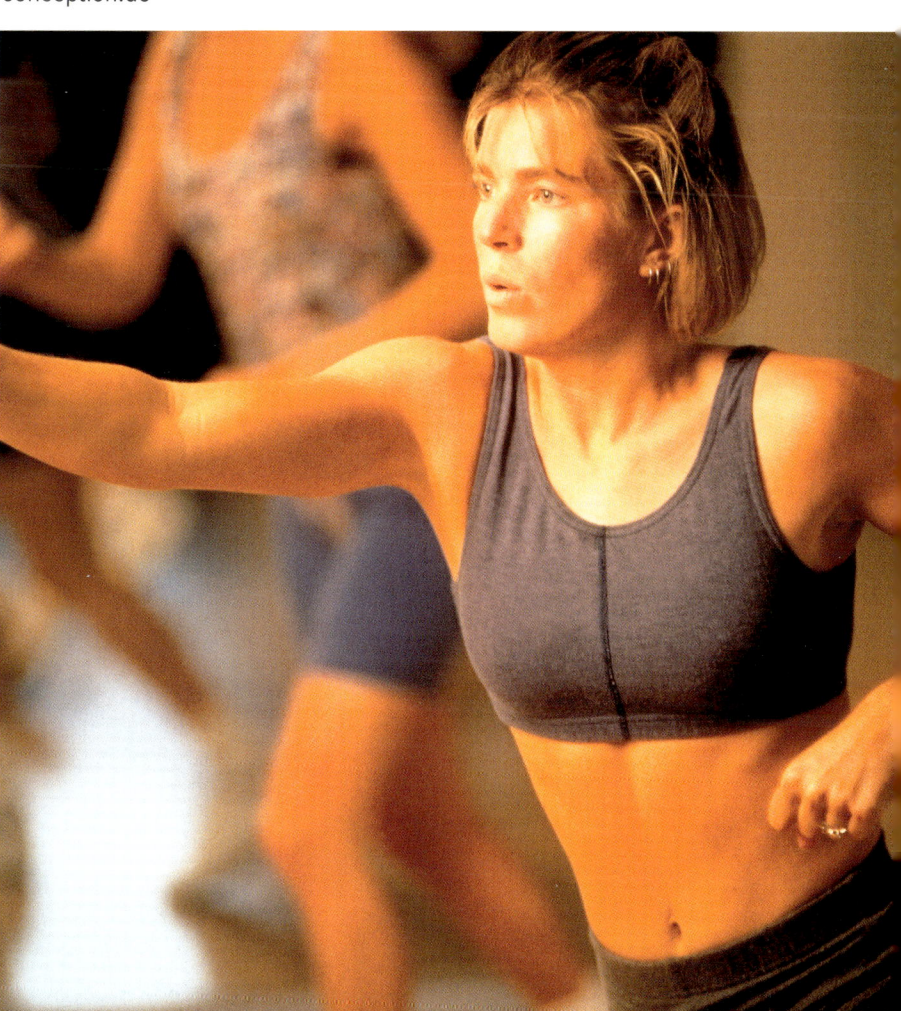

ÄSTHETISCHE CHIRURGIE –
WAS IST MÖGLICH, WAS IST NÖTIG?

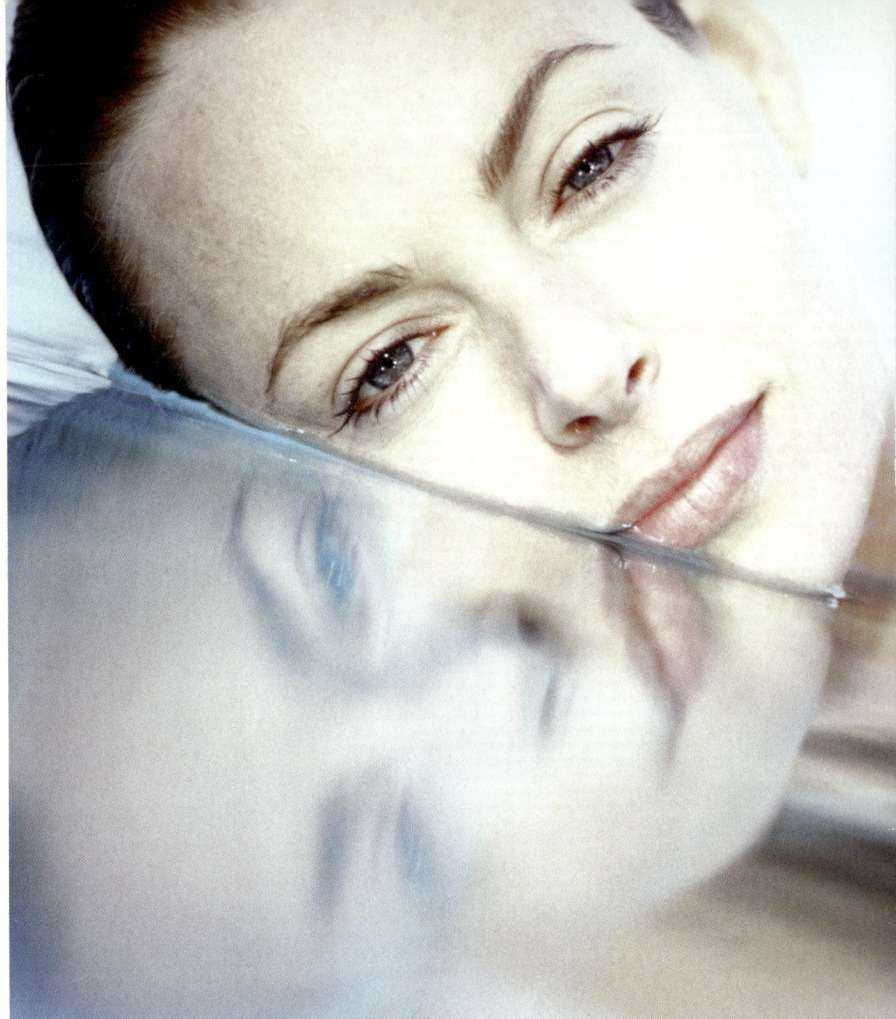

„Oh Gott, so was würde ich niemals tun!" Das hört man oft, wenn von Gesichtslifting oder Gesichtsverjüngung die Rede ist. Vor allem junge Leute, die sich noch einer makel-, also faltenlosen Haut erfreuen, lehnen Schönheitsoperationen mit Vehemenz ab. „Niemals" ist jedoch eine sehr relative Zeitkategorie. Mit 20 sieht man die Dinge anders als mit Mitte 40!

Natürlich sind Schönheitsoperationen altersbedingter Makel nichts für jedermann. Viele Menschen kommen mit ihren Falten und den vielen anderen optischen Boten des Alters psychisch bestens zurecht und nehmen sie nicht allzu ernst. So mancher Mann gewinnt mit einem „gelebten Gesicht" optisch sogar im Alter. „Ein Charakterkopf", sagt man dann.

Doch viele Menschen empfinden sich selbst mit zunehmendem Alter eben nicht als schöner, sondern beginnen unter den vielen kleinen altersbedingten optischen Mängeln zu leiden. Mit weitreichenden Folgen für den privaten wie für den beruflichen Lebensbereich. Ausschlaggebend dafür, dass wir uns privat und beruflich wohlfühlen, ist unter anderem die Möglichkeit, in unserem täglichen Leben selbstbewusst und selbstsicher aufzutreten. So manchem fällt dies erfahrungsgemäß mit den Jahren jedoch immer schwerer. Man glaubt, mit dem äußeren Erscheinungsbild nicht mehr den eigenen Ansprüchen oder denen des sozialen Umfelds zu genügen. Kleinste, von anderen möglicherweise sogar unentdeckt gebliebene Makel, vermögen solche Menschen sogar depressiv zu stimmen. In diesen Fällen hilft auch häufig keine noch so einfühlsame Psychotherapie. Durch Schönheitsoperationen haben wir jedoch die Möglichkeit, solche ernstzunehmenden seelischen Störungen erfolgreich zu beeinflussen.

Schönheitsoperationen können somit zur Optimierung der Lebensqualität und zu neuem Selbstbewusstsein beitragen. Und wer wollte leugnen, dass unsere Gesellschaft den gut aussehenden und selbstbewusst agierenden Menschen die besseren Chancen gewährt, im beruflichen Bereich ebenso wie im Privatleben.

DER SCHÖNHEITSBOOM – EIN FALL ALLEIN FÜR REICHE?

Immer mehr Menschen trauen sich mittlerweile, über eine Schönheitsoperation ihrer altersbedingten Makel nicht nur nachzudenken, sondern sie auch durchführen zu lassen. Die öffentliche Berichterstattung über die zunehmend einfacheren und ungefährlicheren, dafür aber um so effektiveren Operationsmethoden hat ihren Teil zu diesem Trend sicherlich beigetragen. Solche Operationen sind auch schon lange

ÄSTHETISCHE CHIRURGIE

nicht mehr nur den oberen Zehntausend vorbehalten. Und so ist der Boom in Deutschland unaufhaltbar: Ca. 1 Million Schönheitseingriffe werden laut Umfragen unter medizinischen Insidern zur Zeit in Deutschland mit dem Skalpell durchgeführt. Die Anzahl der Lasereingriffe liegt weit höher.

SCHÖNHEITSEINGRIFFE IN DEUTSCHLAND

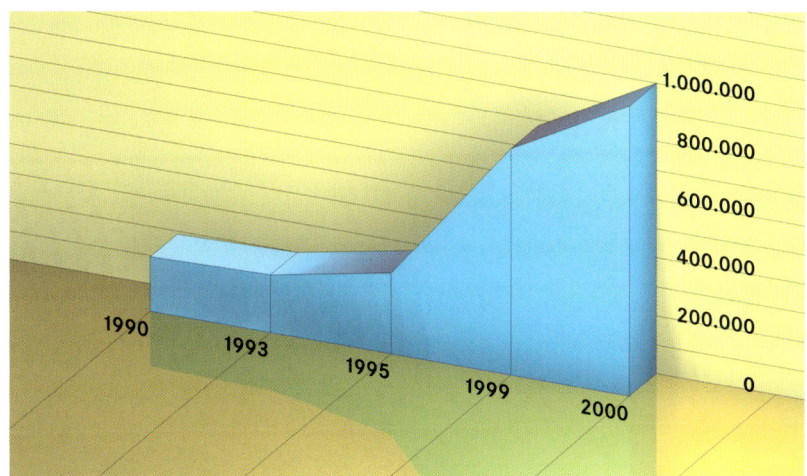

Doch wie in vielem sind auch hier die USA Vorreiter. Deshalb ist es lohnenswert, einen Blick über den Teich zu wagen, um eine Prognose für die zukünftige Entwicklung in Deutschland zu gewinnen: Ästhetisch-chirurgische Eingriffe weisen seit 1992 bei den Frauen in den USA eine Zuwachsrate von 165 Prozent auf. Frauen zwischen 45 und 54 Jahren stellen die Altersgruppe mit den meisten Eingriffen dar.

TOP KOSMETISCHE CHIRURGISCHE EINGRIFFE BEI FRAUEN IN DEN USA

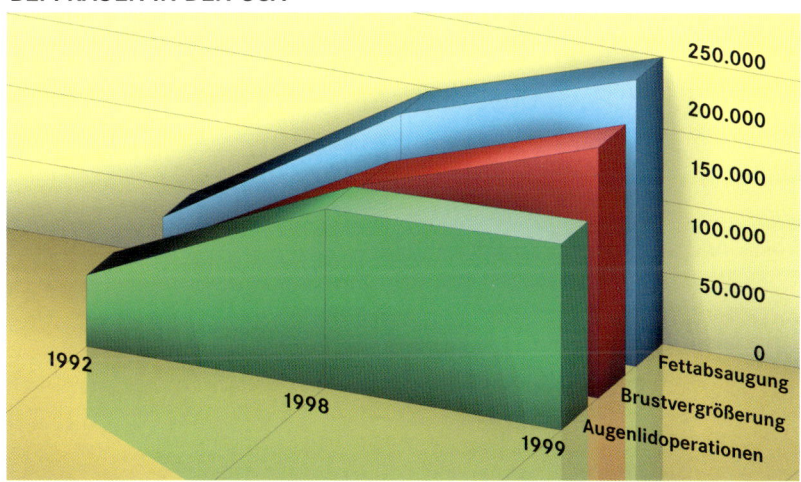

Doch auch bei den Männern erfreuen sich in den USA ästhetisch-chirurgische Eingriffe mit einer Zuwachsrate von 50 Prozent seit 1992 einer zunehmenden Beliebtheit.

TOP KOSMETISCHE CHIRURGISCHE EINGRIFFE BEI MÄNNERN IN DEN USA

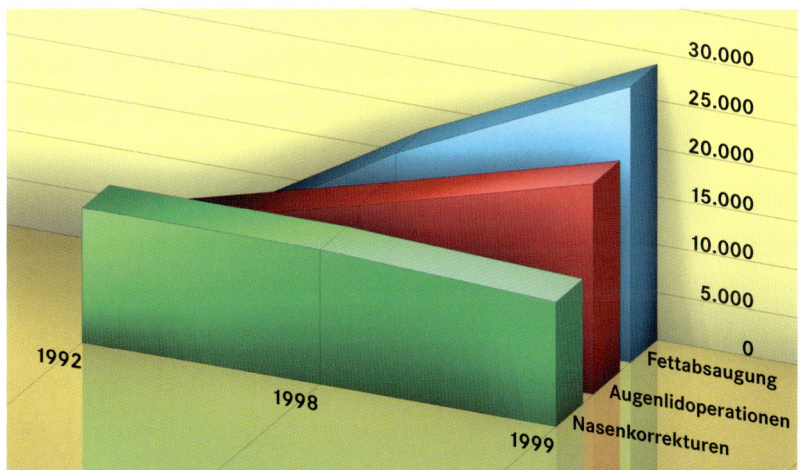

SCHÖNHEITSOPERATION – KEINE EINSAME ENTSCHEIDUNG

Ob eine Schönheitsoperation auch für Sie in Frage kommt, sollten Sie, wenn möglich, nicht allein entscheiden. Versuchen Sie mit aller Offenheit gegenüber dem Partner oder der Partnerin und auch gegenüber Freunden darüber zu reden. Erst wenn Sie mehrere Meinungen gehört haben, können Sie abschätzen, ob eine Operation wirklich das Richtige für Sie ist.

Die Erfahrung zeigt, dass nach wie vor viele Patienten aus Scham eine Schönheitsoperation vor Freunden und Arbeitskollegen verheimlichen. Dabei gibt es eigentlich keinen Grund dafür. Im Gegenteil, viele Studien haben ausgesprochen erfreuliche Ergebnisse bei Patienten nach Operationen gezeigt. Es finden in der Hauptsache positive Persönlichkeitsveränderungen statt – mit entscheidenden Folgen für die soziale Akzeptanz der Betroffenen: So weisen die Patienten nach einem gelungenen Eingriff ein gesteigertes Selbstwertgefühl auf, die Konzentration im Beruf ist erhöht, der berufliche Erfolg und die soziale Akzeptanz verbessern sich, neue emotionale und sexuelle Verbindungen werden eingegangen, die Anzahl der Sozialkontakte erhöht sich ebenso wie die Häufigkeit der Sexualkontakte.

WAS SIND DIE ZIELE DES PATIENTEN

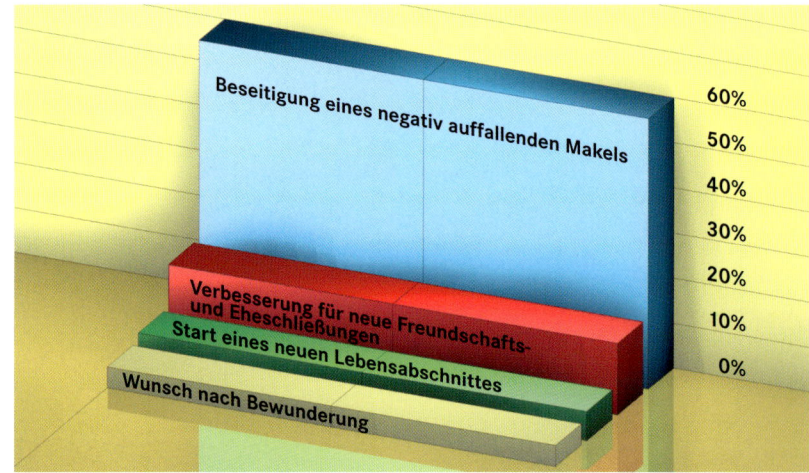

■ ANTI-AGING-ÄSTHETISCHE CHIRURGIE – JA ODER NEIN?

Sollten Sie dennoch vor einem Anti-Aging-Eingriff durch einen ästhetischen Chirurgen zurückscheuen, so laden wir Sie ein, unseren dreiteiligen Test zu machen. Er ist wissenschaftlich untermauert und wird Ihnen Klarheit über Ihre Einstellung verschaffen.

Zählen Sie die Punkte einfach zusammen.

A. GESUNDHEITSCHECK

Sie sind eine Dame:
Jünger als 38	= 0
39–44	= 1
45–64	= 2
älter als 65	= 3

Sie sind ein Herr:
Jünger als 30	= 0
30–40	= 2
40–50	= 4
älter als 50	= 5

Erbgut/Vorgeschichte:
Keine ererbte Herzkreislaufstörungen	= 0
ein Elternteil mit Herzkreislaufstörungen	
– nach 60 Jahren	= 1
– vor 60 Jahren	= 3
zwei Elternteile mit Herzkreislaufstörungen	
– nach 60 Jahren	= 2
– vor 60 Jahren	= 4

Risikofaktoren:
Sie leiden unter
Rheuma	= 1
Gicht	= 2
Hypercholesterin	= 2
Atemsschwierigkeiten	= 2
Diabetes	= 3

Blutdruck:
normal	= 0
etwas erhöht	= 2
Bluthochdruck	= 4

ÄSTHETISCHE CHIRURGIE

Bewegung:	
normal	= 1
wenig	= 2
keine	= 3

Gewicht:	
normal	= 0
Korpulenz	= 1
bis zu 5 kg Übergewicht	= 2
Fettsucht	= 5

Lifestyle:	
Sorgenlos	= 0
Sorgen + berufl./familiäre Schwierigkeiten	= 2
mittlerer Stress	= 3
großer Stress	= 5
großer Stress + berufl./familiäre Schwierigkeiten	= 8

Tabak pro Tag:	
1 paar Zigaretten	= 1
weniger als 1 Paket	= 2
mehr als 1 Paket	= 5

Alkohol:	
1 Glas Wein beim Essen	= 0
mittlerer Konsum	= 3
Ich kann nicht ohne Alkohol sein	= 6

Bis 10 Punkte:
Ausgezeichnet! Sie können gleich zum Abschnitt C gehen

10 bis 20 Punkte:
Achten Sie vor allem auf Ihre Gesundheit. Vermeiden Sie Rauchen, Stress und Alkohol! Auch Sie können zum Abschnitt C gehen.

20 bis 30 Punkte: Eine Operation bedeutet immer ein Risiko. Sie weisen zusätzliche Risikofaktoren auf. Wenn Sie in nächster Zeit die Punktezahl verbessern können, können Sie zu Abschnitt C gehen.

30 bis 40 Punkte:
Aufgepasst! Wie auch immer Sie entscheiden, es sollte ein medizinischer Check vorgenommen werden.

Über 40 Punkte:
Sie sollten sich unbedingt um Ihre Gesundheit kümmern. Nehmen Sie ab, hören Sie auf zu rauchen und zu trinken. Ernähren Sie sich besser. Sie sollten mehr Bewegung haben.

MOTIVATIONS-TEST	JA	NEIN
Beantworten Sie gewissenhaft die folgenden 16 Fragen mit Ja oder mit Nein.		
Ich spiele schon lange mit dem Gedanken, einen Schönheitschirurgen zu besuchen.	❐	❐
Ich bin durch die Medien (Funk, Fernsehen, Zeitschriften) auf diese Idee gekommen.	❐	❐
Ich habe mich sehr seriös über Risiken und Nebenwirkungen eines solchen Schönheitseingriffes informiert.	❐	❐
Kennen Sie die einzelnen Eingriffe, Risiken und gesellschaftlichen Ausfallzeiten?	❐	❐
Wissen Sie, dass es viele Alterungsprophylaxen gibt, die Sie selbst beachten können?	❐	❐
Wissen Sie, dass die meisten Eingriffe nicht mit dem Skalpell durchgeführt werden?	❐	❐

ÄSTHETISCHE CHIRURGIE

	JA	NEIN
Wissen Sie, dass diese Eingriffe Ihre Persönlichkeit verändern können?	☐	☐
Laser oder Lifting? Sind Sie diesbezüglich genügend informiert?	☐	☐
Was erwarten Sie eigentlich von der geplanten ästhetischen Intervention? Haben Sie sich darüber Gedanken gemacht?	☐	☐
Ist Ihnen bewusst, dass mit diesem Eingriff Ihre Lebens-, Ehe- oder Berufsprobleme nicht gelöst werden?	☐	☐
Sehen Sie Ihr „neues" Gesicht oder Ihren „neuen" Körper vor sich?	☐	☐
Wie steht Ihr(e) Mann/Partner/Freund oder Frau/Partnerin/Freundin zu diesem Thema? Ist er/sie neutral?	☐	☐
Akzeptiert er/sie ohne Weiteres Ihre Entscheidung?	☐	☐
Würden Sie die Meinung eines zweiten Schönheitschirurgen einholen?	☐	☐
Würden Sie eine(n) Patient(in) Ihres Arztes kontaktieren, vorausgesetzt, dass sie/er denselben Eingriff bereits hinter sich hat?	☐	☐
Können Sie warten, bis Sie sicher sind, den für Sie geeigneten Schönheitschirurgen gefunden zu haben?	☐	☐

Nun zählen Sie die Ja- und die Nein-Antworten zusammen.

Falls Sie alle Fragen mit Ja beantwortet haben:
Bravo! Sie wissen, was Sie wollen. Die ästhetischen Eingriffe können Ihnen zu mehr Schönheit verhelfen. Alles wird gut.

Wenn Sie drei Fragen mit Nein beantwortet haben:
Überlegen Sie sich, was Sie tun müssten, um das nein in ein ja zu verwandeln.

Wenn Sie 4 bis 5 Fragen mit Nein beantwortet haben:
Aufgepasst! Sie sind noch nicht bereit für einen Eingriff.

Wenn Sie über 5 Fragen mit Nein beantwortet haben:
Sie sollten sich über die eigentlichen Gründe Ihres Wunsches klar werden. Besprechen Sie sich mit Ihrem(r) Partner(in) und ggf. mit einem ästhetischen Chirurg, denn Sie sind absolut nicht in der Lage, diesbezüglich eine eigenständige Entscheidung zu fällen.

Auch dieser Test kann Ihnen die Entscheidung für oder gegen einen ästhetisch-chirurgischen Eingriff nicht abnehmen. Er kann Ihnen höchstens ein paar wichtige Entscheidungskriterien liefern. Für all diejenigen, die weiterhin an einer Anti-Aging-Ästhetischen Chirurgie interessiert sind, bieten wir im Folgenden noch interessante Informationen, die Ihnen weiterhelfen werden.

ÄSTHETISCHE CHIRURGIE

EINE GUTE VORBEREITUNG IST DER ERSTE SCHRITT

Viele Patienten, die sich zu einer Schönheitsoperation entschließen, stellen sich die Frage, ob sie den Eingriff in einer Praxis, in einem Institut, in einer Privatklinik oder einem großen Krankenhaus durchführen lassen sollen. Leider kann man hier keine allgemein gültige Empfehlung aussprechen, denn die Qualität eines entsprechenden Eingriffes und der Erfolg der Behandlung hängen weniger von den Räumlichkeiten als ausschließlich von der Kompetenz des Arztes ab. Um Ihnen die Entscheidung zu erleichtern und Sie vor den in der Branche leider auch vorkommenden Scharlatanen zu schützen, sind im Anhang einige Adressen von Fachleuten und Instituten angeführt, an die Sie sich vertrauensvoll wenden können (s.S. 184).

Die ästhetische Medizin vereint verschiedene Fachdisziplinen: Dermatologie, plastische und Wiederherstellungschirurgie, Chirurgie, Hals-, Nasen-, Ohren-Heilkunde, Mund-, Kiefer- und Gesichtschirurgie sowie Gynäkologie. Und die Palette der Behandlungsmöglichkeiten reicht mittlerweile von einfachen ambulanten bis hin zu stationären operativen Eingriffen.

Um Ihnen die Entscheidung für oder gegen einen Eingriff zu erleichtern und damit Sie in einem ersten Beratungsgespräch mit dem Facharzt Ihrer Wahl nicht völlig unvorbereitet sind, sollen Ihnen im Folgenden die wichtigsten Behandlungsmöglichkeiten der Anti-Aging-Schönheitsmedizin vorgestellt werden. Denn wenn Sie sich bereits im Vorfeld des ersten Beratungsgesprächs darüber im Klaren sind, was Sie stört, wie lange Sie wegen eines Eingriffs beruflich ausfallen können und ob der Eingriff optisch auffallen darf oder nicht, wird es dem Arzt und Ihnen sehr viel leichter fallen, gemeinsam eine Entscheidung zu treffen, welche Vorgehensweise in Ihrem Fall der geeignete Weg ist. Und diese Entscheidung ist im Einzelfall nicht immer einfach zu fällen. Denn es gibt zur Behandlung von Falten und anderen altersbedingten Hautproblemen eine Vielzahl von Möglichkeiten, die zudem oft erst in der Kombination einen optimalen Erfolg versprechen. Um so wichtiger ist es, dass Sie zur Orientierung auch einen Überblick über die Kosten der unterschiedlichen Eingriffe erhalten. Deshalb wird im Anschluss an die Darstellung der unterschiedlichen Behandlungsmöglichkeiten auch eine Kostenübersicht der unterschiedlichen Eingriffe aufgeführt.

WARUM ALTERT DIE HAUT?

Bevor die unterschiedlichen Behandlungsmöglichkeiten altersbedingter Gesichtsfalten und anderer Hautschädigungen erläutert werden, soll an dieser Stelle die grundsätzliche Frage beantwortet werden, warum die Haut mit den Jahren altert.
Kein Organ des menschlichen Körpers zeigt auf so unbarmherzige Weise die Spuren des Alterns wie die Haut. Neben einer persönlichen Anlage zum Hautaltern (intrinsic aging) sind in unseren Breitengraden und bei unserer Rasse vor allem die Lichtschäden (durch die Strahlung der Sonne) die Hauptverursacher der Altersveränderung (Photoaging).
Die lichtgeschädigte Haut wird rau, fleckig, die Elastizität geht verloren, Falten treten auf und prägen sich immer mehr aus. Die Epidermis (Oberhaut) verdünnt sich, es treten atypische Zellen auf, das Pigment verteilt sich irregulär, in der Dermis (Unterhaut) verändert sich das Bindegewebe, die Elastizität geht verloren. Neben den biologischen Alterungsprozessen provozieren jedoch noch weitere innere und äußere Einflüsse mit zunehmendem Alter die Bildung von Falten.

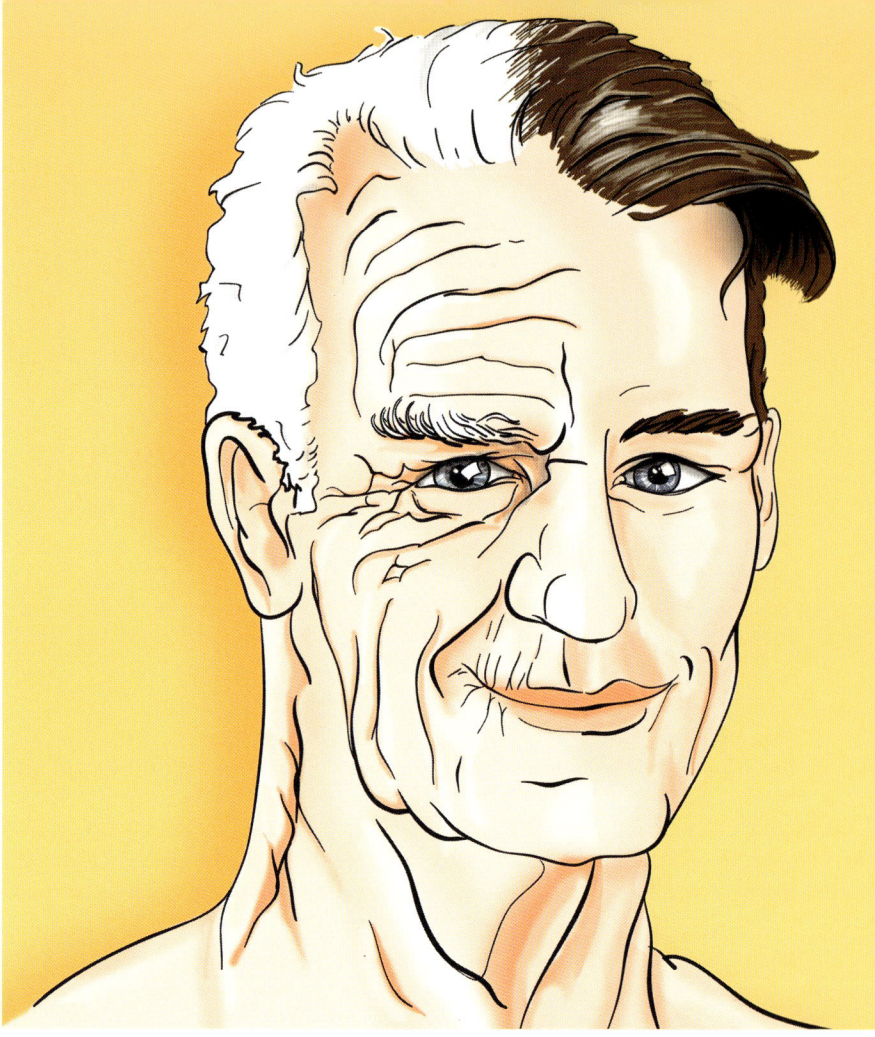

INNERE EINFLÜSSE:
- vererbte Altersveränderungen
- vererbte abnorme Bindegewebszusammensetzungen
- innere Krankheiten
- Geschlechtsunterschiede: Frauen altern leider schneller, da ihre Bindegewebszusammensetzung weniger stabil ist. Bei einer Geburt muss sich der Geburtskanal und die ganze Gebärumgebung gut dehnen können. Ein eher unflexibles Bindegewebe gäbe nicht ausreichend nach und würde einreißen.

ÄUSSERE EINFLÜSSE:
- Zigarettenkonsum
- Sonnen- und Solariumsbestrahlung
- Hitze
- Kälte
- kein Sport
- zuviel oder falsche Kosmetika
- Medikamente
- Entzündungen der Haut

Insbesondere die äußeren Einflüsse auf den Alterungsprozess können wir selbst mit beeinflussen. Auch wenn die meisten Raucher es beispielsweise nicht wahrhaben wollen: Rauchen (mehr als 50 Packungen pro Jahr) führt zu 5-mal mehr Falten. Starke Sonneneinstrahlung fügt den Betroffenen 3-mal mehr Falten hinzu. Das heißt, rauchende Solariumsbesucher altern 8-mal schneller. Weil die Hautfaltentiefe bei den Betroffenen meist sehr ausgeprägt ist, kann sie auch mit keiner Kosmetikart mehr verbessert werden.

Denn laut Gesetz darf kein Kosmetikum durch die Oberhaut dringen. Das dürfen nur Medikamente (der Werbung zufolge soll die Wirkung von Kosmetika zwar tiefer reichen, doch das stimmt nicht). Das heißt, alle Kosmetika haben nur eine Wirkung auf die Oberhaut und maximal eine indirekte Wirkung auf die problematische Lederhaut. Auch teurere Produkte, z.B. solche mit Kollagenzusätzen, dringen nicht durch die Oberhaut, weil sie nicht in die Hautschuppenzwischenräume dringen können.

Die meisten Möglichkeiten, präventives Anti-Aging zu betreiben, werden also leider allzu oft aus Lustlosigkeit, Resignation und fehlendem Ehrgeiz nicht wahrgenommen. Doch dank moderner Methoden der ästhetischen Chirurgie kann man die Folgen dieser Versäumnisse in der Vergangenheit nahezu wettmachen.

WAS MAN GEGEN ALTERNDE HAUT TUN KANN

Das sogenannte Gesichts-Skin-Resurfacing kann mittels Chemical Peeling (s.S. 162), (Mikro-)Dermabrasion (s.S. 161), Coblation (s.S. 168) aber auch mittels Laser-Resurfacing (s.S. 165) durchgeführt werden. Das Gesichts-Skin-Resurfacing hilft gegen Gesichtsfalten, Aknenarben und fleckige Hautpigmentierungen, die durch Schwangerschaft, Kontrazeptiva (Pille) oder chronischen Sonnenbrand hervorgerufen werden. Ein zusätzlicher Vorteil der Resurfacing-Verfahren besteht darin, dass bei Patienten mit sonnengeschädigter Haut und Krebsvorstufen die entartete Haut abgetragen und somit regeneriert wird. Zahlreiche Faktoren beeinflussen den Erfolg eines jeden Gesichts-Resurfacings und Hautpflegeprogrammes; diese Faktoren müssen gründlich bei der Beratung zwischen Arzt und Patient besprochen werden.
Patienten haben viele Erwartungen und Behandlungsziele. Die meisten Patienten, die eine Behandlung wegen Gesichtsalterns suchen, gehen fälschlicherweise davon aus, dass ein Arzt mit dem so genannten Facelifting die ersehnte Verbesserung unabhängig von der Natur des Problems herbeiführen wird. Häufig sind sie der Meinung, dass das Facelifting sämtliche Gesichtsfalten beseitigt. Für sie sind Gesichtsfalten die Folge von schlaffer Gesichtshaut. Sie unterscheiden im Allgemeinen nicht zwischen den schwerkraftbedingten Veränderungen durch das natürliche Altern und den Auswirkungen des Photoaging (Hautalterung durch extremen Sonnengenuss).
Doch Störungen von beispielsweise lichtgealterter Haut können durch eine chirurgische Therapie nicht behoben werden. Pigmentierungsveränderungen, feine und grobe Gesichtsfalten und Aknenarben sind besser mittels chemischer, mechanischer oder photoelektrischer Technik zu behandeln, die den auf Lederhaut und Oberhaut lokalisierten Lichtschaden therapieren. Ein Facelifting kann also die sichtbaren Einwirkungen von schwerkraftbedingtem und strukturellem Altern verbessern, während Resurfacing-Verfahren feine Linien, Falten und Pigmentveränderungen der Gesichtshaut therapieren.
Ist die grundsätzliche Entscheidung, einen Anti-Aging-Eingriff vornehmen zu lassen, gefallen, müssen Arzt und Patient sorgfältig die verschiedenen verfügbaren Behandlungsoptionen, vom oberflächlichen bis zum tiefen Eingriff, erörtern. Je informierter der Patient, desto problemloser wird dieses Gespräch und auch der Behandlungsverlauf sein.
Obgleich für Patienten Informationsprospekte, Videobänder und CD-Roms hilfreich sind, können sie das Gespräch zwischen Arzt und Patienten nicht ersetzen. Zusätzlich zur Erörterung der verschiedenen Skin-Resurfacing-Verfahrensweisen und der Beantwortung von Fragen braucht der Operateur genaue Informationen bezüglich der Lebensart des Patienten, wie etwa Freizeit- oder Berufsaktivitäten, die eventuell längere Aufenthalte in der Sonne mit sich bringen. Da das Behandlungsergebnis direkt mit der Patientenkooperation verknüpft ist, muss der Patient willens und in der Lage sein, sein Leben und seinen Lebensstil zu ändern, um den Voraussetzungen eines Hautpflegeprogrammes zu entsprechen.

FALTENBEHANDLUNG – 1001 MÖGLICHKEITEN

Im Folgenden wird Ihnen die Palette der Möglichkeiten der Verjüngungstherapie vorgestellt – vom aufwendigsten Eingriff bis hin zum harmlosesten. In der Regel besteht die Behandlung jedoch in einer individuell abgestimmten Kombination aus unterschiedlichen Techniken und Behandlungsmöglichkeiten, die zwischen Patient und behandelndem Arzt besprochen werden muss.

ÄSTHETISCHE CHIRURGIE

FACELIFT

Das Facelift ist in der Regel das Ergebnis einer mehrstündigen Operation, die eine Kreislaufüberwachung und bei Vollnarkoseeingriffen eine Sauerstoffversorgung des Patienten erfordert. Vollnarkose wie Lokalanästhesie ist möglich. Der Trend geht zu Minimal-Eingriffen, die nur in Lokalanästhesie durchgeführt werden z.B. S-lift.

Welche Falten können behoben werden?
- Denkerstirn
- Zornesfalten
- Lachfältchen
- Wangenfalten und Nasenlippenfalte
- Lippenfalten
- Hängewange
- Halsfalten
- Halsmuskelstränge

Leider können nicht alle Falten geglättet werden, weil der Patient sonst ein maskenhaftes Aussehen bekäme. Augenlider, Stirnmitte und Lippenfalten können nicht geglättet werden. Falls dies dennoch gewünscht wird, müssen weitere Eingriffe zeitgleich oder nachträglich folgen.

Um wie viele Jahre kann man sich verjüngen?
- ca. 8–10 Jahre

Wie lange hält ein Facelift?
- Das Facelift hält für immer, jedoch altern wir alle weiter und somit wünschen sich die meisten nach ca. 10 Jahren eine Wiederholung.

Wann kann man diese OP wiederholen?
- Nach ca. 10 Jahren, je nach Technik auch früher (S-Lift).

Vorbereitung
- Blut- und EKG-Untersuchung
- Zigarettenkonsum und Übergewicht müssen reduziert werden.
- Medikamente, welche die Blutgerinnung stören, speziell Schmerzmittel wie Aspirin und Rheumamittel, müssen 2 Wochen vorher abgesetzt werden.
- Den Operationstag nicht in den Zeitraum der Periode legen, wegen verstärkter Blutungsneigung.

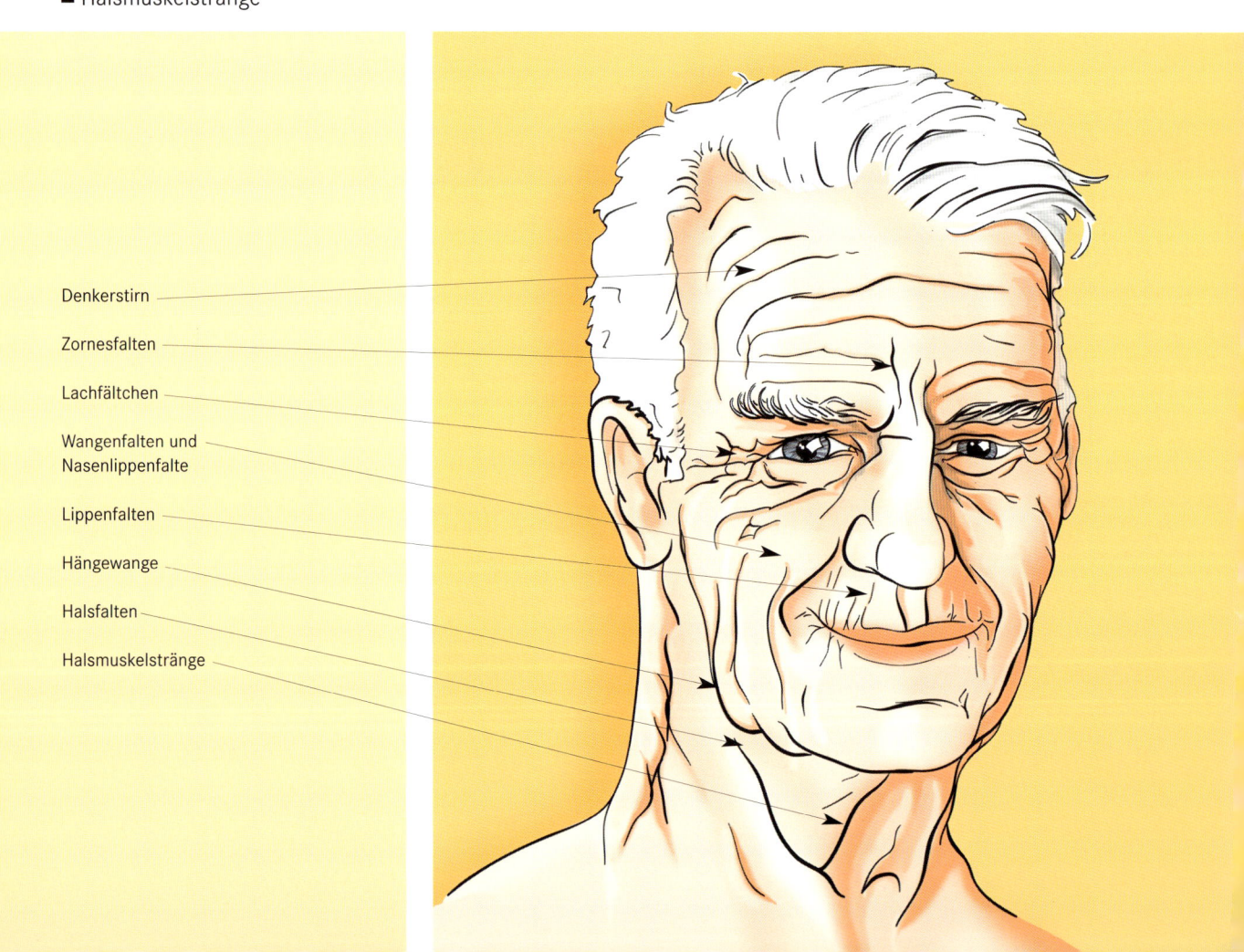

ÄSTHETISCHE CHIRURGIE

Operationstechnik
- Der Hautschnitt verläuft vor den Schläfenhaaren, zieht vor dem Ohr entlang und führt über die hintere Ohrfalte wieder vor den Haaren zum Nacken.
- Meistens müssen die Haare nicht rasiert werden. Der Schnitt wird parallel zu den Haaren geführt, um so wenig Haarwurzeln wie möglich zu zerstören.
- Entlang des Hautschnittes wird, abhängig von der Technik, die Haut in Richtung Mundwinkel/Hals abgehoben. Die Gesichtshaut wird später über die Ohrmuschel gezogen, so dass ein 2–4 cm breiter Hautstreifen entfernt werden kann.
- Vorher aber wird in der Tiefe die Verlängerung der oberflächlichen Halsmuskulatur in Richtung Ohren gezogen und festgenäht.
- Der Verschluss der Haut erfolgt mit versenkten Nähten, ggf. im Haarbereich mit Klammern, da diese die Wundränder nicht „strangulieren" und es so nicht zum Verlust von Haaren kommt (Durchblutung der Haarwurzeln wird geschont). Entfernung nach ca. 9 Tagen.

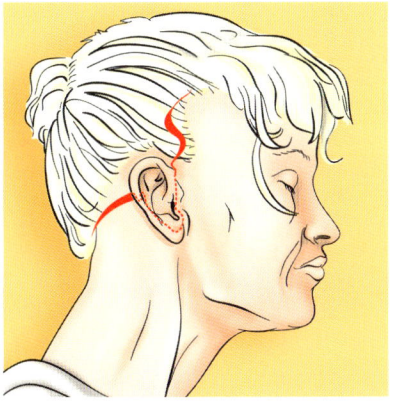 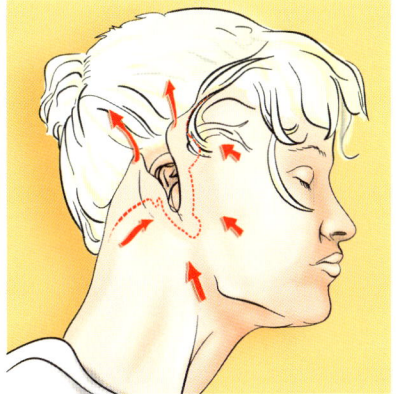 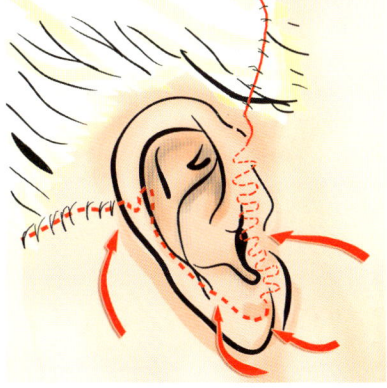

Nach dem Eingriff
- Nach der Operation erhält der Patient einen Mützenverband mit Watte im Bereich beider Ohren für die nächsten 2 Tage. Ebenso erhält der Patient für die nächsten 5 Tage ein Antibiotikum und ein Schmerzmittel für den eventuellen Bedarf.
- Es kommt zu Schwellungen und Spannung im Gesicht.
- Je nach Technik sollten Kopfbewegungen in den ersten Tagen vermieden werden, damit es nicht zu Nachblutungen kommt.

- Bedingt durch die Schwerkraft werden im Wangen-Halsbereich Blutergüsse sichtbar (Dauer: 2–3 Wochen).
- Im Bereich der Wangen kann es bis zu 4 Monaten zu einem tauben Gefühl kommen.
- Ein Hautspannungsschmerz hinter den Ohren kann bis zu 1 Woche anhalten.
- Nach 2 Monaten fallen die Narben nicht mehr auf (bei jungen Patienten dauert dies mehrere Monate).
- Nach ca. 5 Tagen kann man sich vorsichtig die Haare waschen und Make-up auftragen.
- Sonnenbestrahlung ist erst nach 6 Wochen möglich.

Mögliche Komplikationen
- Blutergüsse, weshalb manche Chirurgen für die ersten Tage eine Drainage im Kinnbereich belassen.
- Spannung im Gesicht und damit einhergehender kurzfristiger Haarausfall im Nahtbereich (z.B. nach ausgeprägten Blutergüssen). Im Normalfall ist jedoch keine Spannung auf der Haut.
- Bei Rauchern, deren Zigarettenkonsum nicht unter 5 Zigaretten pro Tag liegt, kann es zu Wundheilungsstörungen kommen.
- Infektion im Haarbereich. Schlecht geheilte Wunden können eine breite Narbe hinterlassen.
- Schädigungen des Muskelnervs. Regeneration meistens nach 3–6 Monaten.

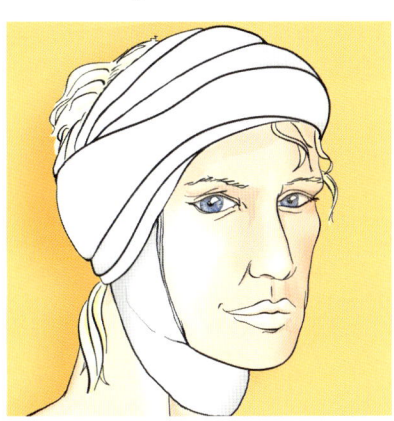

ÄSTHETISCHE CHIRURGIE

VARIANTEN DES FACELIFT
Es gibt verschiedene Konzepte in der Palette der Möglichkeiten einer Gesichtstraffung, welche untereinander nicht konkurrieren. Jeder Operateur hat eine bevorzugte Technik, mit welcher er optimal und individuell abgestimmt arbeitet.

COMPOSITE FACELIFT
Welche Falten können behoben werden?
- Stirnlift: Hierbei können die Stirnfalten, Zornesfalten und ein hängendes Oberlid behoben werden.
- Das Wangenfett wird nach oben angehoben.
- Das Unterlid und die Wangengirlanden werden geglättet.
- Die Haut und die bindegewebige Verlängerung der Halsmuskulatur werden angehoben.
- Das Halsfett wird entfernt und die Muskulatur gerafft.
- Meistens wird ein Stirnlift, eine Halsstraffung und eine Unterlidplastik in einem Eingriff gemeinsam vorgenommen.

Operationstechnik
- Es werden in einem Stück Wangenfett, die oberflächliche bindegewebige Verlängerung der Halsmuskulatur und Haut angehoben.

Vorteile
- Auch Raucher, die nicht ganz von Zigaretten lassen können, haben hiermit ein deutlich niedrigeres Komplikationsrisiko.
- Voroperierte Patienten können sich auch ein zweites Mal mit dieser Technik verjüngen lassen.
- Männer mit schweren Wangen können hiermit zufriedenstellend behandelt werden.

Nachteile
- Falls die Wangenfettverlagerung übertrieben wurde, kann es zum sogenannten „Posaunenengelsgesicht" kommen, das heißt die Wangen sehen unnatürlich aufgebläht aus.

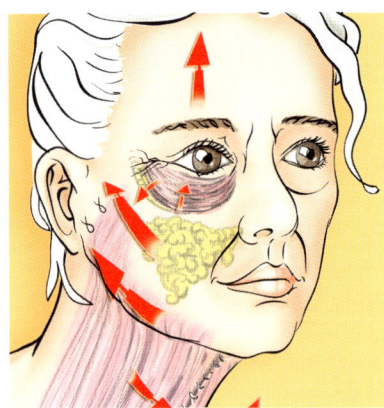
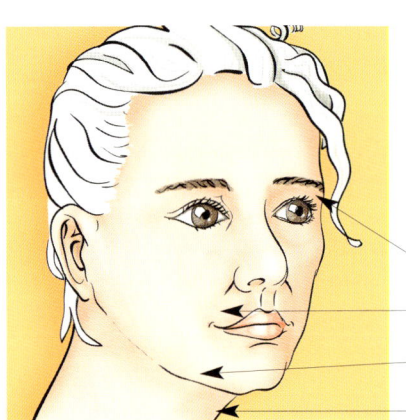

- Ausgefüllte Orbita
- abgeflachte Nasolabialfalte
- gerade Unterkieferlinie
- jugendlicher Kinn-Hals-Winkel

MASK-LIFT

Welche Falten können behoben werden?

Diese Technik ist für all jene das Mittel der Wahl, deren Problemzonen im oberen Anteil des Gesichtes liegen. Speziell für Frauen zwischen 40 und 50 mit dem so genannten traurigen Blick: tiefe Augenbrauen und hängende Oberlider.

Operationstechnik

- Dieser Eingriff gehört zu den jüngsten Möglichkeiten der Gesichtsstraffung. Der Eingriff wird aus einer ausgesprochenen Erweiterung des Stirnliftes und einem Zugang aus der Mundhöhle vorgenommen.
- Es kommt zu einer Anhebung aller Weichteile, inklusive der mimischen Muskulatur vom knöchernen Skelett des Gesichtes.

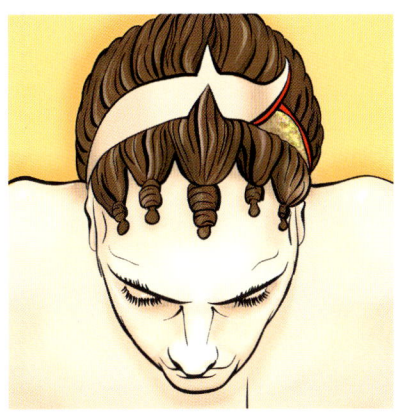

Vorteil

- Optimale Modellierbarkeit bzw. Neupositionierbarkeit.

Nachteile

- Bis zu 1 Jahr anhaltende Schwellung des gesamten Gesichtes oder zumindest von Gesichtsteilen. Das heißt, der Patient hat für

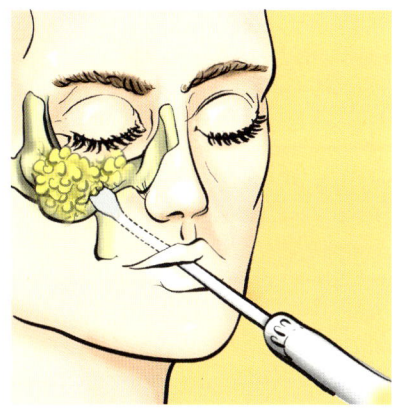

Monate ein nicht vorzeigbares Gesicht.
- Über 6 Monate Kopfhautjucken
- Sensibilitätsstörungen
- Der Eingriff zieht das gesamte Lymphsystem stark in Mitleidenschaft

ESP-LIFT UND MIDFACELIFT

Welche Falten können behoben werden?

Diese Technik verspricht eine besondere Wirksamkeit bei Problemen im Bereich der Nasolabialfalte (Nasenlippenfalte) und den Augenfalten.

Operationstechniken zur Nasolabialfalte-Korrektur

- Verlagerung des Wangenfettes (siehe Composite Facelift).
- Fettabsaugung.

- Unterspritzung mit Füllmaterialien.
- Direktes Herausschneiden. (Exzision) der Nasolabialfalte, falls andere Techniken keinen Erfolg versprechen.
- ESP-Lift und Midfacelift: Die Zugrichtung der Straffung ist zum Haaransatz der Schläfe.

Vorteile

- Geringes Operationsrisiko durch oberflächliche Ablösung der Haut

mit optimaler Modellierbarkeit im Mittelgesicht (Augenregion bis Mundwinkel).
- Eingesunkene Wangen können gut geglättet werden. Falls dies nicht ausreicht, können z.B. Eigenfettunterspritzungen die Wangen wieder aufbauen.

Nachteile

- Bei Patienten mit zu dünner Wangenhaut und bei Männern oder bei Patienten, welche unter einer schweren Akne litten (zu schwere Wangen durch innere Vernarbungen), kann dieser Eingriff nicht vorgenommen werden.
- Heruntergezogene äußere Augenwinkel oder Abstehen des Unterlides können die Folge sein.
- Einziehung, d.h. eine kleine Mulde, an der Wange bedingt durch den zurückgelassenen Haltfaden.
- 4-12 Wochen anhaltende auffällige Narbenbildung.

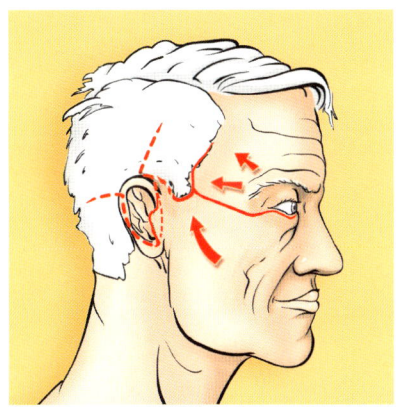

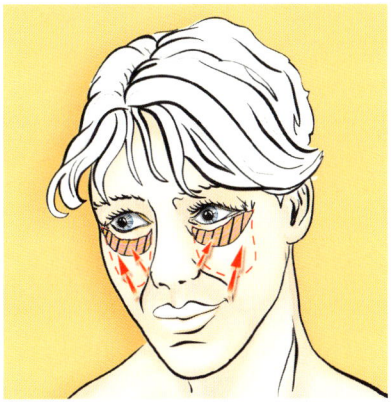

MINILIFT

Operationstechnik

Das Minilift ist einer der ältesten Eingriffe in der ästhetischen Chirurgie, welches nur das Straffen der Haut bedeutet.

Hierbei wird ein spindelförmiges Hautstück vor dem Ohr herausgeschnitten und ohne große oberflächliche Ablösung der Haut vom Untergrund wieder verschlossen.

Vorteile
- Geringes Komplikationsrisiko.
- Verkürzte Abheilungszeit.
- Reduzierte Schwellung oder Blutergüsse.
- Geringe Gefahr der Nervenverletzung.

Nachteile
- Geringer Langzeiteffekt.
- Bei ausgeprägten Falten keine optimale Korrektur möglich.
- Bei Wiederholungen kann es zur Hautausdünnung kommen.

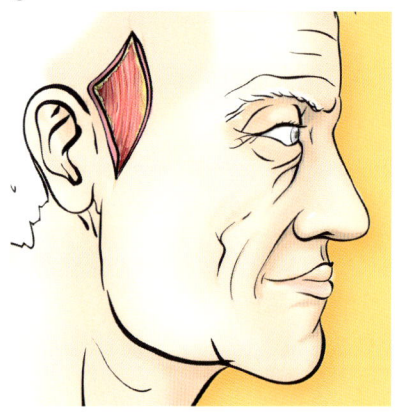
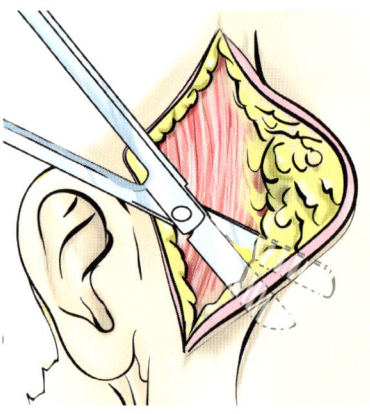
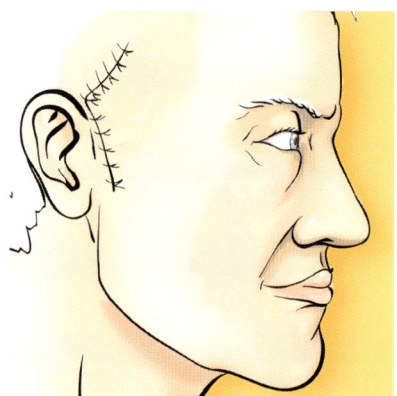

FETTABSAUGUNG UND -ENTFERNUNG IM HALSBEREICH

Was kann behoben werden?
- Doppelkinn, Truthahnhals (turkey gobbler), also extremer Halsumfang oder eine auffällige Halsmuskulatur bzw. -falten.

Operationstechnik
- Absaugung: Nach örtlicher Betäubung wird das Fett durch drei kleine Eingänge (unter dem Kinn und hinter dem Ohrläppchen) fächerförmig angegangen.
- Fettentfernung und Halsmuskelstraffung: Mit Hilfe eines ca. 2 cm langen Schnittes wird unterhalb des Kinns ein Zugang geschaffen, aus welchem das tiefe Fett entfernt werden kann.
- Durch dieselbe Öffnung werden die beiden Muskelstränge miteinander vernäht und damit der Hals gestrafft.
- Falls dann noch immer Haut gestrafft werden muss, kann eine spezielle Hautverschiebeplastik durchgeführt werden.

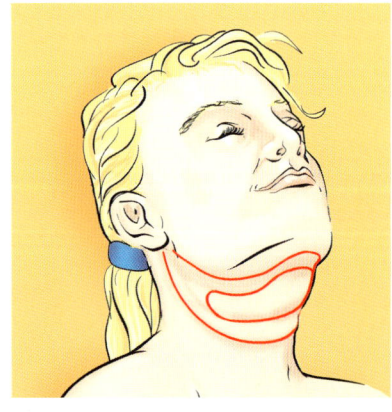
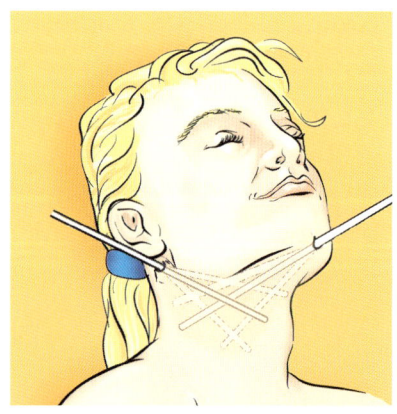
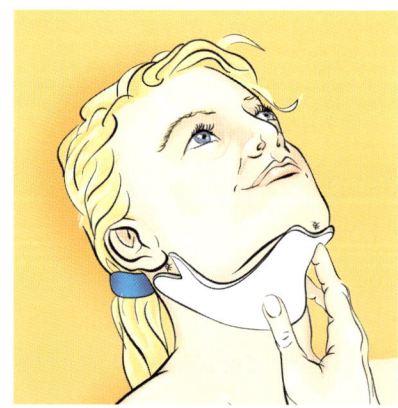

ÄSTHETISCHE CHIRURGIE

Nach der Operation
- Nach 1-2 Stunden ist die Behandlung vorbei und der Patient erhält einen Schaumstoffverband oder einen anderen Verband für die nächsten sieben Tage. Wird der Druckverband aber über diesen Zeitraum hinaus getragen, wird der gesamte Heilungsprozess beschleunigt.

Vorteile
- Die Problemzone wird direkt und somit präzise korrigiert. Im Gegensatz zum Facelift, welches oft die Halsmitte alleine nicht glätten kann, weil durch den benötigten Zug ein maskenhaftes Aussehen auftreten würde.
- Fazit: Sind Sie jünger als 40 Jahre und haben eine straffe Haut, reicht eine Fettabsaugung. Sind Sie älter als 40 Jahre und haben eine schlaffe Haut, benötigen Sie eine Kombination von Fettabsaugung/Halsstraffung und/oder Halsmuskulaturplastik.

Nachteil
- Es sollte nur bei den Patienten absaugt werden, welche nicht mehr abnehmen können/wollen oder vererbte Fettpolster im Gesicht aufweisen, welche nicht mehr mit einer Diät zu beseitigen sind. Denn falls der Patient sich doch für eine Diät entscheidet und abnimmt, kann diese Partie bedingt durch die vorherige Absaugung zu hager erscheinen und alt und krank aussehen.

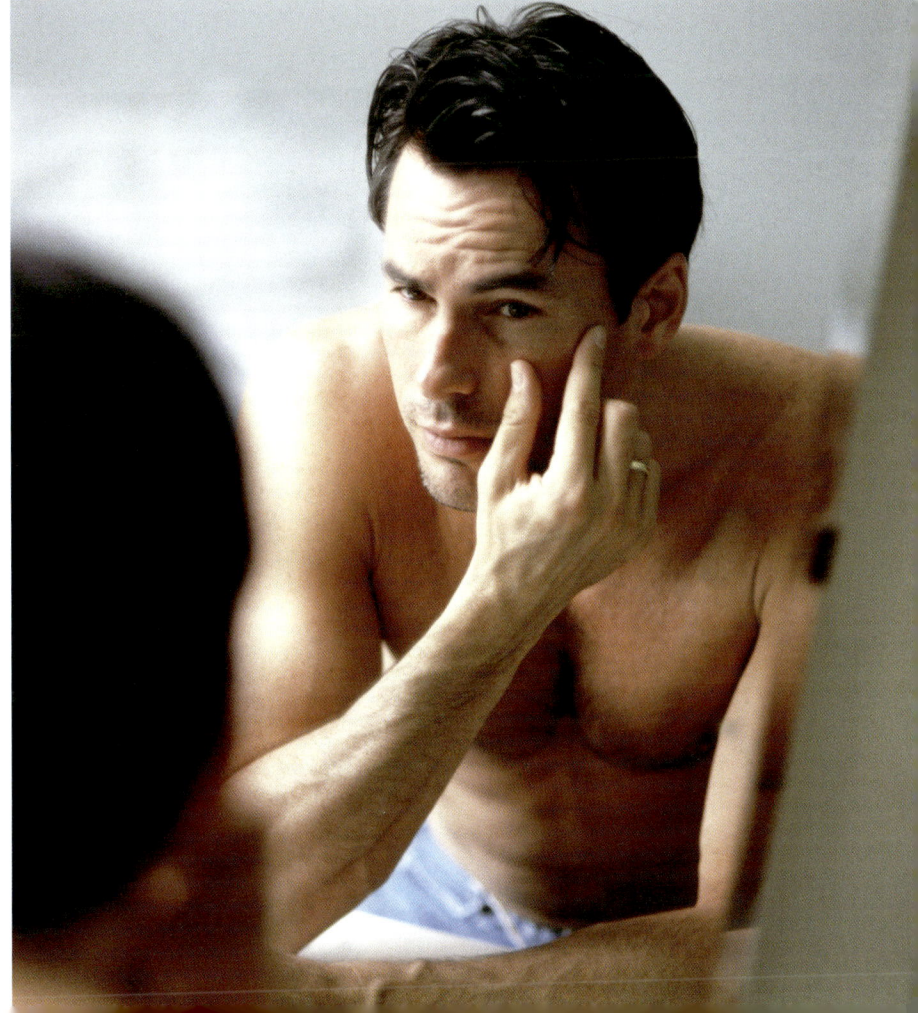

FALTENBEHANDLUNG MIT FÜLLMATERIALIEN

Das ideale Füllmaterial ist biokompatibel (es darf nicht abgestoßen werden), ohne allergenes Potential, es darf keinen Krebs erzeugen, hat ein gutes Langzeitergebnis, keine Nebenwirkungen und bewirkt ein natürliches Aussehen. Es sollte außerdem elastische Fasern im Bindegewebe stimulieren, der Eingriff sollte keinen Arbeitsausfall für den Patienten bedeuten und kosteneffektiv sein.

Das „ideale Material" gibt es leider noch nicht, aber es gibt für die unterschiedlichsten Einsatzbereiche verschiedene Alternativen. Die zur Verfügung stehenden Materialien unterscheiden sich durch den mit ihnen zu erzielenden Auffülleffekt sowie durch die Langzeit- und die Nebenwirkungen. Es gibt drei Produktlinien:

- Eigengewebe (wird nach Entnahme sofort oder nach spezieller Verarbeitung ein paar Wochen später implantiert)
- biologische Produkte (tierischer oder menschlicher Abstammung)
- künstliche Produkte

DIE MATERIALIEN UND IHRE OPTISCHE LANGZEITWIRKUNG

Am beliebtesten sind biologische Implantate (Kollagen, Hyaluronsäure, Milchsäure, Gelatine, Zucker ...) und Eigengewebe.

Eigengewebe
- Eigenfett
- Eigenbindegewebefettstreifen
- Eigenbindegewebszellen (Fibroblasten) und Kollagen
- Eigenbindegewebe (Coriumtransplantate)

Die Resultate nach der Implantation von biologischen und eigenen Materialien sind zeitlich begrenzt. Sie halten oft nur bis zu 6 Monaten und müssen, falls gewünscht, nachgespritzt oder implantiert werden. Bei manchen Patienten halten dann die folgenden Injektionen mehrere Jahre.

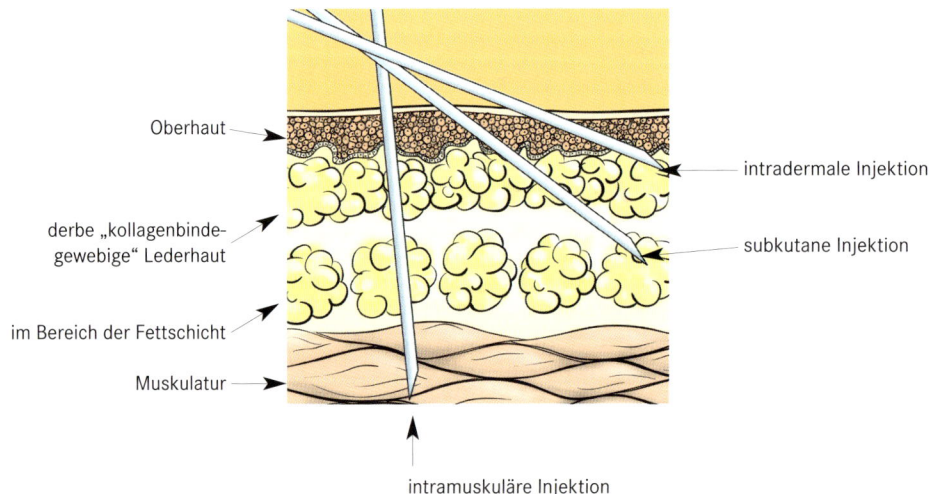

Oberhaut
derbe „kollagenbindegewebige" Lederhaut
im Bereich der Fettschicht
Muskulatur

intradermale Injektion
subkutane Injektion
intramuskuläre Injektion

ÄSTHETISCHE CHIRURGIE

Biologisches Material	Injektionsort	Langzeitwirkung
Unterfütterung der Falten mit Eigengewebe		
eigenes, aufgearbeitetes Kollagen	intradermal	3-6 Monate
eigene, aufgearbeitete Dermis	intradermal, subkutan	permanent
eigene, aufgearbeitete Fibroblasten	intradermal, subkutan	permanent
eigene Lederhauttransplantation	intradermal, subkutan	1-2 Jahre
Eigenfett	subkutan, intramuskulär	3 Monate - mehrere Jahre
Unterfütterung mit Fremdgewebe		
Kollagen	Intradermal	3-6 Monate
Gelatine	intradermal, subkutan	3-6 Monate
Milchsäure	intradermal	<1 Jahr
fremdes menschliches Kollagen	intradermal	<1 Jahr
Hyaluronsäure	intradermal	<1 Jahr
Hyaluronsäure + Dextran	intradermal, subkutan	>1 Jahre

Künstliches Material	Injektionsort	Langzeitwirkung
PMMA + Kollagen	subkutan	permanent
Silikon	subkutan	permanent
Gore-Tex	subkutan	permanent
Goldfäden	subkutan	permanent

Für die Korrektur der Faltenbildung stehen, je nach Lokalisation, verschiedene Methoden zur Verfügung. Im Bereich der Hautfalten kommt es zu einer Ausdünnung der Lederhaut, so dass eine Verbesserung nur durch Unterspritzung oder Straffung erreichbar ist. Welches Verfahren in Frage kommt, muss von Fall zu Fall vom Schönheitschirurgen entschieden werden, wobei neben der Lokalisation auch die Hautsituation und die Tiefe der Falten ausschlaggebend ist.

Synthetische Füllmaterialien haben zwar ein gutes Langzeitergebnis (hält für die Ewigkeit), aber beinhalten auch ein höheres Risiko einer entzündlichen Abstoßungsreaktion, die äußerst schwer zu behandeln ist. Dies ist einer der Gründe für den tiefen Einsatz dieser Produkte, damit z. B. kleine Entzündungsreaktionen nicht sichtbar werden.
Der Behandlungserfolg von biologischen Implantaten hält meistens zwischen 1 Monat und 24 Monaten an. Die Haltbarkeit hängt von der Abbaubarkeit, der Größe und dem Durchmesser des Implantates sowie von der Lokalisation ab. Denn unter ständig bewegten Gesichtsfalten erfolgt die Auflösung sehr viel schneller als in der kaum bewegten Bauchhaut (falls eine Narbe kaschiert werden soll). Wegen der Gefahr einer Allergie auf die Produkte oder das Betäubungsmittel muss der behandelnde Arzt bei vielen Produkten unbedingt vor der Therapie eine Hauttestung durchführen. Bei unklaren Reaktionen sollte ein zweiter Test folgen, bevor die eigentliche Defektfühlung durchgeführt wird. Individuelle Probleme wie Falten und andere „Konturdefekte" erfordern individuelle Lösungen. Es gibt kein einziges Produkt, das für alle Fälle gleich gut geeignet ist und allen Wünschen in gleichem Maße entgegenkommt.

KAMPF DER ALTERSHAUT – RESURFACING-VERFAHREN

Es gibt chemische, mechanische, elektrische und Laser-Resurfacing-Verfahren (Förderung der Kollagenproduktion der Lederhaut nach Abtragung der alten Hornschicht). Alle diese Hautabtragungsmethoden haben dasselbe Ziel: Ihr Hautbild zu verbessern. Sie unterscheiden sich in Präzision, Intensität und Preis. Das heißt, Sie müssen sich entscheiden:

- Wieviel Geld will ich auf einmal ausgeben?
- Wie schnell will ich ans Ziel? (Laser, Coblation oder Mikrodermabrasionsgeräte können exakt und individuell auf die passende Hautabtragung eingestellt werden.)
- Wie lange kann ich beruflich oder gesellschaftlich ausfallen? (Intensive Abtragung = langer Ausfall).

Wenn Sie sich über diese Fragen im Klaren sind, werden Sie die für Sie optimale Methode aus den im Folgenden aufgeführten finden.

DERMABRASION – REIN MECHANISCHE ABSCHLEIFUNG

Dermabrasion - die mechanische Abschleifung der Haut - wurde schon im alten Ägypten zur Verbesserung des Hautbildes eingesetzt. Dermabrasion ist eine Methode zur Behandlung der Oberhaut und eine Therapiealternative z.B. zum Laser Peeling und Chemical Peeling. Obwohl diese Methode durch die Laserchirurgie an Bedeutung verloren hat, gibt es noch Indikationen, bei denen sie von erfahrenen Ärzten erfolgreich eingesetzt werden kann. Nachteile wie postoperative blutige Wunden treten durch eine schnelle Abheilung in den Hintergrund.

Für wen ist die Dermabrasion geeignet?

Die etablierte Methode der hochtourigen Dermabrasion, bei der Rotationsinstrumente mit Umdrehungszahlen von bis zu 60.000 Umdrehungen pro Minute zum Einsatz kommen, kann kosmetisch störende Krankheitsbilder wegfräsen. Das Verfahren ist heute eine Standardmethode der operativen Fächer und besitzt eine breite Indikationspalette. Im Anti-Aging-Bereich kann sie besonders gegen

- Lippen-Fältchen
- Alterswarzen (seborrhoische Keratosen)

eingesetzt werden. Aber auch bei anderen Indikationen ist die Dermabrasion das Mittel der Wahl:

- ausgebrannte Akne (Gesicht)
- Knollnase
- Muttermale bei Säuglingen (konnatale Pigmentnaevi)
- braune Verfärbung im Hautniveau (flächenhafte Lentigines simplices)
- Unfallnarben
- Fremdkörpereinsprengungen
- Schmucktätowierungen
- Hauterkrankungen

Der Eingriff

- Zum Schleifen im Gesicht werden in erster Linie Diamant- oder Karborund-Fräsen eingesetzt. Ferner stehen Karborund-Fräsen sowie Metall- und Nylon-Bürsten für spezielle Indikationen und andere Lokalisationen zur Verfügung.
- Die vorzugsweise in Vollnarkose durchzuführende hochtourige Dermabrasionen (Schleifung) großflächiger Hautbezirke stellt einen diffizilen Eingriff dar und fordert vom Operateur eine spezielle Erfahrung. Um Narben vorzubeugen, muss darauf verzichtet werden, über die Oberhaut-Lederhaut-Grenze hinweg zu schleifen, es sei denn, man nimmt die Narbenbildungen bewusst in Kauf, wie z.B. bei der Entfernung von Tätowierungen.
- Die Intensität des Schleifvorganges kann sowohl durch den Druck der Fräse auf die Haut, als auch über die Rotationsgeschwindigkeit gesteuert werden.

ÄSTHETISCHE CHIRURGIE

- Nach Beendigung des Eingriffes wird die geschliffene Haut mit Kochsalzlösung gereinigt und ein geschlossener Wundverband angelegt, der zunächst täglich gewechselt wird, um anschließend bis zur völligen Wundheilung für zwei bis drei Tage belassen bleibt.

Mögliche Komplikationen
- Langanhaltende Rötung
- Pigmentierungsstörungen (über Monate anhaltende helle oder dunkle Färbung der Haut)
- Lokale Superinfektionen (bakterielle Entzündungen, welche eine Narbenbildung nach sich ziehen können)
- Narbenbildungen (Behandlung von Tätowierungen)

MIKRODERMABRASION (SANDSTRAHLER ODER KRISTALLE)

Um die Lücke zwischen schwachen und starken chemischen Peelings und der mechanischen Dermabrasion zu füllen, entstand die Mikrodermabrasion. Die dadurch erfolgte mitteltiefe Abtragung der Haut stellt eine sichere Alternative zum tiefen Phenol Peeling bzw. zum oberflächlichen Fruchtsäure-Peeling dar. Bei der Mikrodermabrasion handelt es sich um ein wirksames Verfahren, um das feine Faltenrelief (Feuchtigkeitsfältchen) der Haut zu glätten und die sonnengeschädigte Haut wieder gesund aussehen zu lassen. Der Zeitaufwand liegt dabei deutlich niedriger als bei einem ausschließlich chemischen Peeling.

Für wen ist die Mikrodermabrasion geeignet?
- Sie ist geeignet für Patienten mit Hautalterungserscheinungen in der fortgeschrittenen Phase, die das feine Faltenrelief (Feuchtigkeitsfältchen) ihrer Haut glätten möchten.
- Auch sonnengeschädigte Haut (Pigment- bzw. Altersflecken), Hautschäden, die von einer Schwangerschaft herrühren (Pigmentstörungen), hormonbedingte Hautschäden oder Hautverdickungen als Folge einer schlechten oder nicht ausreichenden Hautpflege können mit dieser Methode behandelt werden.
- Besonders geeignet für Menschen, die den zeitlichen Aufwand für eine noch wirksame Behandlung aus beruflichen Gründen deutlich begrenzen wollen.

Der Eingriff
Diese dem Peeling verwandte Technik verwendet kleinste Körner, die mittels eines Luftstroms auf die Haut „geschossen" werden, um dann sofort wieder abgesaugt zu werden. Hierbei wird die Haut sanft gereinigt, indem Partikel gelöst und abtransportiert werden. Für die Behandlung ist eine lokale Betäubung vorgesehen, bei Bedarf ist auch ein Dämmerschlaf (z.B. durch ein Verabreichen von Tropfen mit Schlaf- und Beruhigungsmitteln) möglich, aber nicht immer notwendig. Ein Klinikaufenthalt ist nicht erforderlich. Sie können im Anschluss sofort nach Hause gehen.

Was können Sie erwarten?
Das gesamte Hautbild wird sich enorm verbessern. Die zerstörten Hautschichten schälen sich nach drei Tagen ab, und glattere Haut bildet sich in kurzer Zeit nach. Für 8-10 Tage wird die Haut noch glänzend aussehen, bedingt durch die Spannung und die dünnen Hauteigenschaften.

Nach dem Eingriff
- Die Haut wird ca. drei Tage lang zunächst weiß-bläulich (freezing-effect) und später dunkelbraun (nekrose Phase) aussehen und muss währenddessen trocken gehalten werden (keine Salben, keine Cremes und kein Wasser). Die anschließende rote Hautfarbe hält für ca. sieben Tage an. Sie sind also frühestens nach neun Tagen wieder gesellschaftsfähig (mit Make-up bzw. Camouflage)!
- Bei einer sehr tiefen Abtragung sind lang anhaltende Rötungen und im Einzelfall auch Vernarbungen möglich.
- Bei der Behandlung von Oberlippenfältchen kann manchmal ein Herpes Simplex- (Lippenbläschen) Infekt auftreten. Dieser kann ebenfalls Vernarbungen verursachen. Aus diesem Grunde wird man Ihnen bei der Oberlippenbehandlung Präparate zwecks Herpes-Prophylaxe verabreichen.

ÄSTHETISCHE CHIRURGIE

- Bei sehr tiefen und großen Pigmentstörungen kann der Erfolg nicht ausreichend sein. In solchen Fällen wird die Behandlung mit einer zusätzlichen, depigmentierenden Creme (Hydrochinon) kombiniert.
- Nach einer Mikrodermabrasion sollte man Sonnenbäder (auch Solarium) für mindestens acht Wochen vermeiden, da es ansonsten zu Pigmentverschiebungen und zu neuen Pigmentbildungen in der Haut kommen kann.
- Nach dieser Form der Behandlung ist eine Hautverletzung bzw. Entzündung schneller möglich, da die Haut sehr dünn und abwehrschwach ist. Aus diesem Grunde sollte man jede Art von Verletzungsgefahr meiden und sich bei einer Verletzung sofort an den behandelnden Arzt wenden!

CHEMICAL PEELING – DER CHEMISCHE WEG

Mit dieser Methode werden durch Anwendung einer bestimmten chemischen Lösung an der Oberfläche der Haut Zelllagen verschieden intensiv entfernt. Durch den darauffolgenden kontrollierten Wundheilungsprozess entsteht eine frische Haut (Rejuvenation).

Das Chemical Peeling ist heutzutage die häufigst angewandte ästhetische dermatologische Methode. Über die oberflächliche Reparatur von sommerlichen Lichtschäden bis hin zur Korrektur von Falten und Pigmentverschiebungen sind viele Anwendungen möglich und erfolgversprechend. Im kurativen Bereich sind auch die Entfernungen von Hautkrebsvorstufen (gutartige Hautveränderungen) durchaus möglich.

Für wen ist ein Chemical Peeling geeignet?

Bei folgenden Hautveränderungen wird eine Chemical Peeling Behandlung empfohlen:

- Hautalterung
- Fältchen
- Pigmentflecken
- stumpfer, fahler, rauer Teint
- Akne
- Entzündungen (nach Manipulationen der Haut oder nach Windpocken)
- grobporige Haut
- offene und geschlossene Komedonen (Mitesser)

Kontraindikationen

Das Chemical Peeling darf nicht eingesetzt werden bei:

- wiederholt auftretenden Herpesinfektionen

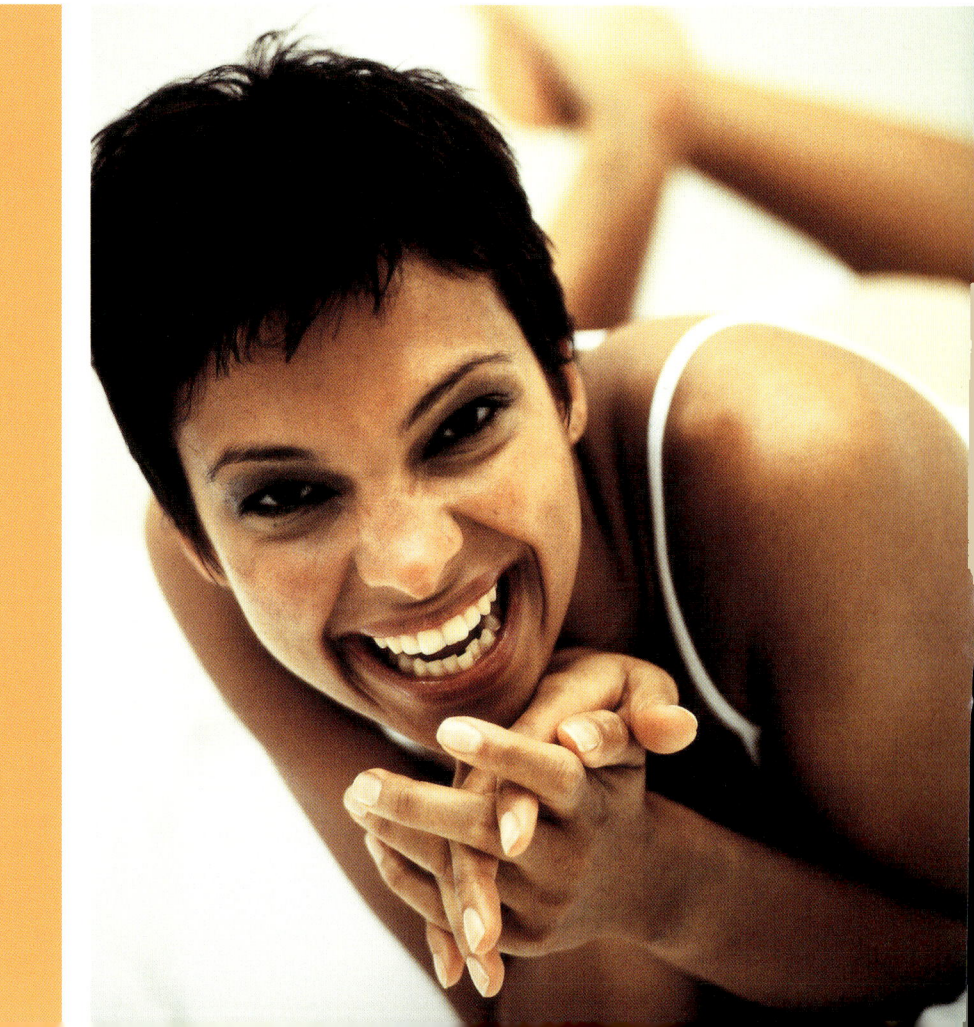

- Neigung zur verstärkten Narbenbildung
- Neigung zu vermehrten oder verminderten Pigmentbildungen
- Allergie gegenüber den eingesetzten fruchtsäurehaltigen Substanzen
- bei zu erwartender stärkerer UV-Bestrahlung nach der Behandlung

Oberflächliches Peeling
Dabei kommen Fruchtsäuren zum Einsatz. Eine Anästhesie ist nicht notwendig, die auftretende Rötung verschwindet meist noch am selben Tag. Nach 1-4 Tagen ist die Rückkehr zu einer normalen Tätigkeit möglich (Wochenendeingriff).

Mittleres Peeling
Trichloressigsäure und Fruchtsäuren (70-prozentig) werden auf die vorpräparierte Haut appliziert. Manchmal ist eine pharmakologische Ruhigstellung des Patienten notwendig. Die geschädigte Haut wird sich in den nächsten Tagen abschälen, man sollte etwa eine Woche soziale Kontakte meiden. Ein Lichtschutz ist für mehrere Monate danach notwendig. Alternativen wären z.B. Laser-Resurfacing oder Coblation.

Tiefes Peeling
Das so genannte Phenol-Peeling wirkt sehr tief und kann deshalb gravierende Schäden verursachen. Diese Methode wurde vom Laser-Resurfacing fast abgelöst. In den Händen von Profis ist diese Methode aber immer noch ein Mittel der Wahl.

Vor dem Peeling
- Kein Make-up oder Parfüm auftragen.
- Die Haut sollte vorher mit einer milden Seife gereinigt werden.
- Um die geschädigte Haut für den Eingriff vorzubereiten, wendet man eine Kombination aus Fruchtsäuren, Retin A Cremes und Bleichsubstanzen an. Diese werden wochenlang vor und nach dem Eingriff verabreicht. Diese Substanzen bringen von sich aus schon einen Verjüngungseffekt und beugen andererseits allfälligen Nebenwirkungen der Behandlung vor.

Der Eingriff
- Die oberflächliche Peelinglösung/-gel wird in wöchentlichen bis 14-tägigen Abständen aufgetragen.
- Start mit einer niedrigen Konzentration der Lösung (in der Regel eine 20-prozentige Lösung).
- Dünnes Auftragen der Flüssigkeit mit einem Pinsel oder des Gels auf die betroffenen Hautareale.
- Nach 1-5 Minuten tritt ein leichtes Brennen auf der Haut auf, welches sofort mit einer Pufferlösung neutralisiert wird. Das Gel neutralisiert sich selbst.
- Danach können Feuchtigkeitscremes auf die Haut aufgetragen werden.
- Die Anzahl der Peelings hängt vom Hauttyp und vom Ziel ab, sie werden im Durchschnitt 6-10 mal durchgeführt.
- Die Auswahl der Konzentration der Peelinglösung orientiert sich am Ausmaß der Irritation der Haut. Ist die Haut wenig irritiert, kann zügig auf die maximale Konzentration gesteigert werden.

Verträglichkeit
Im Allgemeinen wird eine Peeling-Behandlung sehr gut vertragen und zeigt bei leichten bis mittleren kosmetischen Problemen eine hohe Wirksamkeit. Aber auch hier muss sich der Patient im Klaren sein, dass von einem solchen kosmetischen Verfahren keine Wunder erwartet werden dürfen.

Nach dem Eingriff
Entsprechend Ihrem Hauttyp und der Art des Peels wird eine lokale Nachbehandlung verordnet. Je nach Eingriff können auch Gesichtsschwellungen auftreten, die nach 1-5 Tagen verschwinden. Die Peels werden für gewöhnlich in der lichtarmen Zeit durchgeführt. Ein anschließender Lichtschutz ist absolut erforderlich.

KRYOPEELING – DER KALTE WEG

Die Kryotherapie, also die Behandlung von Haut mit Kälte, ist ein seit rund 100 Jahren bekanntes und bewährtes Verfahren. Üblicherweise wurden bislang dazu Verfahren benutzt, bei denen eine Sonde mittels verschiedenartiger Kältemittel auf eine sehr tiefe Temperatur gebracht wurde, um anschließend zur Behandlung von Patienten genutzt zu werden (Temperaturen bis –185°C).

Was behoben werden kann
- Alterspigmentierung (bei älteren Menschen auftretende linsen- bis talergroße braune Flecken besonders auf Handrücken, Streckseite der Unterarme, Gesicht)
- Aktinische Keratosen (durch Sonnenstrahlung bewirkte Verhornung)
- Keloid (Wulstnarbe, derbe, bindegewebige, manchmal juckende sternförmige Hautwülste entwickeln sich auf Narben, nach Verbrennungen, Verätzungen, Impfungen oder spontan)
- Akneknoten (Aknenarben, entstehen im Verlauf der Akne.)
- Lentigines (Leberflecken, linsengroße, rundliche oder ovale braune Flecken, die im Gegensatz zu Sommersprossen beständig sind.)
- Cavernöses Angiom (durch Gefäßsprossung entstandene, geschwulstartige Neubildung des Gefäßgewebes.)
- Alterswarzen sowie virale Warzen (Je nach Indikation ergeben sich geringfügig unterschiedliche Behandlungszeiten.)

Der Eingriff
Es gibt heute zuverlässige Behandlungsmethoden in der Kälte-Kosmetik. Entscheidend ist, dass man die gewünschten pathologischen Kältereaktionen am Hautorgan sicher erreicht und auf keinen Fall übertherapiert. Bei der Kryotherapie sind folgende Reaktionen zu unterscheiden:

- Erfrierung 1. Grades (Hautrötung)
- Erfrierung 2. Grades (Blasenbildung)
- Erfrierung 3. Grades (Gewebstod)

Speziell für die Indikationen in der Kälte-Kosmetik wird in der Regel die Erfrierung 2. Grades gesucht. Der Arzt sollte jedoch folgende Hauttypen unterscheiden, um bei der Behandlung den Einfluss der Behandlungszeit entsprechend berücksichtigen zu können:

- Sehr dünne Haut: die Augen-Region
- Dünne Haut: Handrücken und Fingerrücken, Anal- und Genitalregion
- Normale Haut: das übrige Hautorgan
- Dicke Haut: Rücken, Zehenbeugen und Zehenkuppen

Die Hautoberfläche sollte gereinigt und fettfrei sein. In der Regel genügt eine Kältebehandlung, dicke Hautveränderungen können jedoch mehrere Sitzungen benötigen.

Nach dem Eingriff
- Die behandelte Stelle sollte in der Folgezeit eingecremt werden, kein vorzeitiges Abrubbeln der Blase oder der Schuppen.
- Die Schuppen fallen nach bis zu 12 Tagen im Gesicht, sowie an anderen Gliedmaßen nach bis zu 3 Wochen von alleine ab und hinterlassen eine junge rosafarbene Haut.
- Die Haut muss vor zu starken Sonneneinstrahlungen geschützt werden.
- Nach 2-4 Wochen wird sich diese Haut der normalen Körperfarbe anpassen.

Mögliche Komplikationen
- Narbenbildung
- Unregelmäßige Verfärbung der Haut (hell oder dunkel)
- Gewebstod

Im Zuge der neuen Techniken wie Laser, Mikrodermabrasion und Coblation sind viele Ärzte von der Kältetherapie abgekommen.

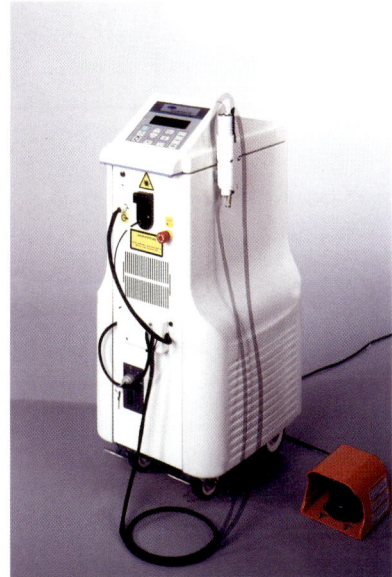

LASER-SKINRESURFACING

Wie andere Mittel zum tiefen Resurfacing (Hautverjüngung) ist auch das Laser-Resurfacing (CO_2-Laser) bei solchen Patienten angezeigt, bei denen Probleme in der Lederhaut lokalisiert sind.
Beim Laser-SkinResurfacing liegt der Schlüssel zur Erlangung gleichmäßiger Ergebnisse in der Anzahl der Anwendungen. Dünne Haut verträgt nicht so viele Anwendungen wie dicke, fettige Haut. Patienten mit Aknenarben brauchen oft mehr Laseranwendungen als ältere Patienten mit dünner, trockener Haut. Entsprechend braucht man weniger Anwendungen beim Resurfacing des unteren Augenlides als beim Resurfacing von dicker Stirnhaut mit tiefen Falten.

LASER-SKIN-REJUVENATION

Diese Form der Hautbehandlung ist ein neuartiger, unblutiger Vorgang, der die Auswirkungen des Alterns bekämpft. Diese Methode wird in den USA schon seit 1996 angewandt. Für den eigentlichen Eingriff verwendet man das CoolTouch™ Handstück, das, ausgestattet mit einem thermischen Rückmeldesensor, kühlendes Kältespray mit präzise kontrollierter Laserenergie kombiniert – eine hochmoderne und dennoch einfache Technologie, die unter der Hautoberfläche befindliches Gewebe behandelt und gleichzeitig aktiv die Epidermis schützt. Diese Hautbehandlung ist nicht invasiv und erfordert normalerweise entweder nur eine lokale oder überhaupt keine Anästhesie.

ÄSTHETISCHE CHIRURGIE

Was behoben werden kann
- Man setzt CO_2-Laser primär zur Behandlung von Gesichtsfalten und zur Verbesserung des Aussehens von Aknenarben ein. Sowohl grobe als auch feine Gesichtsfalten sind verbesserungsfähig.
- Der CO_2- und Erbium-Laser ist auch eine wirksame Methode, schwere Gesichtspigmentverschiebungen zu behandeln.

Der Eingriff
Laser-Skin-Rejuvation (CoolTouch-Laser). Der Laser verbindet einen Kältestrahl zur Schmerzfreiheit und zum Schutz der Epidermis mit einem präzisen Laserenergieimpuls, um selektiv unter der Oberfläche liegende Hautschichten zu erhitzen. Dadurch wird die Collagenneubildung aktiviert, ohne dass, wie bei der abschürfenden Hauterneuerung, eine offene Wunde entsteht.

Vorteile des Laser-Skin-Rejuvation
- Der Eingriff kann innerhalb von 20 Minuten in der Mittagspause vorgenommen werden. Es entsteht keine Ausfallzeit.
- Es ist eine unblutige Behandlung. Ein hohes Maß an Hautoberflächenschutz ist gewährleistet.
- Es ist nur eine minimale Nachbetreuung des Patienten erforderlich.

Mögliche Nebenwirkungen nach dem Eingriff mit dem CO_2 Laser:
- Eine entzündlich bedingte Dunkelfärbung der Haut ist bei allen Patienten möglich, die sich einer tiefen Hautverjüngung unterziehen, wobei Patienten mit einem dunklen Teint in dieser Hinsicht ein größeres Risiko tragen.
- Ob nach der Operation Verbände oder Salben angewandt werden, ist eine Frage der individuellen Vorliebe und hat bei guter Überwachung des Patienten keinen Einfluss auf das Ergebnis. Die Oberhautregenerierung tritt normalerweise innerhalb von 7 bis 10 Tagen nach der Behandlung ein; danach können weniger fettige Salben eingesetzt werden.
- Da die Talgdrüsen über drei bis fünf Wochen nicht richtig arbeiten, wird gewöhnlich ein Feuch-

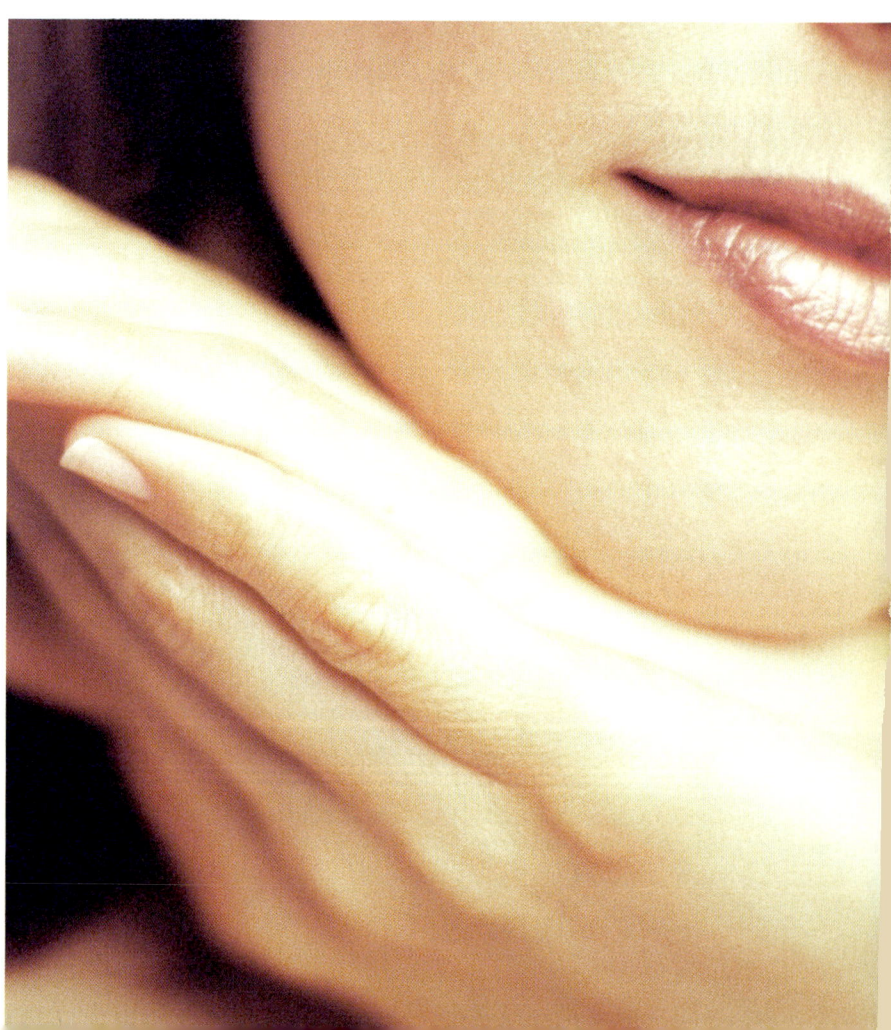

tigkeitsspender erforderlich. Mit der zunehmenden Normalisierung der Fettausscheidung kann der Einsatz der Mittel entsprechend reduziert werden.
- Abdeckendes Make-up dient zwei Zwecken: Es ermöglicht dem Patienten eine Rückkehr zu den täglichen Aktivitäten und es bietet Schutz vor der Sonne. Deckende Kosmetika können schon zwischen 10 Tagen und 2 Wochen nach der Behandlung verwendet werden.
- Die Anwendung von Sonnenschutzmitteln zum Blocken von UVA-Sonnenlicht ist zur Vorbeugung von postoperativen Hyperpigmentierungen wichtig. Lichtschutz ist geboten, das Tragen von Hüten und Sonnenbrillen wird empfohlen. Bei noch vorhandener Rötung sind Aktivitäten wie Golf, Tennis, Schwimmen und Joggen am Tage einzuschränken.
- Die Genesungsperiode nach einem Laser-SkinResurfacing des ganzen Gesichtes ist von ähnlicher Dauer wie nach einem Chemical Peeling, also 7 bis 10 Tage für die Hornschichtwiederherstellung offener Wunden und 8 bis 12 Wochen für die postoperative Rötung, was die Verwendung von abdeckenden Kosmetika zur Tarnung verlangt.
- Wie bei anderen Verfahren zum tiefen SkinResurfacing kann eine Herpes-Infektion nach einem Laser-SkinResurfacing bei Patienten mit diesem Virus auftreten. Aus diesem Grunde ist es ratsam, den Patienten prophylaktisch mit entsprechenden Mitteln zu behandeln, beginnend 24 Stunden vor der Operation. Obgleich bakterielle Infektionen nach dem Resurfacing an einer Teilschicht der Haut ungewöhnlich sind, bleibt die Möglichkeit für eine Beeinträchtigung durch eine postoperative Infektion als Folge der gewollten Verletzung der Haut. Um diesen potentiellen Problemen vorzubeugen, ist die siebentägige Behandlung mit einem Antibiotikum angezeigt.

Was man erwarten darf nach der Behandlung mit dem CO_2-Laser
Nicht nur die Oberflächenstruktur wird verbessert, sondern das Gesicht an sich erscheint nach der Regeneration von Kollagen und elastischen Fasern straffer. Patienten sehen verjüngt aus, weil ihre Gesichtshaut auch die histologischen Eigenschaften einer jungen Haut besitzt.

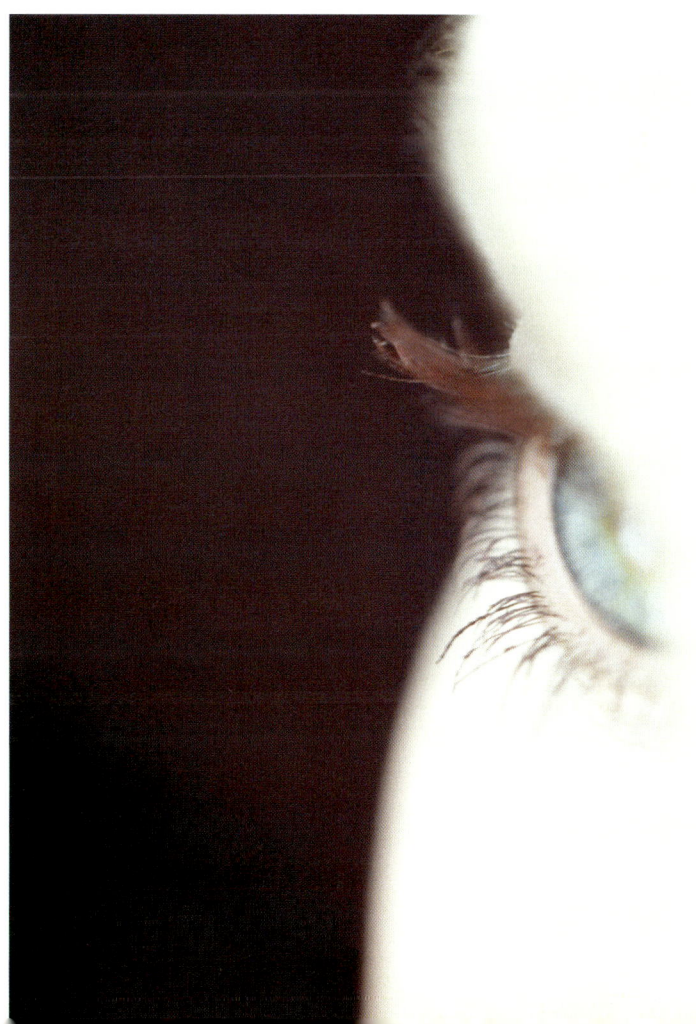

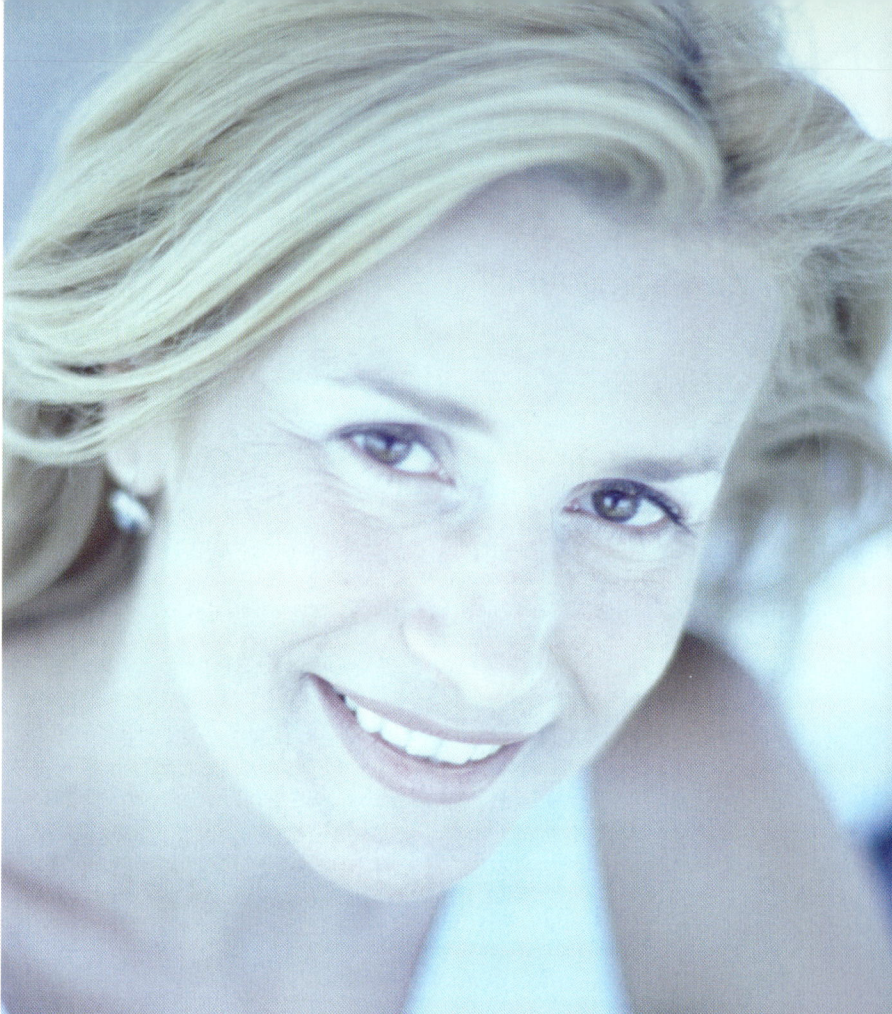

COBLATION

Eine weitere sehr neue Hautverjüngungs-Alternative. Auch dieses System bietet den Vorteil kurzer Erholungszeiten, was die seit etwa zwei Jahren eingeführte Methode in den USA sehr beliebt gemacht hat. Die Methode wird bereits seit längerer Zeit in der Orthopädie zu Entfernung von Knorpelpartikeln in Gelenken angewandt.

Für wen sie geeignet ist

- Die Coblation-Methode eignet sich vor allem für Patienten in den 30ern und 40ern mit noch nicht so ausgeprägten Lichtschäden und Falten. Sie trägt faltiges, runzeliges und überpigmentiertes Gewebe ab.

- Sie wird z.B. auch in Kombination mit einem Facelifting oder auch alleine eingesetzt, wenn es darum geht, großporige und faltige Hautbereiche (z.B. Ober- und Unterlippen-Kinn-Bereich, Unterlid- und Stirnbereich etc.) oder Pigmentflecken (z.B. auf den Wangen) zu beseitigen und Narben zu verkleinern.

- Auch gegen Altersflecken (Handrücken) stellt sie eine gute Methode dar.

Die Vorteile

Eine geringere Hitzeentwicklung und die kürzer dauernde Rötung der Haut, wodurch das Gewebe geschont wird.

Der Eingriff

- Bei dieser Methode werden die oberen Hautschichten nicht mit Laserstrahlen, sondern mittels elektromagnetischer Wellen abladiert (abgetragen).
- Der Eingriff muss in örtlicher Betäubung, bei großen Flächen auch in Vollnarkose durchgeführt werden.

Nach dem Eingriff

Wie nach einer Laserbehandlung muss die Haut mit Salben nachbehandelt werden. Nach ca. einer Woche kann man sich über eine glatte Haut freuen.

OBERARMSTRAFFUNG

Die ästhetische Oberarmstraffung (Brachioplastik) ist laut Literatur zwar seit Mitte des letzten Jahrhunderts bekannt, war jedoch nie sonderlich populär. Denn die Ergebnisse sind nicht immer zufrieden stellend. Ärzte wie Patienten bevorzugen naturgemäß versteckte, unauffällige Narben. Dies ist bis heute mit der Oberarmstraffung jedoch nicht möglich.

Ursachen eines hängenden Oberarms
- Gewichtsschwankungen
- Vererbung
- Alterung
- Fettleibigkeit
- Zerstörung des Bindegewebes durch zuviel Sonnenbaden
- Vorhergegangene Fettabsaugung

Das Narbenrisiko
Diese Operation bedarf einer strengen Indikation, da die Haut-Unterhaut-Schicht, die hierbei gestrafft wird, über einer pausenlos tätigen Muskulatur liegt. Das heißt: Auch bei der besten Technik ist die Narbenqualität im Inneren des Oberarms nicht vorhersehbar und liegt nicht in der Hand des Chirurgen. Daher sollte dieses zwar einfache Verfahren nur dann eingesetzt werden, wenn die Patienten es nach einer eingehenden Aufklärung trotzdem wünschen.

Der Eingriff
- Bei noch genug straffer Haut reicht bisweilen eine reine Fettabsaugung aus. Ansonsten wird das überschüssige Gewebe in Vollnarkose entfernt, wobei die Schnittführung an der Oberarminnenseite erfolgt.
- Die Narbe, gerade oder zickzack angelegt, verblasst nach einiger Zeit und ist nur bei günstigem Verlauf kaum noch sichtbar.
- Klinikaufenthalt: Je nach Größe des Eingriffs 1-5 Tage
- Dauer der OP: 1-2 Stunden

Nach dem Eingriff
- Ein Kompressionsverband für ca. 3 bis 4 Wochen nach dem Eingriff ist Usus.
- Gesellschaftsfähig nach ca. 2 Wochen.
- Nach Straffungs-Operationen an Gliedmaßen ist je nach Ausgangsbefund für ca. 6 bis 8 Wochen das Tragen spezieller Kompressionsbekleidung erforderlich.
- Je nach Größe des erforderlichen Eingriffes ist für 2 bis 5 Tage mit leichten bis mittelstarken Schmerzen zu rechnen.
- Berufliche Tätigkeiten mit geringer körperlicher Belastung können nach 5 bis 10 Tagen wieder aufgenommen werden.
- Sauna, Solarium und intensive Sonnenbestrahlung sollten für mindestens 2 Monate nach der OP vermieden werden.
- Der Einsatz krankengymnastischer Maßnahmen (z. B. Lymphdrainagen o.ä.) wird von der OP-Größe abhängig gemacht. Hierbei ist es das Ziel, die OP-bedingte Schwellungsphase möglichst zu verkürzen.

Mögliche Komplikationen
- Möglicherweise unschöne Narbenbildung
- Vorübergehender Lymphstau
- Unzureichende Entfernung und Asymmetrien

ÄSTHETISCHE CHIRURGIE

BRUSTVERGRÖSSERUNG UND -VERKLEINERUNG

Schwangerschaften, Klimakterium, genetische Veranlagungen, weiche Haut, nachlassendes Bindegewebe, Gewichtsabnahme, der ganz normale biologische Alterungsprozess und verschiedene andere Faktoren tragen dazu bei, dass die Brüste mit zunehmendem Alter an Form und Schönheit einbüßen. Für viele Frauen und ihre Partner stellt dies kein Problem dar, zumal dann, wenn sich die Veränderungen in Grenzen halten. Viele Frauen trauern jedoch voller Wehmut der schönen Form ihres Busens nach, fühlen sich sexuell nicht mehr so begehrenswert, haben Probleme mit der Garderobe und wünschen sich dringend eine Verschönerungskorrektur, zumal die Anwendung von hormonhaltigen Salben, Cremes wie auch Gymnastik, beispielsweise gegen hängende Brüste, völlig wirkungslos bleiben müssen. Sport kräftigt nur die Muskulatur, beeinflusst aber niemals die hormongesteuerten Milchdrüsen selbst und den zu großen, schlaffen Hautmantel der Brüste.

Doch auch sehr große Brüste können die Lebensqualität der betroffenen Frauen extrem einschränken. Der Brustumfang kann vor allem in Lebensabschnitten zunehmen, die durch eine hormonelle Umstellung der Frau geprägt sind, wie z.B. nach einer Schwangerschaft oder im Klimakterium.

BRUSTVERGRÖSSERUNG

Der Brustaufbau, auch Augmentations-Mammaplastik genannt, beinhaltet die Verwendung von Implantaten an jeder Brustseite zur Vergrößerung und Verschönerung der Brustform.

Nach Prüfung der individuellen Faktoren (Asymmetrie der Brüste und des Brustkorbes) und nach Ihrer persönlichen Vorstellung entscheidet der Operateur gemeinsam mit Ihnen über die Art der Implantate, die Implantatgrößen, den Zugangsschnitt und die Platzierung der Implantate über oder unter dem Brustmuskel.

Es gibt derzeit Inlays, die mit Silikongel und/oder physiologischer Kochsalzlösung gefüllt sind. Die mit Öl und Hydrogel gefüllten Brustimplantate sind zurzeit vom Markt genommen, weil gesundheitliche Bedenken bestanden. Ferner gibt es doppelwandige Inlays mit Silikongel im Inneren und Kochsalzlösung zwischen der äußeren und der inneren Hülle. Die Inlays sind aus einem reizlosen, gewebefreundlichen Material gefertigt, welches keine Entzündung, Überempfindlichkeitsreaktion oder Krebserkrankung verursacht. All diese Implantatarten sind in Deutschland zugelassen.

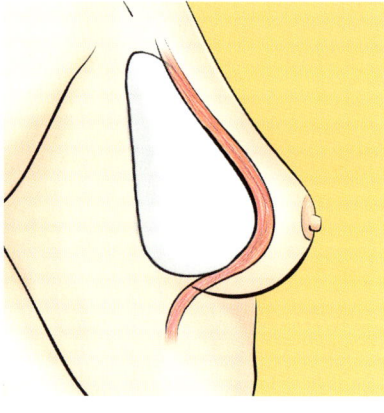
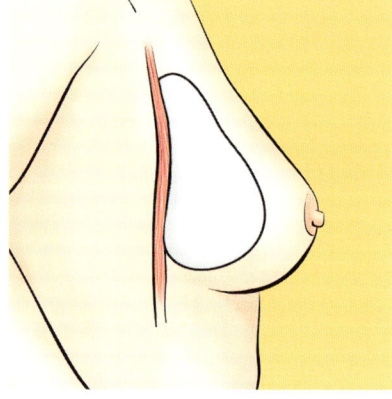

Falls Sie sich nach einem Beratungsgespräch mit Ihrem Arzt einen Überblick über die verschiedenen Formen und Materialien der Implantate machen möchten, geben die meisten Herstellerfirmen gerne auch bildlich Auskunft. Einen ersten Eindruck und Grundlageninformationen erhalten Sie z. B. auf der Website der Firma Polytech Silimed Europe GmbH: www.PolytechSilimed.de.

Die Brustdrüse und die Brustwarze mit den Milchausführungsgängen bleiben unversehrt, so dass die Stillfähigkeit nach einer Schwangerschaft voll erhalten bleibt. Die Stellung der Brustwarzen kann durch eine Vergrößerungskorrektur nicht geändert werden.

Ungleich große Brüste, die sehr häufig vorkommen, werden durch

Implantieren unterschiedlich großer Inlays größenmäßig ausgeglichen.

Der Eingriff
- Klassisch wird der Hautschnitt in die untere Umschlagfalte der Brusthaut gelegt, der nötige Hohlraum für die Implantate von dort ausgehend geschaffen. Abhängig davon, ob man das Implantat direkt unterhalb des Drüsenkörpers oder etwas entfernt unter den großen Brustmuskel platziert, wird das Implantat durch die kleine, später unsichtbare Eintrittsstelle eingeschoben und der Schnitt danach verschlossen.
- Neuere Zugangsschnitte sind der Brustwarzen-Rand oder die Mitte der Brustwarze selbst sowie eine Falte in der behaarten Achselhaut.

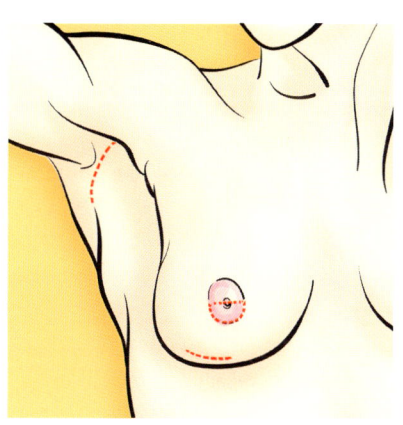

- Die Dauer der Operation beträgt ca. 1–1,5 Stunden.
- Der Blutverlust ist gering, trotzdem können Blutergüsse in Form von blauen Flecken unter der Haut sichtbar werden. Ihre Ausdehnung hängt ab von der Blutungsneigung der Patientin.
- Eine geringe Schwellung der Brüste klingt nach kurzer Zeit ab.

Nach dem Eingriff
- Die Spontanschmerzen sind gering, jedoch werden sie je nach Empfindlichkeit der Patientinnen verschieden empfunden. Meist werden sie als Spannungs- und Völlegefühl beschrieben oder wie das Einschießen der Milch nach der Entbindung. Schmerztabletten reichen zu ihrer Unterdrückung aus, sofern überhaupt notwendig. Im Allgemeinen verspüren die Patientinnen in den ersten Tagen einen leichten Schmerz bei Bewegung der Arme.
- Nach Beendigung des operativen Eingriffs wird für ca. 1 Woche ein Spezial-BH angelegt, um das Implantat am richtigen Platz zu halten.
- Ein Klinikaufenthalt von 1 bis 3 Tagen ist ratsam.
- Eventuell nachsickerndes Blut und Gewebsflüssigkeit werden durch ein Redonsystem (Einmalgerät mit kontinuierlicher Saugdrainage, damit sich kein großer Bluterguss bilden kann) abgeleitet. Das Verbleiben des Blutes im Körper würde den Heilungsprozess verzögern.
- Die Bindegewebsfasern, die bei dem Eingriff durchtrennt werden mussten, um einen Raum für das Implantat zu schaffen, wachsen wieder neu, verbinden die Brustdrüse wieder mit der Verschiebeschicht (Muskelfaszie) des Brustmuskels, umhüllen das Kissen und umschließen es als so genannte Kapsel. Bei jeder Patientin tritt dieser Vorgang ein. Die Konsistenz des Kissens selbst bleibt dabei unverändert.
- Nach der Operation ist für ca. 3 Wochen ein strikter Alkoholverzicht angeraten, auch auf Bier und Sekt.
- Solange die Achselwunde noch frisch ist (ca. 14 Tage), sollte die Achselhöhle mit einer vom Arzt verordneten Desinfektionslösung gereinigt werden.
- Nach wenigen Tagen sind die Patientinnen in der Regel wieder arbeitsfähig, wenn die Arbeit körperlich nicht zu schwer ist.
- Die Benutzung der Sauna und eines Solariums ist erst nach ca. 8 Wochen zu empfehlen. Spazieren gehen dürfen die Patientinnen gleich nach der Entlassung. Alle Sportarten, besonders diejenigen, die mit kräftigen Armbewegungen verbunden sind wie Tennis, Kraftsport, Rudern, Turnen, Judo, Karate, Ballspiele usw., sollten in den ersten ca. 8 Wochen nach dem Eingriff nicht betrieben

werden. Später sind selbstverständlich alle Sportarten wieder erlaubt.
- Die üblichen Voruntersuchungen sollten von jeder Frau in regelmäßigen Abständen durchgeführt werden.

Mögliche Komplikationen
- Komplikationen sind bei keinem chirurgischen Eingriff auszuschließen. Eine Brustvergrößerungsoperation ist ein chirurgischer Eingriff und dadurch mit den gleichen Allgemeinrisiken wie jeder andere medizinische Eingriff behaftet. Jedes Team bemüht sich jedoch, das Risiko so gering wie möglich zu halten. Deshalb sind gründliche Untersuchungen der Patientinnen erforderlich.
- Die allgemeinen Risiken operativer Eingriffe wie Thrombosen (Gefäßverschluss durch Gerinnsel) und Embolien (Verschleppung von Gerinnseln) sind dank der Fortschritte der Medizin aber sehr gering geworden. Frühes Aufstehen mit Hilfe der Schwester, möglichst noch am Abend des Operationstages, unbedingt aber am nächsten Morgen, wird gefordert.
- Trotz gewissenhafter Blutstillung während der Operation kann sich auch nach Abschluss derselben immer noch ein Gefäß öffnen, und es kann sich dadurch ein Bluterguss (Hämatom) verschieden großer Ausdehnung bilden. Meistens kann er der natürlichen Resorption (Aufsaugen durch den Körper) überlassen werden. Diese Blutergüsse stellen keine Komplikation dar.
- Wundinfektionen, die zu Eiterungen und Gewebsverlust führen können, sind dank gewebeschonender, keimfreier Operationstechnik und sehr wirksamer Antibiotika sehr selten geworden.

KANN DAS IMPLANTAT KREBS HERVORRUFEN?
Eine Brustvergrößerung durch Implantate kann eine Krebserkrankung weder verursachen noch verhindern. Die Angst vor Krebs, der durch eine Vergrößerungsoperation hervorgerufen werden könnte, ist unberechtigt. Seit vielen Jahren durchgeführte Korrekturen an Hunderttausenden von Patientinnen bestätigen dies. Man hat sogar nachgewiesen, dass es bei Implantatträgerinnen im Laufe des Lebens prozentual (ca. 40 Prozent) seltener zum Auftreten von Brustkrebs kommt als im Vergleich zu nicht operierten Frauen.

DAS PROBLEM DER KAPSELFIBROSE
Bei wenigen Patientinnen kann es zu einem verstärkten Bindegewebswachstum und zum Schrumpfen dieses, das Implantat umgebenden Bindegewebes kommen. Man spricht dann von einer so genannten Kapselfibrose. In solch einem Fall fühlt sich die Brust härter an und könnte ihre Form minimal verändern. Voraussagen und verhindern lässt sich eine Kapselfibrose nicht. Fühlt sich die Patientin dadurch beeinträchtigt, so kann der Arzt diese Verhärtung wieder beseitigen.

KANN EIN IMPLANTAT REISSEN ODER PLATZEN?
Ein Zerreißen der Hülle des Implantates passiert nur in extremen Situationen, z. B. bei schweren Unfällen durch Aufprall oder sehr starkem Druck. Nach solch einem Unglücksfall sollte der gelatinöse Inhalt des Kissens innerhalb eines Zeitraumes von wenigen Wochen vom Arzt operativ entfernt und durch ein neues Implantat ersetzt werden. Da der Inhalt von silikongelgefüllten Inlays nicht flüssig ist, kann er sich nicht im Körper verteilen.

BRUSTVERKLEINERUNG

Das augenscheinlichste Merkmal der erschlafften, wie auch der zu großen Hängebrust ist die tiefsitzende Brustwarze und ihre große Entfernung vom oberen Brustansatz. Oft zeigt die überdehnte Haut eine feine Fältelung oder Dehnungsnarben (Striae). Nach einer Schwangerschaft oder im Klimakterium kann es zu einer Vergrößerung der Brüste kommen. Die negativen Folgen können weitreichend sein: Die Palette reicht von psychischen Beeinträchtigungen wie Unsicherheit, soziale Kontaktarmut und Minderwertigkeitsgefühle bis zu körperlichen Beschwerden wie Rücken-, Nackenschmerzen, Schnürfurchen, Druckstellen vom BH und Ekzeme in den Hautfalten. Dies alles kann Ihre Lebensqualität erheblich verschlechtern.

Zur Vorbereitung der Operation bedarf es einer vertrauensvollen persönlichen Aussprache mit dem Operateur, einer genauen Untersuchung und einer medizinisch aufklärenden Beratung. Dabei werden alle Details und individuellen Besonderheiten, spezielle Fragen und Wünsche der Patientinnen, sowie die eventuellen Komplikationen und Risiken der Operation erörtert. Einige Wochen nach der Operation sinken die Brüste auf eine ästhetisch schöne Stellung ab und nur eine zarte Narbe bleibt zurück. Bei älteren Patientinnen mit sehr schweren Brüsten können bis zu 6 Monate vergehen, bis ein gutes Ergebnis eintritt. Die Patientinnen sind jedoch in der Regel zufrieden mit ihrer guten Figur und gewinnen nach dem Eingriff wieder mehr Selbstvertrauen, Sicherheit und Lebensfreude.

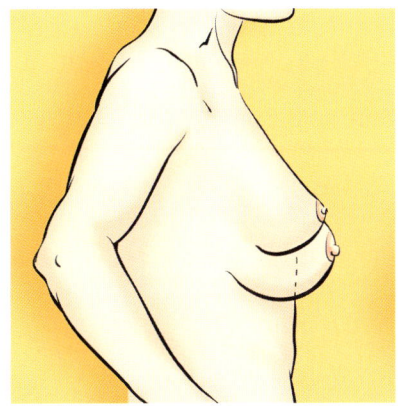

Der Eingriff
- Je nach Größe der Brüste sind für den Eingriff ca. 3-4 Stunden erforderlich.
- In der Regel wird dazu geraten, eine Brustkorrektur in einer Allgemeinnarkose durchführen zu lassen.
- Die OP-Techniken sind von Klinik zu Klinik unterschiedlich. Es gibt keine Methode, bei der keine Narben entstehen. Die Schnitte verlaufen kreisrund am Rande des Brustwarzenhofes, vom untersten Punkt aus senkrecht nach unten und dann horizontal in der unteren Brustfalte (T-Methode). Außer T- oder Ankermethode gibt es noch die L-, O-, I-, Pilz- oder Vertikalmethode. Für die Patientin bedeutet dies immer die Form der übrigbleibenden Narbe. Bei manchen Techniken wird auch eine Fettabsaugung der Brust mit einbezogen.
- Die Milchdrüsen mit ihren in der Brustwarze ausmündenden Milchgängen bleiben bei der reinen Straffung praktisch unversehrt, die Stillfähigkeit erhalten.
- In ihrer Größe verschieden stark entwickelte Brüste werden auf gleiche Größe gebracht.
- Die zu reichlich vorhandene Haut wird nur im unteren Bereich der Brust verringert und neu der Brustform angepasst. Die Wundränder werden mit versenkten Nähten entsprechend moderner Nahttechnik zusammengefügt. Stichkanäle können deshalb nicht entstehen.
- Bei besonders großen Brüsten werden im unteren Brustdrüsenbereich, je nach Größe der Brust, mehr oder weniger große Teile vom Drüsen- und Fettgewebe entfernt.
- Während der Operation kann der Operateur Knoten, Verdickungen, Stränge oder sonstige Veränderungen aufspüren und mit Einwilligung der Patientin entfernen und histologisch untersuchten lassen. Die Befürchtung, dass durch diese teilweise Entfernung von Milchdrüsengewebe das Risiko der Entwicklung von Krebs zunimmt oder gefördert wird, ist unbegründet.

Nach dem Eingriff
- Die Schmerzen nach dem Eingriff sind gering. Am ersten Tag werden sie als leichtes Brennen empfunden. Danach ist die Brust hauptsächlich bei Bewegungen empfindlich. Daher reichen einfache Schmerztabletten, soweit überhaupt erforderlich, aus.
- Die Nahttechnik strebt zarte, möglichst unauffällige Narben an. Bei sehr großen Brüsten mit seitlichen Fett- und Hautwülsten erstrecken sich die Narben seitlich entsprechend weiter.
- Die Länge des Klinikaufenthalts, mögliche Komplikationen und die Verhaltensrichtlinien nach einer Brustverkleinerung entsprechen ansonsten im Wesentlichen dem der Brustvergrößerung (s.S. 170f.).

BAUCHDECKENPLASTIK – KAMPF DEM ERSCHLAFFTEN ALTERSBAUCH

Ein hässlicher Bauch kann eine sonst gute Figur entstellen. Eine im Alter erschlaffte Bauchhaut mit Schwangerschaftsstreifen und lokalen Fettansammlungen (Depots) kann besonders für Frauen eine große seelische Belastung darstellen. Durch eine chirurgische Bauchdeckenstraffung mit Entfernung von Fett und schlaffer Haut kann sehr wirkungsvoll geholfen werden.

Die Fettdepots in Form von Fettwülsten an Ober- und Unterbauch zusammen mit Erschlaffung der Bauchhaut, Schwäche des Bindegewebes und der Muskulatur, gibt es in verschiedenen Schweregraden. Sie sind durch Diät, Gymnastik und Massage nur wenig oder gar nicht zu beeinflussen. Ihre Beseitigung bleibt der ästhetischen Chirurgie vorbehalten. In extremen Fällen senkt sich das Fett durch seine Schwere, zieht die erschlaffte Haut herab und bildet einen Fettsack, der bis über die Genitalorgane hinweghängen kann und deshalb auch Fettschürze oder Hängebauch genannt wird. Er bildet sich manchmal nach radikaler Gewichtsabnahme und kann zu sehr unangenehmen Erscheinungen wie Wundsein, Ekzemen, Ansiedlungen von Pilzen in den feuchtwarmen Hautfalten, Rückenschmerzen usw. führen. Er bedarf dringend der chirurgischen Beseitigung.

Diese Fettablagerungen haben nichts zu tun mit allgemeinem Übergewicht bei zu starker Kalorienaufnahme oder Drüsenstörungen. Bei Frauen scheinen diese Fettablagerungen an Hüften, Oberschenkeln und Bauch vorwiegend von Sexualhormonen gesteuert zu sein. Männer neigen mehr dazu, ihre Fettdepots in die Bauchwand und an den Lenden über dem Hüftkamm einzulagern. Die Ursache hierfür ist wahrscheinlich ebenfalls die Wirkung von Hormonen.

Die Bauchdeckenstraffung mit Fettentfernung vermindert nicht wesentlich das Körpergewicht, sondern vermindert das Volumen des Leibesumfanges und verbessert die Figur und die Körperproportionen. Der Erfolg einer Operation ist von Dauer. Einmal operativ entferntes Fettgewebe wächst nicht an gleicher Stelle nach.

Zur Vorbereitung der Korrektur bedarf es einer persönlichen Beratung, einer Untersuchung und eines medizinisch aufklärenden Gespräches.

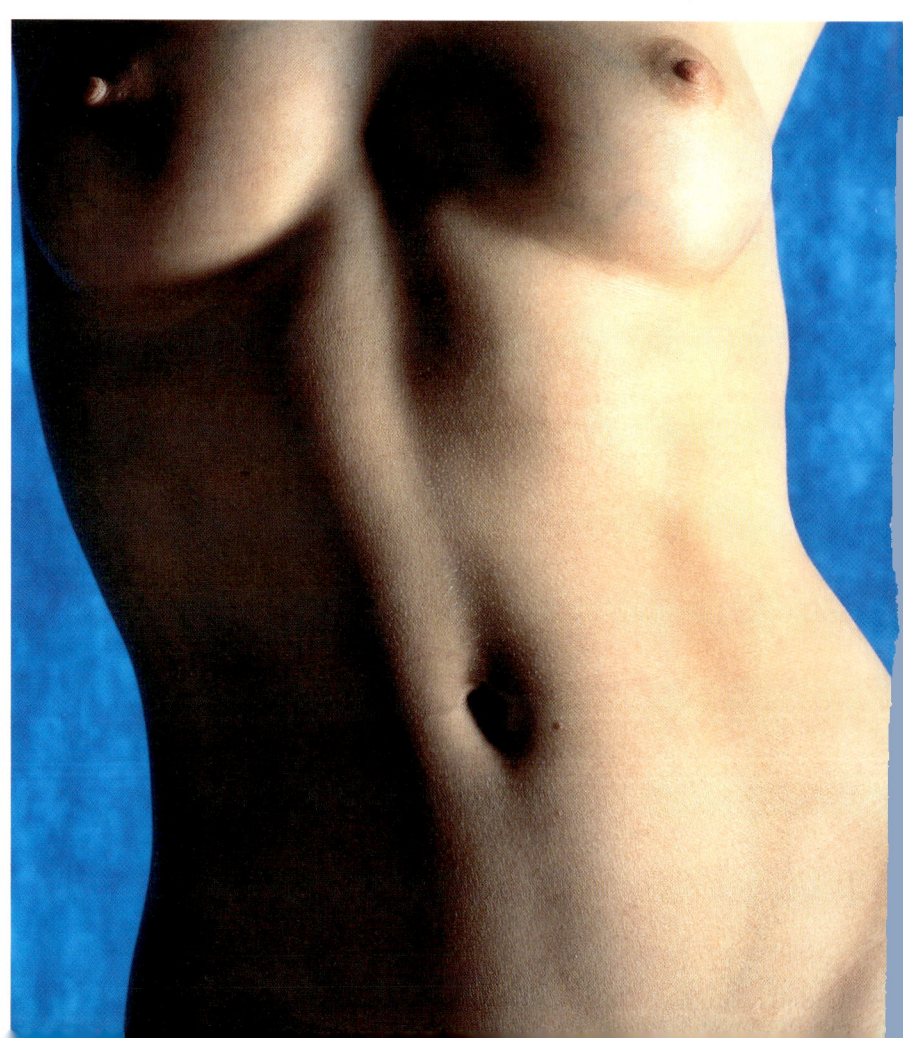

ÄSTHETISCHE CHIRURGIE

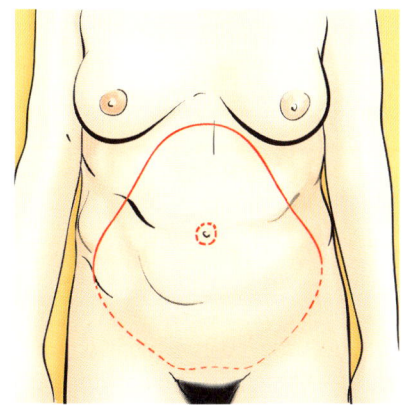 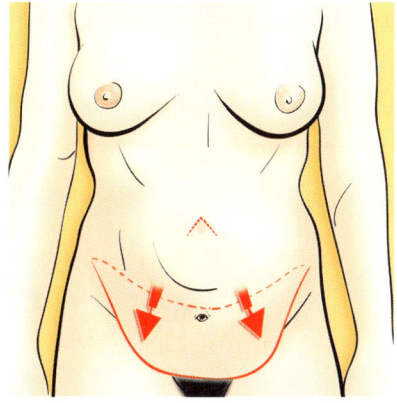 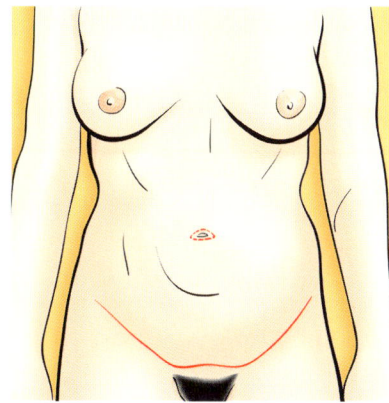

Der Eingriff
- Der Schnitt verläuft horizontal, leicht wellenförmig in der unteren natürlichen Hautfalte oberhalb der Schambehaarung und kann später durch einen nicht zu kleinen Bikini bedeckt werden, weshalb er auch Bikini-Schnitt genannt wird.
- Die Haut zwischen Nabel und Schambehaarung wird zusammen mit der darunter befindlichen mehr oder weniger dicken Fettschicht in Form eines Halbmondes entfernt.
- Schwangerschaftsstreifen (Striae), die an der Unterbauchhaut meistens besonders stark ausgeprägt sind, ebenso wie vorhandene Operationsnarben, fallen damit fort.
- Die Bauchmuskulatur und die bindegewebige Muskelhülle müssen meistens ebenfalls gestrafft werden. Der Bauchinnenraum bleibt unberührt. Er wird nicht in die Operation einbezogen.
- Da bei der Bauchdeckenstraffung relativ große Wundflächen entstehen, treten aus dem umgebenden Gewebe Blut und Gewebsflüssigkeit (Wundsekret) aus, welches sich als sogenanntes Serom unter der Bauchhaut sammelt und durch eine weiche Drainage nach außen abgeleitet wird.
- Die Operationsdauer beträgt je nach Befund und Umfang des zu entfernenden Fettgewebes ca. 2,5 Stunden. Oftmals wird gleichzeitig eine Fettabsaugung im Hüft- und Taillenbereich durchgeführt.

Nach dem Eingriff
- Ein kurzer Klinikaufenthalt ist in den meisten Fällen erforderlich (1-3 Tage).
- Die Spontanschmerzen sind selbst am ersten Tag nach der Operation nur mäßig stark und medikamentös zu unterdrücken.
- Die Lage im Bett durch leichte Erhöhung des Oberkörpers und Knierollen soll den Bauch entspannen, so dass die Wundränder spannungsfrei verheilen können.
- Schon am Abend des Operationstages sollen die Patienten mit Hilfe der Schwester kurz aufstehen. Vom ersten Tag nach der Operation an können und sollen sie selbst herumlaufen.
- Der sterile Verband wird in der nachoperativen Phase öfter gewechselt. Eine einfache elastische Leibbinde mit Klettverschluss, über einem weichen Polsterverband getragen, garantiert eine gleichmäßige Kompression. Während der ersten 2 Wochen sollten Kleidungsstücke vermieden werden, welche die Taille einschnüren könnten; die Durchblutung darf nicht gestört werden. Selbstverständlich wird auch vom Rauchen abgeraten.
- Die in der ersten Zeit noch geröteten Narben verblassen nach und nach.
- Sitzende Beschäftigung ist in der ersten Zeit am günstigsten.
- Duschen ist ca. 6-10 Tage nach der Operation mit einer speziellen desinfizierenden Seifenlösung erlaubt.
- Die Benutzung der Sauna und des Solariums ist erst nach ca. 2 Monaten zu empfehlen.
- Viel Bewegung, z.B. Spazieren gehen ist ratsam. So beugen Sie Thrombosen vor und fördern die Durchblutung. Mit sportlichen Aktivitäten sollten Patienten erst nach ca. 3 Monaten beginnen.

Mögliche Komplikationen
- Haut-Gewebeuntergang durch Durchblutungsstörung (2 %).
- Es ist von Todesfällen infolge einer Blutgerinnselverschleppung (Thromboembolien) nach einer Vollnarkose berichtet worden (0,04 %).
- Bisweilen kommt es infolge der Durchtrennung von Hautnerven zu einem vorübergehenden Taubheitsgefühl im Bereich der Oberschenkel oder Bauchdecke.
- In seltenen Fällen von ganz dünner Haut kann es im Bereich der größten Spannung zu verzögerter Wundheilung kommen. Die Verzögerung kann sich auf einige Wochen belaufen.

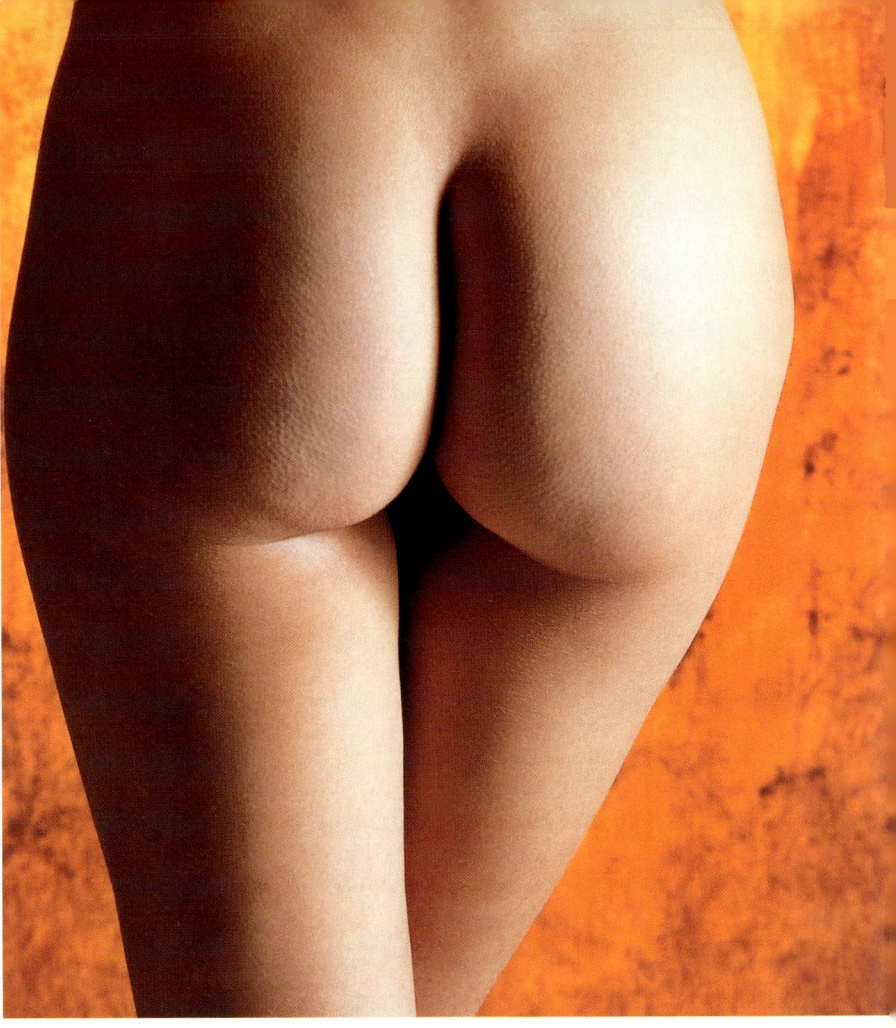

VERÖDEN VON KRAMPFADERN (VARIZEN)

Krampfadern sind nicht unbedingt ein Altersphänomen, sie treten häufig bereits bei jüngeren Menschen auf. Zunächst fällt die Erweiterung der oberflächlichen Beinvenen auf. Im Laufe von Monaten oder Jahren kann es zu Hautveränderungen mit dunklen Hautverfärbungen (Pigmentierungen), zu Venenentzündungen und schließlich zu schlecht heilenden Unterschenkelgeschwüren kommen. In den Krampfadern sammelt sich eine große Menge von Blut, wodurch es zu einer Verlangsamung des zum Herzen zurückfließenden Blutstromes kommen kann. Es wird dadurch die Entstehung von Thrombosen (Blutgerinnsel) und Embolien (Verstopfung eines Blutgefäßes durch ein verschlepptes Blutgerinnsel) begünstigt.

Bei oberflächlichen Krampfadern, den sogenannten Besenreiser- oder netzförmigen Krampfadern, stehen diese Risiken nicht im Vordergrund. Der häufig störende Anblick stellt hier den Antrieb zur Behandlung dar.

Elastische Verbände und Kompressionsstrümpfe stellen die Grundlage der Behandlung eines ausgeprägten Krampfaderleidens dar. Zusammen mit physikalischen Maßnahmen (z.B. Kneippgüssen) und mit einer medikamentösen Behandlung (Salben, Tabletten) können die Beschwerden gelindert, nicht aber das Krampfaderleiden beseitigt werden.

Bei Krampfadern mit größerem Durchmesser und bei Venenklappenfunktionsstörungen kommt eine Verödung nicht in Frage. Hier ist eine richtige Operation nicht zu vermeiden. Dabei werden Krampfaderabschnitte entfernt und die Verbindungen zu den tiefen Beinvenen unterbunden. Die Operation bedeutet einen größeren Eingriff.

Die Verödung setzt voraus, dass der Blutrückfluss zum Herzen in den tiefen Beinvenen nicht behindert ist.

Der Eingriff

- Zwei Tage vor der ersten Behandlung muss der Patient einen Kompressionsstrumpf tragen, um sicher zu sein, dass er gut passt.
- In der meist mehrmaligen Behandlung werden die Krampfadern punktiert. Anschließend wird ein Verödungsmittel in die Krampfadern eingespritzt. Es bewirkt, dass sich die Gefäßwände der Krampfadern verkleben. Nach der Einspritzung wird ein Kompressionsverband angelegt.

Nach dem Eingriff

- Gleich nach der Verödungsbehandlung sollten Sie etwa eine halbe Stunde umhergehen. In der Regel können Sie nach dieser Behandlung Ihre Berufstätigkeit und die Arbeit im Haushalt sofort wieder aufnehmen. Es liegt durchaus im Interesse der Behandlung, dass Sie in Bewegung bleiben. Gehen und Liegen sind gut, Stehen und Sitzen schlecht.

- Wenn Sie bereits einen Kompressionsstrumpf haben, können Sie in der Regel (es sei denn, Ihr Arzt empfiehlt Ihnen etwas anderes) den Verband am gleichen Abend (erst im Bett) abwickeln.
- Am nächsten Morgen und in den folgenden 4–6 Wochen tragen Sie den Kompressionsstrumpf konsequent stets außerhalb des Bettes.
- Eine Kontrolluntersuchung erfolgt 2–5 Tage nach der Verödungssitzung.
- Eine Funktionskontrolle der Venen erfolgt nach 3–6 Monaten.

Mögliche Komplikationen
- Wenn bei der Einspritzung Teile des Verödungsmittels neben das Blutgefäß gelangen, kann es zu örtlichen Entzündungen und in sehr seltenen Fällen auch zu einer Geschwürbildung kommen (weniger als 0,4 %).
- Ein gewisses Spannungsgefühl in der ersten Nacht im Verödungsbereich ist normal.
- Allergische Reaktionen durch das Verödungsmittel und Klebeverbände sind sehr selten (weniger als 0,5 %).
- Oberflächliche Venenentzündungen können gelegentlich auftreten. Oft genügt es dann das geronnene Blut durch einen Einstich zu entnehmen (4–6 %).
- Teilweise kommt es zu bleibenden, leicht bräunlichen Hautverfärbungen (Pigmentierung) im Bereich der verödeten Krampfadern (weniger als 1 %).
- Extrem selten kann es zu einer tiefen Beinvenenthrombose kommen (weniger als 0,1 %).
- Noch seltener kann es, nur durch eine versehentliche Einspritzung in eine Schlagader, zum teilweise schwerwiegenden Gewebsuntergang kommen.

Die Verödung ist zur Zeit noch die populärste traditionelle Behandlungsmethode von Krampfadern. Weiterentwickelte Technologien lassen in der Zukunft auf zusätzliche Möglichkeiten zur Behandlung von großen (Krampfadern), mittleren und kleinen Gefäßen (Besenreisern) hoffen.

Die folgende Tabelle soll Ihnen nur einen groben Überblick verschaffen über die Vielzahl der Therapien in Abhängigkeit der Venengröße. Die erwähnte Sklerosierung zum Beispiel ist nur bei mittleren und kleinen Venen möglich (siehe unten).

Große Krampfadern/Varizen benötigen eine:
- Varizenoperation: Stripping
- Kryostripping
- Lasertherapie (endoluminal) von innen
- CHIVA – die venenerhaltende Alternative zum Stripping
- Venous-Closure Verfahren – ein „radiofrequency energy" Verfahren
- Venenklappenrekonstruktion
- „Perforans"-Chirurgie: Durchtrennung von den Verbindungsvenen zwischen tiefen und oberflächlichen Beinvenen
- Minichirurgische (Phlebektomie) Venenentfernung
- Trivex: Unter Einsatz einer sehr starken Lichtquelle können die geschädigten Venen exakt lokalisiert und mit einer motorgetriebenen Fräse effizient und minimalinvasiv entfernt werden

Mittlere/netzartige Krampfadern benötigen eine
- Sklerosierung
- Lasertherapie von außen

Kleine/Besenreiservarizen benötigen eine
- Sklerosierung
- Lasertherapie von außen

Wie Sie sehen, gibt es unglaublich viele Möglichkeiten und Kombinationstherapien für Ihr Bein. Leider haben nur sehr wenige Zentren dieses neuartige Equipment. Sie können sich z.B. in Ihrer Stadt bei einem Phlebologen (Venenexperten) kundig machen.

AUGENOPERATION MIT DEM LASER

Das Auge ist das wichtigste Sinnesorgan des Menschen. Über 90 % aller Sinneswahrnehmungen werden über unsere Augen aufgenommen. Dabei ist das Auge eines der kleinsten Organe. Es ist von annähernd kugeliger Gestalt, im Mittel 23,5 mm lang und nur wenige Gramm schwer.

Das Auge wird durch elastische Bänder und Fettpolster in seiner Lage gehalten und durch sechs verschiedene Muskeln, die zugleich die schnellsten und stärksten des ganzen Körpers sind (relativ zu ihrer Größe), in der Augenhöhle bewegt. Die Brechkraft des Auges, die für das Scharfsehen ausschlaggebend ist, wird in Dioptren (dpt) angegeben. Ein gesundes Auge weist 57–60 dpt auf.

So funktioniert ein gesundes Auge: Das Zusammenspiel von Hornhaut, Pupille und Linse erzeugt ein scharfes Bild der Umwelt auf der Netzhaut. Ebenso wird beim Photoapparat durch das Objektiv ein scharfes Bild der Umwelt auf dem Film erzeugt. Beim Photoapparat muss vor jeder Aufnahme das Bild durch Drehen am Objektiv scharf gestellt werden (die meisten modernen Kameras verfügen über einen so genannten „Autofokus", d.h. die Scharfstellung erfolgt automatisch). Beim normalen Auge wird diese Scharfstellung durch eine automatische Verformung der Augenlinse erreicht. Ein normales Auge sieht in der Ferne immer scharf. Sind nun die einzelnen Komponenten des Auges nicht exakt aufeinander abgestimmt, spricht man von Fehlsichtigkeit. Unter diesem Begriff werden die Kurzsichtigkeit (Myopie), die Übersichtigkeit (auch Weitsichtigkeit oder Hyperopie genannt) und die Stabsichtigkeit (Astigmatismus) zusammengefasst.

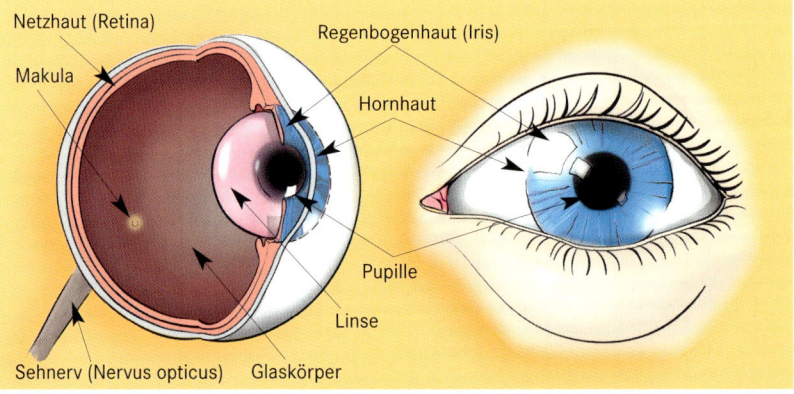

ÄSTHETISCHE CHIRURGIE

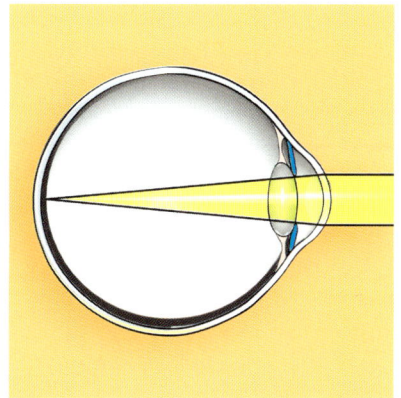

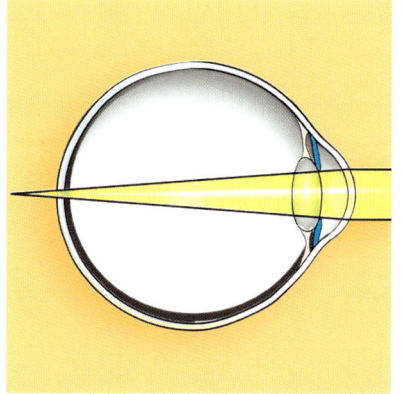

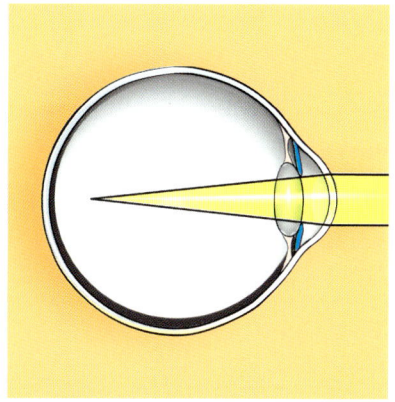

NORMALSICHTIGKEIT

Beim Normalsichtigen treffen sich parallel einfallende Lichtstrahlen genau auf der Netzhautmitte. Auch ein Objekt, welches einige Meter vom Auge entfernt ist, wird von einem gesunden Auge scharf abgebildet.

WEITSICHTIGKEIT

Bei einer Weitsichtigkeit (Hyperopie) werden parallel einfallende Lichtstrahlen hinter der Netzhaut gebündelt. Ein Objekt, das in der Ferne liegt, wird unscharf gesehen. Durch Naheinstellung (Akkomodation), also unbewusste Brechkrafterhöhung der Augenlinse, kann sich der Weitsichtige bis zu einem gewissen Alter den Sinneseindruck „auf die Netzhaut zurückholen". Dies ist jedoch auf Dauer mit einer erhöhten Anstrengung verbunden.
Die Korrektur erfolgt mit positiv brechenden Gläsern oder Kontaktlinsen.

KURZSICHTIGKEIT

Das Auge des kurzsichtigen Menschen ist zu lang. Parallel einfallende Lichtstrahlen werden vor der Netzhaut gebündelt. Im Gegensatz zur Weitsichtigkeit kann der Betroffene seinen Sehfehler nicht durch eine unbewusste Brechkrafterhöhung ausgleichen. Auf der Netzhaut entsteht nur noch ein unscharfes, verschwommenes Bild.
Die Korrektur erfolgt normalerweise mit Minusgläsern oder Kontaktlinsen.

ALTERSSICHTIGKEIT (PRESBYOPIE)

Mit zunehmendem Alter nimmt die Fähigkeit der Augenlinse ab, sich automatisch auf unterschiedliche Entfernungen einzustellen. Jeder Normalsichtige benötigt etwa ab dem 45. Lebensjahr eine Lesebrille für die Tätigkeiten in der Nähe.

DIE LASERBEHANDLUNGS-METHODEN

Zur Behandlung der Weit- und Kurzsichtigkeit, aber auch der Hornhautverkrümmung bieten sich mittlerweile verschiedene Laserverfahren an, die im Folgenden vorgestellt werden sollen. Die meisten Eingriffe erfolgen bisher zur Korrektur der Kurzsichtigkeit, eine operative Behandlung der Altersichtigkeit ist zurzeit noch nicht möglich. Für extreme Fehlsichtigkeiten stehen weitere operative Maßnahmen zur Verfügung.

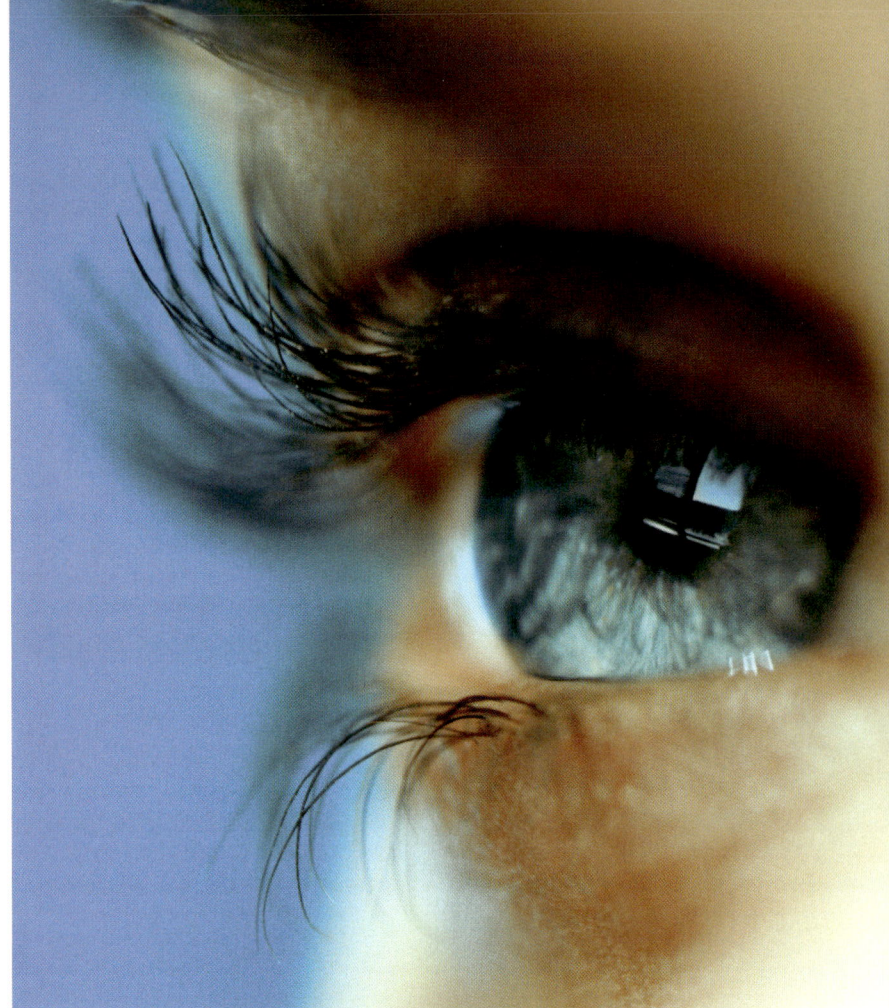

LASIK

LASIK (Laser in situ Keratomileusis) ist das modernste Verfahren, um Kurzsichtigkeit, Weitsichtigkeit und Hornhautverkrümmung zu korrigieren.

Einsatzmöglichkeiten
- bei Kurzsichtigkeit bis ca. -10 dpt.
- bei Weitsichtigkeit bis ca. +3 dpt
- bei Hornhautverkrümmung bis ca. 3 dpt, wissenschaftlich nicht anerkannt.

Eigenschaften
- gute Vorhersagbarkeit im Anwendungsbereich
- Korrektur findet im inneren Anteil der im optischen Zentrum in den tieferen Schichten der Hornhaut statt.
- schnelle Rehabilitationszeit, geringe Sehschwankungen.
- in der Regel keine Schmerzen.

Der Eingriff
- Zu Beginn der Operation wird ein Saugring auf das Auge gesetzt und fixiert dieses. Hierfür wird für einige Sekunden ein Vakuum erzeugt.
- Mit einem in dem Hobel integrierten Präzisionsmesser wird ein dünnes Scheibchen der Hornhaut (0,16 mm) teilweise eingeschnitten.
- Das Hornhautscheibchen (engl. „flap") wird wie ein „Buchdeckel" aufgeklappt.
- Die darunter liegenden tieferen Hornhautschichten werden mit dem Laser je nach Fehlsichtigkeit modelliert.
- **Bei Kurzsichtigkeit** wird korrigiert, indem die Hornhaut im Zentrum abgeflacht wird.
- **Bei Weitsichtigkeit** wird die Hornhaut um das Zentrum außen herum ringförmig abgetragen.
- Eine bestehende **Hornhautverkrümmung** wird bei einer Korrektur der Kurz- oder Weitsichtigkeit mitbehandelt. Die Oberfläche der Hornhaut wird dabei so abgetragen, dass sie der Kugelform angenähert wird.
- Das Hornhautscheibchen wird wieder zurückgelegt, haftet von selbst und schützt als körpereigenes Pflaster die Wunde.

Nach dem Eingriff
- In den ersten Stunden nach der Operation tränt das Auge und es kann ein vermehrtes Fremdkörpergefühl entstehen. Der Heilungsprozess verläuft in der Regel rasch und fast schmerzfrei.
- Bereits am ersten Tag nach der Laserbehandlung wird zumeist ein annährend normales Sehvermögen erreicht.

PRK (PHOTOREFRAKTIVE KERAKTEKTOMIE)

Einsatzmöglichkeiten
- bei Kurzsichtigkeit bis ca. -6 dpt
- bei Hornhautverkrümmung bis ca. 3 dpt

Der Eingriff
- Bei der PRK wird mit dem sogenannten Excimer-Laser einige Hunderstel Millimeter Gewebe von der Hornhaut abgetragen. Hierzu wird initial die oberste Hornhautschicht entfernt.

Vorteile der LASIK gegenüber der PRK
- geringeres Komplikationsrisiko während und nach der Operation
- die Hornhautoberfläche bleibt intakt
- nach dem Eingriff treten in der Regel keine Schmerzen auf

Nachteile der PRK gegenüber der LASIK
- langsame Heilung
- nach dem Eingriff zum Teil deutliche Schmerzen
- Narbenbildung möglich, die langwierig behandelt werden müssen.

Die PRK wird wesentlich seltener durchgeführt als die LASIK.

KOSTENÜBERNAHME DURCH DIE KRANKENKASSEN?

Leistungspflicht besteht bei den Krankenkassen, wenn eine Behandlung medizinisch notwendig ist, das heißt, wenn eine Krankheit erkannt, geheilt, ihre Verschlimmerung verhütet oder Beschwerden, die mit der Krankheit einhergehen, gelindert werden können. Deshalb - die Kostenübernahme durch die Krankenkassen erfolgt nach strengsten Kriterien. So hat die DAK stellvertretend für viele gesetzliche Krankenkassen folgende Voraussetzungen für eine Kostenübernahme bei Schönheitsoperationen festgelegt:

1. Ausführlicher schriftlicher Bericht des Mitgliedes, warum und weshalb es eine Schönheitsoperationen vornehmen lassen möchte.
2. Ausführlicher ärztlicher Befundbericht, seit wann der Patient in (psychologischer oder ärztlicher) Behandlung ist. Darin muss aufgeführt werden, welche Beschwerden vorliegen, welche Diagnose getroffen wurde, ob Medikamente auf Grund der Beschwerden verschrieben wurden und welche schulmedizinischen Maßnahmen bereits getroffen wurden (zum Beispiel bei Brustverkleinerung wegen Rückenbeschwerden). Der Arzt muss die Notwendigkeit eines operativen Eingriffs erklären. Gefordert werden Berichte oder Nachweise über (psycho)therapeutische Behandlungen und psychologische Gutachten.

Sobald alle Unterlagen vorliegen, wird der Fall von den Sachbearbeitern an den MDK (Medizinischer Dienst der Krankenkasse) weitergeleitet. Dort entscheidet ein Gremium von Fachärzten über die Notwendigkeit eines Eingriffs. Der Krankenkasse aber bleibt es letztendlich vorbehalten, ob eine Kostenübernahme für eine schönheitschirurgische Maßnahme gewährt wird. Sollte der Antrag positiv entschieden werden, ist es nicht sicher, ob eine vollständige Übernahme oder nur ein Anteil der Kosten erstattet wird.

Tipp
Die Kosten werden vielleicht übernommen bei
- einer Lidkorrektur, wenn die hängenden Lider die Sicht einschränken,
- bei einer Brustverkleinerung, wenn die Patientin von Rückenschmerzen und Ekzemen geplagt wird,
- Narbenkorrekturen, wenn sie zu Funktionsstörungen führen,
- einer Haartransplantation, falls der Haarverlust durch eine Verbrennung oder Krankheit bedingt ist.

Vor jedem Eingriff

- Holen Sie sich immer mehrere fachkundige Meinungen ein und erkundigen Sie sich, welche Methode angewandt werden soll, welche Alternativen es gibt, wie groß der operative Eingriff ist, wie lange er dauert, wie lange Sie zur Erholung brauchen, welche möglichen Risiken bestehen könnten und mit welchen Komplikationen zu rechnen ist, und wie oft sie vorkommen.

- Nehmen Sie immer eine vertraute Person mit zu den Vorgesprächen, denn mehrere Ohren hören auch mehr.

- Denken Sie daran: Der Schönheitsbegriff ist subjektiv, das heißt, auch das subjektive Schönheitsgefühl des Chirurgen spielt für das Operationsergebnis eine wesentliche Rolle. Klären Sie ab, ob Ihre Vorstellungen mit denen des Operateurs übereinstimmen.

- Warten Sie nicht darauf, dass Ihnen ein Schönheitschirurg von einer Operation abrät. Achten Sie im Gespräch auf die verstärkenden Aussagen Ihres Arztes. Viele Patienten fühlen sich nach einem Gespräch mit dem Schönheitschirurgen noch „hässlicher" als zuvor. Auch das ist „Marketing": Bedürfnisse zu verstärken und den Druck des Veränderungswunsches zu erhöhen.

- Lassen Sie sich bei Ihrer Entscheidung Zeit!

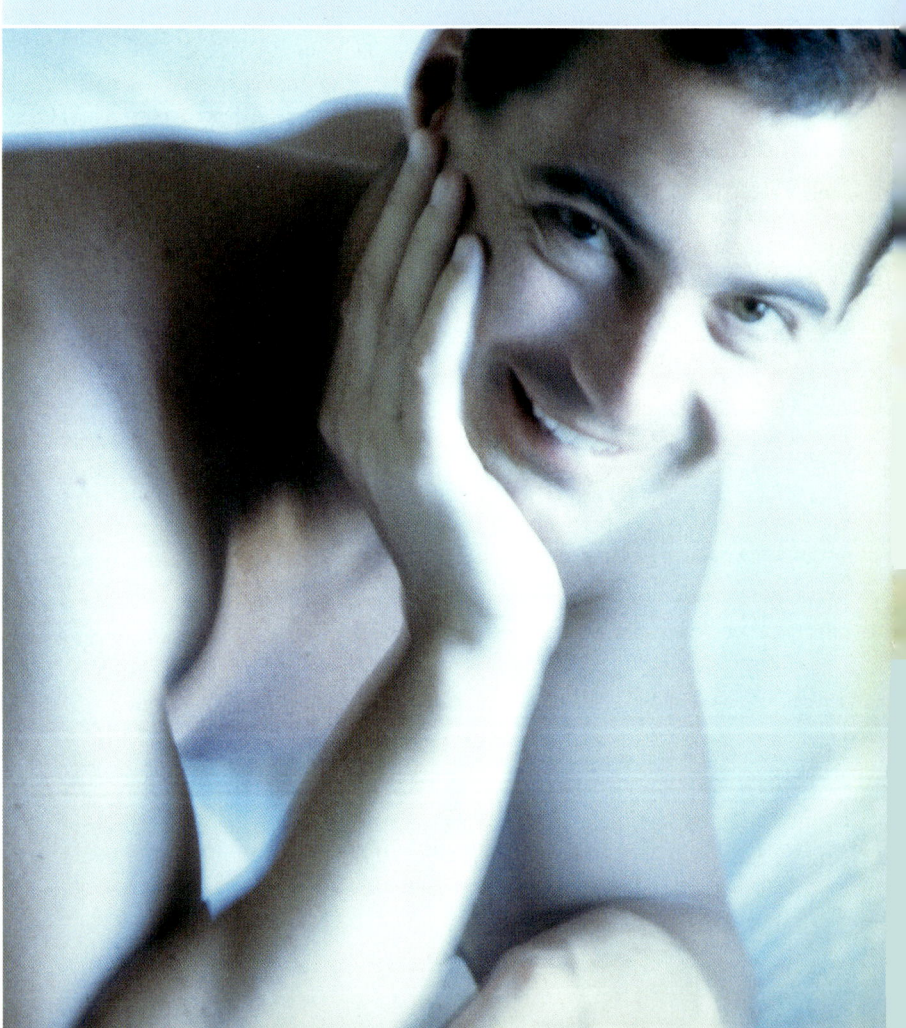

ÄSTHETISCHE CHIRURGIE

Preise
Es gibt bis heute nur grobe Richtlinien für die Kosten der ästhetischen Eingriffe. Die Preisunterschiede ergeben sich durch Aufwand, Anästhesie, Materialverbrauch, spezielle Techniken, Klinikaufenthalte und Bekanntheitsgrad des Arztes. Während die Nachfrage überproportional ansteigt, nimmt auch die Zahl der entsprechenden ärztlichen Anbieter stark zu. Dementsprechend fallen auch die Preise im Sinne der Marktwirtschaft. Im Folgenden eine Preisübersicht, die Ihnen als Orientierungshilfe dienen soll.

Mein aufrichtiger Dank gilt allen Korrekturlesern und Beratern, speziell Peter Diekmann, Dr. Nuri Alamouti, Dr. André Borsche, Sandra Mihatsch, Dr. Josef Wolff, Brigitte und Dr. Ingo Mihatsch, Margret und Wolfgang Diekmann.
Besonders danken möchte ich meiner Freundin Dr. Yvonne Mihatsch und meiner Familie, welche mich während der arbeitsreichen Monate mit Toleranz, Humor, Rat und Tat vielfältig unterstützen.

Darius Alamouti

Anmerkung: Sehen Sie genau auf Ihren Kostenvoranschlag. Oft sind die Anästhesiekosten im anfangs ausgemachten Preis nicht enthalten.

Beratung	(30–60 min) 100–200 DM
OP-Grundgebühr	1500 DM
Anästhesiologische Betreuung	400–1500 DM
großes Facelift	7900–20 000 DM
kleines Facelift	7000–12 000 DM
Minilift (Wangen)	6500–8500 DM
Stirnlift	4600–7000 DM
endoskopischer Stirnlift	10 000 DM
Halsstraffung	5500–9000 DM
Wangenimplantate	3500–8000 DM
Augenbrauenlifting	5000 DM
Unterlidplastik	1800–6000 DM
Oberlidplastik	1800–5000 DM
OP-Gebühr incl. Assistenz	500 DM
Fettabsaugung am Kopf (Kinn, Hals, Wangen)	1500–4000 DM
Laser-Faltenbehandlung	4000–10 000 DM
Laser-Faltenbehandlung des Mundes und Augen	1500–3000 DM
Eigenfettunterspritzung (alles inkl.)	2000–4000 DM
Faltenunterspritzung/ Lippenmodellierung	100–1200 DM
Hautabschleifung (je Oberlippe, Perioral, Wangen, Gesicht)	1000–5300 DM
Mikrodermabrasion	300 DM
Hautkollagenremodelling mit Laser (Cool-Touch)	250 DM
Mikrodermabrasion + Cool Touch	500 DM
Elektrische Hautabschleifung /Coblation	2000–5300 DM
Kältepeeling	500–5000 DM
Fruchtsäure-Peeling	70–350 DM
Phenolpeeling Oberlippe	1000 DM
Trichloressigsäure	1500–5000 DM
Kryotherapie von Altersflecken	40–160 DM
Lasertherapie von Altersflecken	300–500 DM/Sitzung
Haartransplantation	2000–15 000 DM
OP-Gebühr inkl. Assistenz	1000 DM
Brustvergrößerung	7000–20000 DM
Materialkosten (Implantat-Paar)	ab 2500 DM
Brustverkleinerung	6000–20 000 DM
Bruststraffung	5800–20 000 DM
Bauchdeckenplastik	9000–17 000 DM
Bauchdeckenstraffung	4800–9000 DM
Oberarmlifting	3000–4600 DM

ADRESSEN

Tipp: Über die hier aufgeführten Adressen gibt es in nahezu jeder Stadt noch viele andere hervorragend arbeitende Kollegen. Erkundigen Sie sich deshalb immer zuerst bei Ihrem Arzt des Vertrauens nach Schönheitsoperateuren in Ihrer Heimatstadt.

DEUTSCHLAND

ÜBERGREIFENDE ADRESSE

Deutsche Gesellschaft für ästhetische Chirurgie e.V.
Geschäftsstelle
Dahlerdyk 90a
47803 Krefeld
Tel./Fax: 02151/624 823

■ FACHÄRZTE FÜR HAUT- UND GESCHLECHTSKRANKHEITEN

Dr. med. Darius Alamouti
Facharzt für Dermatologie und Venerologie, Lasertherapie, ästhetische Chirurgie
Kurfürstenstr. 2
44791 Bochum
Tel.: 0173/85 67 670

Hautklinik der Eberhard-Karls-Universität Tübingen
Leitender Arzt: Prof. Dr. Gernot Rassner
Liebermeisterstraße 25
72076 Tübingen
Tel.: 0701/29 84 574

Dr. med. Alina Fratila
Dr. med. P. Mulkens
Fachärzte für kosmetische Dermatochirurgie, Lasertherapie, Dermatologie, Phlebologie
Friedrichstraße 57
53111 Bonn
Tel.:0228/63 71 21

Dr. med. L. Wiest
Ästhetische Dermatologie
Residenzstrasse 7
80333 München
Tel.: 089/22 28 19

Universitätsklinikum Dresden
Klinik und Poliklinik für Dermatologie
Leitender Arzt: Prof. Dr. med. G. Sebastian
Fetscherstrasse 74
01307 Dresden
Tel.: 03051/458-0

Rosenparkklinik
Fachklinik für ästhetisch-operative Dermatologie
Leitender Arzt: Dr. med. Gerhard Sattler
Dr. med. B. Sommer
Heidelberger Landstrasse 20
64297 Darmstadt
Tel.: 06151/95 470

Klinik am Candidplatz
Laser- und Venenzentrum München GmbH
PD Dr. med. Michael Drosner
Dr. med. Ulrike Hanauske
Dr. med. Holger Kluess
Dr. med. Claudia Pettke-Rank
Candidplatz 11
81543 München
Tel.: 089/65 12 650

Universitäts-Krankenhaus Hamburg-Eppendorf
Funktionsbereich für operative Dermatologie und dermatologische Lasertherapie
Leitender Arzt: Dr. med. Wolfgang Kimmig
Martinistraße 52
20246 Hamburg
Tel.: 040/42 80 30

Dr. med. Christian RAULIN
Dr. med. Sabine RAULIN
Fachärzte für Dermatologie und Venerologie, Allergologie und Phlebologie
Kaiserstraße 104
76133 Karlsruhe
Tel.: 0721/29 944

Deutsche Dermatologische Lasergesellschaft DDL
Sekretariat
Achternstraße 21
26122 Oldenburg
Tel.: 0441/1 21 30

■ FACHÄRZTE FÜR PLASTISCHE CHIRURGIE

Vereinigung der Deutschen Plastischen Chirurgen
Bleibtreustrasse 12a
10623 Berlin
Tel.: 030/8 85 10 63

Diakonie Krankenhaus Kreuznacher Diakonie
Abteilung für Plastische und Rekonstruktive Chirurgie
Leitender Arzt: Dr. med. André. Borsche
Dr. med. N. Alamuti
Ringstraße 64
55543 Bad Kreuznach
Tel.: 00671/60 52 110

Frauenklinik Prien
Abteilung Plastische Chirurgie
Leitender Arzt: Dr. med. Spitalny
Dr.-Siebert-Str.5
83209 Prien am Chiemsee
Tel.: 08051/90 90

Klinikum rechts der Isar der TU München
Abteilung für Plastische und Wiederherstellungschirurgie,
Leitender Arzt: Prof. Dr. Dr. Edgar Biemer
Ismaninger Str.22
81675 München
Tel.: 089/4 14 00

St. Markus-Krankenhaus
Klinik für Plastische und Wiederherstellungschirurgie
Leitender Arzt: Prof. Dr. med. K. Exner
Wilhelm-Epstein-Str.2
60431 Frankfurt am Main
Tel.: 069/95 33 24 59

Frankfurter Klinik für Plastische und Wiederherstellungschirurgie
Leitender Arzt: Dr. med. L. von Szalay
Finkenhofstr.15
60322 Frankfurt am Main
Tel.: 069/28 22 88

Klinik für Ästhetisch-Plastische Chirurgie
Leitender Arzt: Dr. med. Rolf Münker
König-Karl-Straße 66
70372 Stuttgart
Tel.: 0711/55 62 73

Diakoniekrankenhaus Kaiserswerth
Klinik für Plastische Chirurgie
Leitender Arzt: Prof. Dr. med. Rolf Rüdiger Olbrisch
Kreuzbergstraße 79
40489 Düsseldorf
Tel.: 0211/40 92 522

ADRESSEN

Nofretête - Ästhetisch-Plastische Privatklinik Bonn
Facharzt für Plastische Chirurgie: Dr. med. Dimitrije Panfilov
Koblenzerstraße 63
53173 Bonn
Tel.: 0228/95 73 91 37

Klinik am Sonnenberg
Klinik für und Plastische Chirurgie
Leitender Arzt: Dr. med. Johannes Reinmüller
Leibnitzstraße 19
65191 Wiesbaden
Tel.: 0611/18 580

Havelklinik
Abteilung für Ästhetisch-Plastische Chirurgie
Leitender Arzt: Dr. med. D. Witzel
Gatower Straße 191
13595 Berlin
Tel.: 030/36 23 524
oder 36 20 62 46
Praxis:
Kurfürstendamm 47
10707 Berlin
Tel.: 030/88 23 420

Ev. Krankenhaus Hattingen
Chefarzt der Klinik für MKG-Chirurgie, Plastische Operationen: Prof. Dr. Dr. med. E.-D. Voy
Bredenscheider Strasse 54
45525 Hattingen
Tel: 02324/50 22 71

St. Josefshospital
Klinik für MKG-Chirurgie und Plastische Operationen
Leitender Arzt: Prof. Dr. Dr. med. H. G. Bull
Kurfürstenstraße 69
47829 Krefeld
Tel.: 02151/45 23 12

Dr. Dr. med. Ulrich Westermann
Facharzt für Mund-Kiefer-Gesichtschirurgie, Plastische Operationen
Möserstraße 46
49074 Osnabrück
Tel.: 0541/2 47 22

Gemeinschaftspraxis
Dr. Dr. Martin Bonsmann
Dr. Dr. Uwe Frohberg
Dr. Wolfgang Diener
Ärzte für Mund-Kiefer-Gesichtschirurgie, Plastische Operationen
Königsallee 68
40212 Düsseldorf
Tel.: 0211/13 60 90

Dr. med. Dr. med. dent. Dr. phil. nat. Christian Foitzik
Arzt für Mund-Kiefer-Gesichtschirurgie
Nieder-Ramstädter-Straße 18
64283 Darmstadt
Tel.: 06151/26 644

Univ.-Prof. Dr. med. Dr. med. dent. Volker Strunz
Arzt für Mund-Kiefer-Gesichtschirurgie
Hohenzollerndamm 28a
10713 Berlin
Tel.: 030/86 09 870

Prof. Dr. med. Dr. med. dent. Peter Tetsch
Arzt für Mund-Kiefer-Gesichtschirurgie
Scharnhorststraße 19
48151 Münster
Tel.: 0251/88 515
oder 53 24 15

Dr. med. Dr. med. dent. Thomas Müller-Hotop
Arzt für Mund-Kiefer-Gesichtschirurgie
Tal 13
D-80331 München
Tel.: 089/22 44 74

Bundesverband Deutscher Ärzte für Mund-Kiefer-Gesichtschirurgie e. V.
Niederwall 5
33602 Bielefeld
Tel.: 0521/63 073

■ FACHÄRZTE FÜR FRAUENHEILKUNDE

Berufsverband der Frauenärzte e.V.
Postfach 20 03 63
80003 München
Tel.: 089 / 53 28 432

■ FACHÄRZTE FÜR HALS-, NASEN UND OHRENKUNDE

Bodenseeklinik
Klinik für Ästhetisch-Plastische Chirurgie
Leitender Arzt: Prof. Dr. Dr. med. Werner Lothar Mang
Unterer Schrannenplatz 1
88131 Lindau
Tel.: 08382/50 94

Klinikum Großhadern der Ludwig-Maximilian-Universität
Klinik und Poliklinik für Hals-, Nasen- und Ohrenkrankheiten
Leitender Arzt: Prof. Dr. med. E. Kastenbauer
Marchioninistrasse 15
81377 München
Tel. 089/70 94-0

■ FACHÄRZTE FÜR CHIRURGIE

Dr. med. P. Ansari
Facharzt für Chirurgie
Königsallee 82
40212 Düsseldorf
Tel.: 0211/32 69 79

Saylan-Zentrum für kosmetische Operationen
Leitender Arzt: Dr. med. Ziya Saylan
Königsallee 22
40212 Düsseldorf
Tel.: 0211/32 38 640

SCHWEIZ

■ FACHÄRZTE FÜR HAUT- UND GESCHLECHTSKRANKHEITEN

Dr. med. Armin Blank
Facharzt FMH für Dermatologie und Venerologie, Allergologie und Angiologie, Phlebologie, SGF- Dermatochirurgie VOD
Schifflände 24
8001 Zürich
Tel.: 01/26 14 622

Dr. med. Stefan Dommann-Scherrer
Dr. med. Myriam Wyss
Spezialärzte FMH für Dermatologie und Venerologie
Dorfstraße 94
8706 Meilen
Tel.: 01/92 52 020

Dermatologisches Ambulatorium des Stadtspitals Triemli
Leitender Arzt: Prof. Dr. med. A. Eichmann
Herman Greulich-Straße 70
8004 Zürich
Tel.: 01/29 88 921

Dr. med. Jean-Paul A. Gabbud
Präsident der Schweizerischen Gesellschaft für Dermatologie und Venerologie
Spitalgasse 4
3011 Bern
Tel.: 031/31 18 882
oder 31 18 977

Dr. med. Harald Gerny
Facharzt für Dermatologie und Venerologie
Gemeindestraße 39
(Hottingerplatz)
8032 Zürich
Tel.: 01/2 62 34 60

Dr. med. Max H. König
Spezialarzt für kosmetische Dermatologie
Schwarztorstraße 56
3007 Bern
Tel.: 031/3 81 67 66

Dr. med. Annalis Scherrer-Koch
Spezialärztin für Dermatologie, FMH, Dermatochirurgie
Seefeldstraße 25
8008 Zürich
Tel.: 01/25 14 333

ADRESSEN

SANASKIN - Laserkosmetik
FMH, Dermatologie, Venerologie, Allergologie und Phlebologie
Leitender Arzt: Dr. med. Thomas Würsch
Bahnhofstraße 14
8001 Zürich
Tel.: 01/22 10 550

Universitätsspital Zürich
Dermatologische Klinik
Leitender Arzt: Dr. J. Hafner
Gloriastrasse 31
8091 Zürich
Tel.: 0041/[0]1-26 24 299

■ **FACHÄRZTE FÜR PLASTISCHE CHIRURGIE**

Dr. med. Martin Balduzzi
Plastische, Ästhetische und Rekonstruktive Chirurgie
Schifflände 26 / Limmatquai
8001 Zürich
Tel.: 01/26 05 005

Dr. med. Dr. med. dent. Theres Gensheimer
Plastische Chirurgie FMH, Kieferchirurgie
FMH
Marktplatz 5
4001 Basel
Tel.: 061/26 16 151

Klinik am Rosenberg
Abteilung für Plastische Chirurgie FMH und Handchirurgie
Leitender Arzt: Dr. med. Andreas Herren
Rorschacher Straße 150
Im Silberturm
9006 St. Gallen
Tel.: 071/24 35 270

Dr. med. Ulrich K. Kesselring,
Plastische, Wiederherstellende und Ästhetische Chirurgie
4, avenue Marc-Dufour
1007 Lausanne
Tel.: 021/31 12 376

Dr. med. Daniel A. Knutti
Spezialarzt FHM für Plastische und Wiederherstellungschirurgie Hugistraße 2a
2502 Biel (Bienne)
Tel.: 032/32 27 783

PD Dr. med. Gaston-Francois Maillard
Spezialarzt FHM für Plastische und Wiederherstellungschirurgie
17, avenue de la Dôle
1005 Lausanne
Tel.: 021/32 36 666

Dr. med. Claude Oppikofer
Facharzt für Plastische Chirurgie
Avenue de Belmont 46
1820 Montreux
Tel.: 021/96 34 907

Dr. med. Jan G. Poëll
Spezialarzt FHM für Plastische und Wiederherstellungschirurgie
Sonnenstraße 6
9000 St. Gallen
Tel.: 071/24 35 959

Insel-Spital Bern
Abteilung für Plastische, Ästhetische und Wiederherstellungschirurgie
Leitender Arzt: Prof. Dr. med. Hans Tschopp
3010 Bern
Tel.: 031/6 32 85 56
oder 63 22 781

Bellevue Klinik
Abteilung für Plastische und Wiederherstellungschirurgie FMH
Leitende Ärztin: Dr. med. Trudy Vogt
St.-Urbangasse 4
8001 Zürich
Tel.: 01/25 24 949
oder 26 12 270

Dr. med. Christoph Wolfensberger
Facharzt FMH für Plastische und Ästhetische Chirurgie
Bodmerstraße 2 / Ecke Genferstraße
8002 Zürich
Tel.: 01/20 27 232

Plastische Chirurgie am Rosenberg
Prof. Dr. med. C. Walter
Am Rosenberg
9410 Heiden / St.Gallen
Tel.: 0041/[0]71-24 35 270

Schweizerische Gesellschaft für Plastisch-rekonstruktive und Ästhetische Chirurgie
Präsident: Prof. Dr. Daniel Egloff
CHUV, Centre Hospitalier Universitaire Vaudois
1011 Lausanne
Tel.: 0041/021/ 3 20 33 04

ÖSTERREICH

■ **FACHÄRZTE FÜR HAUT- UND GESCHLECHTSKRANKHEITEN**

EMCO Privat-Klinik
Prof.-Martin-Hell-Straße 7-9
5422 Bad Dürrnberg
Tel.: 06245/79 04 30
Leiter der Abteilung für Dermatologie:
Prim. Dr. Serban-Aurel Esca
Weitere Ärztin: Dr. Gabriela Oettl
Ordination Esca:
Bürohaus Mirabell
Franz-Josef-Strasse 33/5
5020 Salzburg
Tel.: 0662/87 09 610
Leiter der Abteilung für Plastische und Ästhetische Chirurgie: Prim. Dr. Walther Jungwirth
Ordination: Karl-Emminger-Strasse 8
5020 Salzburg
Tel.: 0662/62 41 88

Dr. Klaudia Fiedler
Südtiroler Straße 33
4020 Linz
Tel.: 0732/65 62 57

Dr. Doris Grablowitz
Stock-im-Eisen-Platz 3
1010 Wien
Tel.: 01/51 29 192

Univ.-Klinik für Dermatologie, Wien
AKH Wien
Tel.: 01/4 03 69 33
Leitender Arzt der Abteilung für Spezielle Dermatologie und Umweltdermatosen: Univ.-Prof. Dr. Herbert Hönigsmann
Ordination:

ADRESSEN

Herbeckstraße 67
1180 Wien
Tel.: 01/47 98 266
Leitende Ärztin der Ambulanz: Univ.-Prof. Dr. Eva-Maria Kokoschka, MBA
Ordination:
Währinger Straße 115
1180 Wien
Tel.: 01/40 61 138
Leitende Arzt der Laserambulanz: Univ.- Prof. Dr. Reinhard Neumann
Ordination:
Gyrowetzgasse 1
1140 Wien
Tel.: 01/89 42 850
Leitende Ärztin der Dermatologisch-Endokrinologischen Ambulanz:
Univ.-Prof. Dr. Jolanta Schmidt
Ordination:
Grinzinger Straße 68
1190 Wien
Tel.: 01/37 26 39

Dr. Hajnal Kiprov
Maxingstraße 44
1130 Wien
Tel.: 01/87 75 21 50
Zuständig für Permanent Make-up:
Dr. Ursula Zierhofer
Zweitordination:
Südtiroler Platz 3
5020 Salzburg
Tel.: 0662/87 72 13

Univ.-Klinik Graz
Auenbruger Platz 8
8036 Graz
Tel.: 0316/38 52 704
Abteilung für Laserambulanz, Haar-, Akne- und Laserbehandlung
Leitende Ärztin: Univ.-Prof. Dr. Daisy Kopera
Ordination:
Kaiser-Josef-Platz 3
8010 Graz
Tel.: 0316/3 85 23 71
Abteilung für Operative Dermatologie und Angiologie
Leitende Ärztin: Univ.-Prof. Dr. Sanja Schuller-Petrovic
Ordination:
Johann-Fux-Gasse 8/3
8010 Graz
Tel.: 0316/32 76 83
Abteilung für Plastische Chirurgie
Leitender Arzt: Univ.-Prof. Dr. Erwin Scharnagel
Ordination:
Schumanngasse 25
8010 Graz
Tel.: 0316/3 85 27 59

Dr. Matthias Sandhofer
Dr. Ruth Sandhofer
Starhembergstraße 12
4020 Linz
Tel.: 0732/79 76 56
Zweitordination Dr. Matthias Sandhofer:
Schärdinger Straße 31/61
4910 Ried / Innkreis
Tel.: 07752/84 600

Dr. Nikolaus Schöner
Alpenstraße 48
5020 Salzburg
Tel.: 0662/63 29 330

Dr. Silvia Seligo-Schneider
Allerheiligenplatz 4
1200 Wien
Tel.: 01/33 01 243

Dr. Eva Waniek
Föhrengrund 1
8430 Graz
Tel./Fax: 0316/38 39 26

■ **FACHÄRZTE FÜR PLASTISCHE CHIRURGIE**

Sanatorium Hera
Löblichgasse 14
1090 Wien
Tel.: 0043/01/3 13 50
Abteilung für Plastische, Ästhetische und Rekonstruktive Chirurgie
Leitender Arzt: Univ.-Doz. Dr. Herbert Mandl
Ordination:
WähringerStrasse 2-4/37
1090 Wien
Tel.: 01/31 35 02 55

AKH der Barmherzigen Schwestern, Linz
Seilerstätte 4
4020 Linz
Tel.: 0732/76 77/75 16
Abteilung für Plastische und Wiederherstellende Chirurgie
Leitender Arzt: Prim. Univ.-Prof. Dr. Michael Bauer
Ordination:
Gärtnerstraße 17
4020 Linz
Tel.: 0732/65 82 21

KH Goldenes Kreuz-Wien
Lazarettgasse 16
1090 Wien
Tel.: 01/4 01 11 10
Abteilung für Plastische und Wiederherstellungschirurgie
Leitender Arzt: Univ.-Prof. Dr. Gerhard Freilinger
Ordination:
Nadlergasse 1
1090 Wien
Tel.: 01/40 50 141

Schwarzl-Tagesklinik
Hauptstraße 140
8301 Lassnitzhöe
Tel.: 03133/61 00 19
Zentrum für Ambulante Chirurgie, Plastisch-Ästhetische Chirurgie, Laserchirurgie
Ärztlicher Leiter: Prim. Dr. Johann Umschaden
Ordination:
Heinrichstraße 94
8010 Graz
Tel.: 0316/36 70 00
Stv. ärztlicher Leiter: Univ.-Doz. Dr. Helmut Hoflehner
Ordination:
Glacisstraße 27
8010 Graz
Tel.: 0316/38 60 30

Wilhelminenspital Wien
Montleartstraße 37
1160 Wien
Tel.: 01/49 15 02 334
Abteilung für Plastische und Wiederherstellungschirurgie: Leitender Arzt: Univ.-Prof. Dr. Jürgen Holle
Ordination:
Krapfenwaldgasse 9
1190 Wien
Tel.: 01/32 55 33

Universitätsklinik Innsbruck
Univ.-Prof. OA Dr. Heribert Hussl
Ordination:
Salurnerstraße 5
6020 Innsbruck
Tel.: 0512/58 61 220

LKH Feldkirch
Carinagasse 47
6800 Feldkirch
Tel.: 05522/30 31 800
Abteilung für Plastische, Ästhetische und Rekonstruktive Chirurgie
Leitender Arzt: Prim. Dr. Peter Kompatscher
Ordination:
Zellerweg 6b
6800 Feldkirch
Tel.: 05522/78 817

Dr. Angelika Mandl
Kreuzwirtgasse 20
9020 Klagenfurt
Tel.: 0463/47 728

Dr. Dagmar Millesi-Eberhard
Naglergasse 9
1010 Wien
Tel.: 01/53 32 67 00

KH der Barmherzigen Brüder, Salzburg
Abteilung für Plastische, Ästhetische und Wiederherstellungschirurgie:
Leitender Arzt: Prim. Univ.-Prof. Dr. Christoph Papp

ADRESSEN

Kajetanerplatz 1
5020 Salzburg
Tel.: 0662/80 88 252

KH Wien-Lainz
Wolkersbergenstraße 1
1130 Wien
Tel.: 01/80 110/26 51
Abteilung für Plastische und Wiederherstellungschirurgie, Leitende Ärztin: Univ.-Prof.
Prim. Dr. Hildegunde Piza
Ordination:
Lazarettgasse 9/7
1090 Wien
Tel.: 01/88 85 229

AKH St. Pölten
Propst-Führer-Straße 4
3100 St. Polten
Tel.: 02742/30 02 101
Abteilung für Plastische und Wiederherstellende Chirurgie
Leitender Arzt. OA Dr. Wolfgang Rohrbacher
Ordination
Salesianergasse 3
1030 Wien
Tel.: 0664/30 87 482

Für den Kauf eines Ergometers:
DEHAG Handelsagentur & Verlag
z.Hd. Herrn Michael De Toia
Hermann-Seger-Straße 18-20
D-50226 Frechen
TELEFON : 02234 27693
FAX-Nr. 02234 23766
per E-mail dehag@dehag.de

Dr. Katharina Russe-Wilflingseder
Haydnplatz 4
6020 Innsbruck
Tel.: 0512/58 72 27

Sanatorium der Kreuzschwestern
Lärchenstraße 41
6063 Rum bei Innsbruck
Tel.: 0512/23 40
Dr. Manfred Stufer
Ordination:
Adamgasse 17
6020 Innsbruck
Tel.: 0512/56 15 400

Privatklinik Villach
9504 Villach
Tel.: 04242/30 44 157
OA Dr. Rudolf Trnoska
Ordination:
Hauptplatz 11/1
9500 Villach
Tel.: 04242/21 79 00

Dr. Gerhard Waniek
Föhrengrund 1
8430 Graz
Tel./Fax: 0316/38 39 26

■ FACHÄRZTE FÜR MUND-KIEFER-GESICHTSCHIRURGIE

Dr. Verena Strobl
Fachärztin für Mund-, Kiefer- und Gesichtschirurgie, Implantologie
Franz-Fischer-Straße 7
6020 Innsbruck
Tel.: 0512/56 19 94

■ FACHÄRZTE FÜR FRAUENHEILKUNDE

Ambulatorium Klimax
Leitender Arzt: Prim. Dr. Ewald Boschitsch
Linkewienzeile 56
1060 Wien
Tel.: 01/58 61 848

Schlossklinik Abtsee
Zentrum für Ästhetische Endokrinologie und Hormonkosmetik
Abtsee 31
D-83410 Laufen
Tel.: 086 82/91 70
Leitender Arzt: Univ.-Prof. Dr. Johannes Huber
Ordination:
Prinz-Eugen-Straße 16
1040 Wien
Tel.: 01/50 53 571

■ FACHÄRZTE FÜR CHIRURGIE

Studio für Kosmetische Chirurgie
Leitender Arzt: Dr. Kurt Fiedler
Roseggerstraße 16
2500 Baden
Tel./Fax: 02252/45 393

KH Göttlicher Heiland, Wien,
Chirurgische Abteilung
Leitender Arzt: OA Dr. Victor Grablowitz
Ordination:
Stock-im-Eisen-Platz 3
1010 Wien
Tel.: 01/51 29 394

Moser Medical Group, Privatklinik Wien
Löfflergasse 14
1130 Wien
Tel.: 01/8 79 66 66
Leitender Arzt: OA Dr. Jörg Hugeneck
Ordination: Breitenfurter Straße 360/1/3
1235 Wien
Tel.: 01/86 99 990

LaserPoint AG
www.laserpoint AG/email:info@laserpoint.AG
Aspastraße 24
D-59394 Nordkirchen
Tel: 02596/9722-0
Fax: 02596/9722-22
Spezialist für Medizinprodukte in den Bereichen: Fettabsaugung, Enthaarung, Faltenentfernung, Gefäßentfernung, Mikrodermabrasio, Medizinische Kosmetik, individuelle OP-Bekleidung.

Den Speicheltest können Sie anfordern bei:
GANZIMMUN
Institut für ganzheitliche Immunologie und Naturheilverfahren AG
Hans-Böckler-Straße 109
55128 Mainz

REGISTER

Aerobes Training 132
Alkoholgenuss 55
Alpha-Entspannung 96ff.
Alpha-Training 98ff.
Altersauswirkungen 17
Alterssichtigkeit 179f.
Aminosäuren 64
Anaerobes Training 132
Androgen 39
Anti-Aging-Hormone 39
Anti-Aging-Trainingsbereiche 134
Antioxidantien 56ff.
Apfelessig 82
Ästhetische Chirurgie 144
Ästhetische Chirurgie, Selbsttest 146ff.
Ausdauersportarten 113
Augenoperation mit Laser 178ff.
Ausdauertraining 54, 93, 102ff.
    Auswirkung auf Kreislauf 104
    Auswirkung auf Lunge 105
    Auswirkung auf Muskulatur 107
    im Alltag 112f.
Autogenes Training 93

Bauchdeckenplastik 174f.
Belastungsintensität 120
Belastungsdauer 120
Belastungshäufigkeit 120
Belastungspause 120
Beta-Karotin 58
Beta-Zustand 96f.
Bewegungsmangel 11, 53
Bioelektrische Impedanz Analyse 74
Biologische Adaption 141
Body-Mass-Indexv 74
Body-Walking 125
Brustvergrösserung 170ff.
Brustverkleinerung 173

Calcium 72
Cardio-Indoor-Training 140
Chemical Peeling 162f.
Cholesterin 106
CO_2-Laser 166f.
Coblation 168
Composite-Facelift 154

Darmflora 49
Dehnen 121
Dehydroepiandosteron (DHEA) 40
Dermabrasion 160
Dinner-Cancelling 43

Echinacea 60
Endorphine 110
Entspannung 90ff.
    Methoden 92
    mit Musik 100
Erektionsprobleme 27

Ergometer 140
    Tipps für den Kauf 140
Ernährung, vollwertige 56, 76
Ernährungstipps 63, 73
ESP-Lift 155

Facelift 151f.
    Varianten 153
Faltenbehandlung 150ff.
    mit Füllmaterialien 158
Ferncoaching 143
Fett 68
Fettabsaugung 155ff.
    im Halsbereich 156
    im Bauchbereich 174f.
Fisch 69
Folsäure 72
Fußform 116

Gedächtnisleistung 86
Gehirn 84ff.
Gehirnhälften 90
Gehirn-Jogging 87ff.
    Übungen 89
Gesichts-Skin-Resurfacing 152
Gesundheits-Check 114
Ginseng 83

Halsstraffung 157
Hautalterung 149ff.
Hefe 82
Hibernisation 41, 47
Hirnstromaktivität 96
Hormone 36ff.
    Überblick 38
    Hormonspiegel 39
    Hormonsubstitution 41
Hornhautverkrümmung 180f.
Hypophyse 37, 85
Hypothalamus 37, 85
Immunität 49
Immunstimulanzien 60
Immunsystem 48ff.
Implantat 158, 172

Jod 72
Jogging 126ff.
    in der Stadt 136
    sanftes 129
    Tageszeit 135
    Trainingsprogramm 132
Joghurt, probiotische 83

Kalorien 43
    Verbrauch, Übersicht 64
Kapselfibrose 172
Kieselerde 82
Klee, roter 83
Körperwahrnehmungsübungen 92
Kostenübernahme 181

Kraftübungen 138
Krampfadern 176f.
Krebs 108
Kurzsichtigkeit 179f.
Kyropeeling 164

Laktatanalyse 133
Laserbehandlungsmethoden 180
Laser-Skinresurfacing 165f.
Laser-Subskinresurfacing 165ff.
Laufbandanalyse 116
Laufkleidung 117
Laufschuhe 114f.
Lauftechnik 128
Lebensphasen 15
Linolsäure 72
Magnesium 72
Mask-Lift 155
Mediterrane Küche 77
Melatonin 40
Menopause, Selbsttest 24, 28
Midfacelift 155
Mikrodermabrasion 161
Mineralstoffe, Überblick 71
Minilift 156
Molke 83

Nahrungsergänzungsmittel 61f.
Nasolabialfaltenkorrektur 155

Oberarmstraffung 169
Olivenöl 68
Östrogen 39
Ozon 137

Pflanzenstoffe, sekundäre 73
Phantasiereise 99
Photoaging 149
Positives Denken 54
POW 124, 131
Powerwalking 125
Progressive Muskelrelaxation 92, 98
Proteine 64f.
Proteinquellen 65
Provitamin A 58
Pulsuhr 119

Radikale, freie 19, 56
Rauchen 50, 150
Regeneration 141f.
Resurfacing-Verfahren 160

Schlaf 52, 107
Schönheitsboom 144
Schönheitselixiere 82
Schönheitsoperation 144ff.
    Tipps 182
    Preise 183
Selen 59

REGISTER

Serotonin 110
Spurenelemente, Überblick 71
Stirnlift 154
Stoffwechsel 106
Stress 30ff., 50
    Stressbewältigung 94f.
    Stressfaktoren 34f.
    Stresspotential, Selbsttest 32f.

Tee, grüner 82
Telomerase 19
Testosteron 39, 109
Trainingsbelastung 120, 131
Tryptophan 72

Übergewicht 74
Überkompensation 141

Vitalstoffbedarf 61
Vitalstoffe, Überblick 72

Vitamin C 57
Vitamin D 72
Vitamin E 58
Vitamine 69
    Empfindlichkeit 76
    Überblick 70
    Unterversorgung 69

Wachstumshormon 41
Walking 120
    Technik 122
    Training 124
    Trainingsplan 124
Wechseljahre 24 ff.
Weitsichtigkeit 179f.
Weizenkeime 82
Wogging 125

Zink 59

NEUE KRÄFTE FÜR KÖRPER UND SEELE
DORINT – WORLD OF SPA

Die Autoren dieses Buches halten Seminare zum Thema ANTI-AGING und haben hierin in den Dorint Hotels & Resorts einen Partner gefunden. Und dies aus gutem Grund: Der ganzheitliche Ansatz dieses Programms spiegelt sich auch in der Entwicklung der Dorint World of Spa Hotels wieder.

DAS ZIEL: GLEICHWICHT FÜR KÖRPER, GEIST UND SEELE

Wie im ANTI-AGING Programm findet man hier ein konzeptionell aufeinander abgestimmtes Programm wieder. Der Aktivbereich bietet Trainingsmöglichkeiten an modernsten Geräten. Im Treatment Bereich sorgt sich best-geschultes Fachpersonal kosmetisch wie medizinisch um Body & Beauty. Im dritten Bereich, dem Badebereich, bereiten verschiedene Saunen und Bäder ein entspannendes Erlebnis. Das Vitality Food Programm, mit Empfehlungen und Tipps zur optimalen Zusammenstellung der Tages-Menüs deckt den Bereich der gesunden und genussvollen Ernährung ab.

BESUCHEN SIE UNS UND TESTEN SIE!

Dorint Maison Messmer, Baden-Baden
Werderstraße 1
76530 Baden-Baden
Tel: 07221/30120
Fax: 07221/3012100

Dorint Bad Brückenau
Heinrich-von-Bibra-Str. 13
97796 Bad Brückenau
Tel: 09741/850
Fax: 09741/85425

Dorint Strandhotel, Binz Rügen
Strandpromenade 58
18609 Ostseebad Binz
Tel: 038393/430
Fax: 038393/43100

Dorint Sporthotel Bitburg, Südeifel
Am Stausee Bitburg
54636 Biersdorf am See
Tel: 06569/990
Fax: 06569/7909

Dorint Sporthotel Waldbrunnen, Bonn
Brunnenstraße 7
53378 Windhagen-Rederscheid bei Bonn
Tel: 02645/150
Fax: 02645/15548

Dorint Hotel&Resort, Daun, Vulkaneifel
Im Grafenwald
54550 Daun/Vulkaneifel
Tel: 06592/7130
Fax: 06592/7221

Dorint Sporthotel, Garmisch-Partenkirchen
Mittenwalder Straße 59
82467 Garmisch-Partenkirchen
Tel: 08821/7060
Fax: 08821/706618

Dorint Seehotel Überfahrt
Überfahrtstraße 10
83700 Rottach-Egern
Tel: 08022/6690
Fax: 08022/6691000

Dorint im Hansedom, Stralsund
Grünhofer Bogen 18-20
18437 Stralsund
Tel: 03831/37730
Fax: 03831/3773100

Dorint Strandhotel, Ostseebad Wustrow
Strandstraße 46
18347 Wustrow/Ostsee
Tel: 038220/650
Fax: 038220/65100

Dorint Vital Royal Resort & Spa Seefeld
Krinz 32
A-6100 Seefeld/Tirol
Tel: 0043/5212/44310
Fax: 0043/5212/443450

Dorint Atlnatic Palace Agadir
Secteur Balneaire et Touristique – BP 194
MA Agadir Marokko
Tel: 00212/48/824146
Fax: 00212/48/844392

Dorint Royal Golfresort & Spa Mallorca
Calle Taula 2
E-07160 Camp de Mar/Mallorca
Tel: 0034/971/136565
Fax: 0034/971/136070

Dorint Spa Balmoral
Route de Balmoral
B-4900 Spa-Balmoral
Tel: 0032/87/793250
Fax: 0032/87/774174

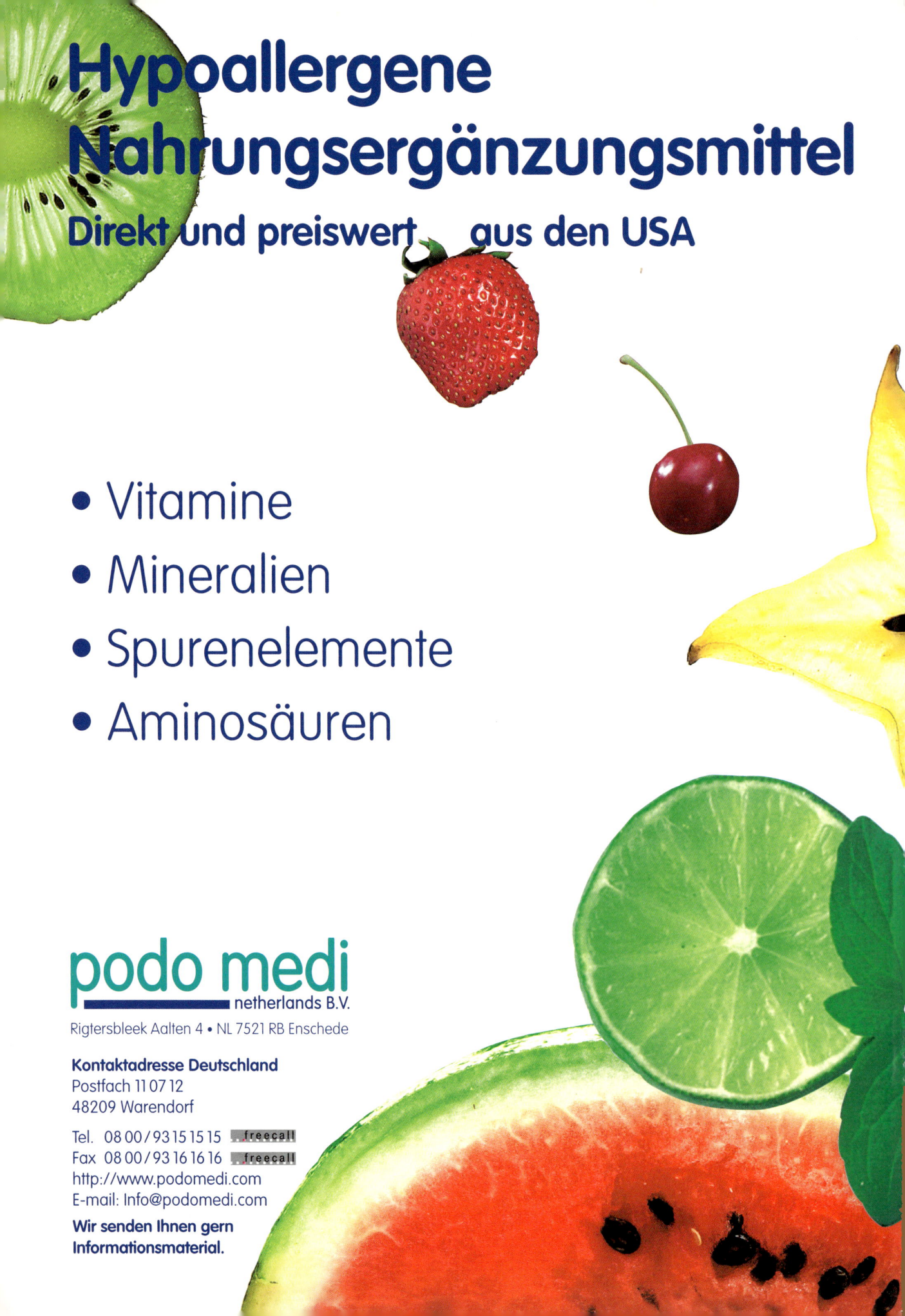